实用神经外科常见疾病护理学

刘 娜 著

吉林科学技术出版社

图书在版编目（CIP）数据

实用神经外科常见疾病护理学 / 刘娜著. -- 长春 : 吉林科学技术出版社, 2018.4（2024.1重印）
ISBN 978-7-5578-3812-6

Ⅰ. ①实… Ⅱ. ①刘… Ⅲ. ①神经外科学－护理 Ⅳ. ①R473.6

中国版本图书馆CIP数据核字(2018)第075137号

实用神经外科常见疾病护理学

出 版 人　李　梁
责任编辑　孟　波　孙　默
装帧设计　韩玉生
开　　本　787mm×1092mm　1/16
字　　数　340千字
印　　张　17.75
印　　数　1-3000册
版　　次　2019年5月第1版
印　　次　2024年1月第2次印刷

出　　版　吉林出版集团
　　　　　吉林科学技术出版社
发　　行　吉林科学技术出版社
地　　址　长春市人民大街4646号
邮　　编　130021
发行部电话/传真　0431-85635177　85651759　85651628
　　　　　　　　　85677817　85600611　85670016
储运部电话　0431-84612872
编辑部电话　0431-85635186
网　　址　www.jlstp.net
印　　刷　三河市天润建兴印务有限公司

书　　号　ISBN 978-7-5578-3812-6
定　　价　98.00元

前　言

随着现代医学科学的迅速发展，神经外科学已飞速发展成为一门专业性很强的学科。神经外科的护理作为神经外科学的重要补充部分，神经外科的护理理论也不断地得到补充与发展。不断完善护理体系、灵活运用护理程序、培养科学的临床思维是对神经外科护士的新标准、新定位。

本书编者从神经外科基础知识、神经外科疾病基础护理、神经外科常见症状护理及临床常见神经外科疾病的护理等方面进行阐述。全书结合了编者的临床护理经验，贯穿了新的护理理念，做到理论与实践相结合，使本书具有针对性、实践性、可操作性。

本书编者受编写水平及时间的限制，在编写过程中难免有所疏漏，请各位读者谅解并批评指正。

目 录

第一章　神经外科基础知识

第一节　神经系统解剖及生理

一、头皮

（一）头皮的解剖

头皮是覆盖在头颅穹隆部的软组织，按位置可分为额顶枕部和颞部。

1.额顶枕部　前界为眶上缘，后界为枕外隆和上项线，两侧以颞上线与颞部分界，该范围头皮结构可分为五层。

(1)皮肤：特点是厚而致密，血管及淋巴丰富，内含大量的汗腺、皮脂腺、毛囊及头发，发根穿过真皮直入皮下组织内，因而易于隐匿细菌。

(2)皮下组织：位于皮下和帽状腱膜之间。

皮下组织由具有连接皮肤和帽状腱膜层的致密纤维性小梁，将皮下组织分隔成许多小叶，其间充以脂肪、血管和神经。由于血管被紧密纤维所间隔，受伤断裂时不能自行收缩，故出血极多，皮下组织感染或形成血肿时，往往只限于一个边界清楚的小范围，纤维性小梁把皮肤和帽状腱膜层紧密结合在一起，宛如一层。头皮自颅顶撕脱时，常将此三层一并撕脱，使颅骨骨膜暴露。

(3)帽状腱膜：为白色坚韧的膜状结构，前连额肌，后连枕肌，侧方与颞浅筋膜融合。头皮裂伤如未伤及帽状腱膜，则伤口不裂开；如伤口裂开，则表明已达帽状腱膜层，缝合头皮时必须将此层缝合，以减轻张力。

(4)腱膜下层：为薄层疏松结缔组织，与颅骨外膜疏松结合，其中有许多导血管与颅内静脉窦相通。化脓感染时，感染可沿导血管延入颅内静脉窦，引起颅内感染或栓塞。

(5)骨膜：贴附于颅骨表面，在颅缝处贴附紧密，其余部位贴附疏松，故骨膜下血肿可被局限在一块颅骨的范围之内，在小儿粘连尤为紧密。骨膜与颅骨的营养有一定关系，但部分骨膜被剥离后，颅骨常不至于坏死。

2.颞部　颞部头皮向上以颞上线与额顶枕部相接,向下以颧弓上缘为界,组织结构分为六层。

(1)皮肤:颞后部皮肤与额顶枕部相同,前部皮肤较薄。

(2)皮下组织:与皮肤结合不紧密,没有致密纤维性小梁,皮下组织内有耳颞神经、颞浅动脉和静脉通过。

(3)颞浅筋膜:系帽状腱膜直接延续而成,在此处较薄弱。

(4)颞深筋膜:覆盖在颞肌表面,上起颞上线,向下分为深浅两层,分别附于颧弓的内外面。两层间形成一封闭间隙,内含脂肪组织。深层筋膜质地较硬,内含腱纤维,创伤撕裂后,手指触及裂缘,易误认为骨折。

(5)颞肌:起自颞窝表面,向下以肌腱止于颌骨缘突。颞肌表面与颞深筋膜之间有一间隙,内含脂肪。

(6)骨膜:此处骨膜与骨紧密结合,不易分开。

(二)头皮的血管、神经及淋巴

1.血管　头皮的血液供应非常丰富,动静脉之间有多个吻合支,若头皮创伤破裂,则出血凶猛,甚至导致休克。供应头皮的血管来自颈内外动脉系统,有额动脉、眶上动脉、颞浅动脉、耳后动脉以及枕动脉。与动脉伴行的静脉,其血液都回流至颅内静脉窦,仅有枕部和颞部的静脉血,部分回流至颈外静脉,头皮的静脉借导血管与板障静脉、静脉窦相交通。正常情况下,板障静脉和导血管内的血流很不活跃,当颅压增高时,颅内静脉血可经导血管流向颅外,因而长期颅压增高的病人静脉和导血管可扩张变粗,儿童尚可见到头皮静脉怒张现象。

2.神经　除面神经分布于额肌、枕肌和耳周围肌外,颅顶部头皮的神经都是感觉神经。额部皮肤主要由三叉神经第一支眶上神经和滑车上神经分布。颞部皮肤主要由三叉神经第三支下颌神经的耳颞神经分布。耳郭后面的皮肤由颈丛的分支耳大神经分布。枕部皮肤由第二颈神经的枕大神经和颈丛的枕小神经分布。如枕大神经附近的瘢痕粘连可引起枕大神经痛。常在其浅出处做枕大神经封闭治疗。

3.淋巴　颅顶没有淋巴结,头部浅淋巴管均注入头颈交界处的淋巴结。

(1)腮腺(耳前)淋巴结:位于颧弓上下侧,咬肌筋膜外面,有颞部和部分额部的淋巴管流入。

(2)下颌下淋巴结:在颌下腺附近,有额部的淋巴管注入。

(3)耳后淋巴结:在枕部皮下斜方肌起始处,有颅顶后半部的淋巴管注入。

上述各淋巴结最后全部注入颈浅颈深淋巴结。

二、颅骨

颅骨是由额骨、枕骨、蝶骨、筛骨各一块和顶骨、颞骨各一对相互连接而成。颅骨借枕外粗隆-上项线-乳突根部-颞下线-眶上缘的连线分为颅盖和颅底。

（一）颅盖骨

1.颅盖骨　由内、外骨板及中央一层骨松质即板障构成。颅内、外板的坚韧度几乎相同，当颅骨外板受到暴力打击时，颅骨因弹性而变形，由于内板所受的张力比较大，往往首先破裂，只有当外力的强度较大时，才可引起颅骨全层骨折。

颅盖骨各处的厚度不等，在额结节和顶结节处最厚，而颞鳞和枕鳞部最薄。且只由一层骨板构成，故颞鳞和枕鳞部受到外力打击时容易骨折。

颅骨内外板表面均有骨膜被覆，内骨膜也是硬脑膜的外层。在颅骨的穹隆部，内骨膜与颅骨内板疏松结合，因而颅顶骨折时易形成硬膜外血肿。

在颅底部，内骨膜与颅骨内板结合紧密，故颅底骨折时硬脑膜撕裂，产生脑脊液鼻漏。颅骨板障内有 4 对板障静脉，即额、枕、颞前、颞后板障静脉。它们的分支相互吻合成网状，形状变异很大，并有导血管与颅内、外静脉相通。

2.颅盖外面　在外骨板表面可见锯齿状的骨缝，在内骨板表面呈直线状。在额骨与顶骨之间，有近于横位的冠状缝，在左右两侧顶骨之间有矢状缝，顶骨与枕骨之间为人字缝，颞骨与额顶枕骨之间为鳞状缝。在额骨前面居两眉弓之间的颅骨中空部分是额窦。

3.颅盖内面　颅骨内面有脑回静脉窦和脑膜血管的压迹，使颅盖内面凹凸不平。在正中线有矢状窦的压迹，称为矢状窦沟。在两面有呈树枝状的压迹，为硬脑膜中动脉、静脉的压迹。硬脑膜中动脉经棘孔进中颅窝，在颞部分成前后两支。前支粗大向上方走行，后支较小并走向后上方。前支在顶骨前下角处多走行于骨性管中。若颞骨骨折往往撕断前支造成硬膜外血肿。硬脑膜中动脉前后支与大脑皮质的相对位置关系如下：前支经过的投影相当于大脑中央前回的位置，因此，发生血肿时往往对侧面肌和上肢首先出现瘫痪现象，而下肢在血肿扩大后才受到影响。后支的经过相当于颞叶和顶叶位置的投影。

（二）颅底部

1.颅底的内面蝶骨嵴和岩骨嵴将颅底分成三个呈阶梯状的颅窝，按其位置分别称为颅前、中、后窝。

(1)颅前窝：由额骨的眶板、筛板、蝶骨体前部和蝶骨小翼构成，容纳大脑半球的额叶，窝中央部分凹陷，在正中的纵行骨嵴为鸡冠，两侧为多孔的筛板，嗅丝自筛孔入颅。蝶骨体前部平坦，蝶骨小翼尖端可到翼点。颅前窝两侧的底板凹凸不平，是额骨向颅底的延续部分，构成眼眶的顶，筛板和眶板都很薄，是颅底骨折的好发部位。颅前窝与鼻腔眼眶之间只隔一层薄骨板，当颅前窝发生骨折时，常自鼻腔和眼眶周围出血，如伤及嗅丝则使嗅觉丧失。硬脑膜撕裂时可出现脑脊液鼻漏。

(2)颅中窝：位置比前窝低，形似蝴蝶，有一个正中部和两个外侧部。

正中部为不规则状的蝶骨体，骨体中空为蝶窦，体的上部称蝶鞍，鞍中央凹陷为垂体窝，容纳脑垂体。鞍前有横行的视交叉沟，其两侧为视神经孔，视神经由此入颅。蝶鞍两蘅是海绵窦，窦内有动眼神经、滑车神经、外展神经、三叉神经的第一支和颈内动脉通过，当颅底骨折伤及颈内动脉出现颈内动脉海绵窦漏时，表现为海绵窦综合征，即瞳孔散大、眼球固定、额部皮肤感觉减退或消失、角膜反射消失。此外，由于阻塞眼静脉而出现眼结膜水肿、出血及眼球突出症状。蝶骨体骨质较薄，内含蝶窦，是颅底骨折的好发部位。当蝶骨体骨折伤及海绵窦或损伤颈内动脉形成夹层动脉瘤时，可发生鼻腔大出血。若颈内动脉壁损伤严重，常引起致命性出血。

外侧部低凹，前方为蝶骨小翼，后方为岩骨上缘，由蝶骨大翼、颞骨岩部和鳞部构成颅中窝的底，容纳脑的颞叶。在大小翼的之间为眶上裂，有动眼神经、滑车神经、外展神经和三叉神经的眼支经此入眶。骨折时将出现眶上裂综合征。在大翼根部，从前向后有圆孔、卵圆孔和棘孔，依次为三叉神经第二支、第三支和硬脑膜中动脉通过之处。岩骨尖与蝶骨体围成破裂孔，有颈内动脉、岩浅大神经、交感神经丛和静脉丛通过。破裂孔的外侧，岩骨上面有三叉神经半月节压迹，半月神经节在其前方。在半月节压迹的外侧有弓状隆起，下隐内耳的上半规管，隆起外侧为薄层骨板(鼓室盖)，下有中耳鼓室。若岩骨骨折伤及内耳迷路，可出现眩晕和平衡障碍。伤及鼓室盖并伴脑膜撕裂，可出现脑脊液耳漏，经耳咽管出现鼻漏。

(3)颅后窝：位置最低，前界为岩骨嵴，后界为枕横沟。由颞骨岩部和枕骨组成，其近侧容纳小脑半球，窝中央为枕骨大孔，前方为平坦的斜坡，承担延髓和脑桥。舌下神经管位于枕大孔前外侧缘，舌下神经经此出颅。颅后窝后壁中部有十字形隆起，中央为枕内隆凸，两侧有枕横沟，向前下续为乙字形的乙状沟，为横窦和乙状窦的压迹。乙状窦外侧壁即是乳突小房的内侧壁。乙状沟的末端接颈静脉孔.颈内静脉和舌咽、迷走、副神经由此通过。若颅底骨折损伤颈静脉孔，出现颈静脉孔综合征，病人表现为喝水发呛、吞咽困难、声音嘶哑、颈乳突肌和斜方肌麻痹。颅后窝骨折伤及乳突导血管或枕乳缝(开)时可引起耳后的皮下出血。

2.颅底外面前部被面颅遮盖，后部的中央为枕骨大孔。孔的前外侧有枕骨髁，孔的后方为枕外嵴，其上方为枕外粗隆。粗隆两侧是上项线（与枕横沟相对应）。颅底外面有多个孔，即颅底孔洞的外口。在茎突的后方有一小孔，为面神经通过的茎乳孔。

三、脑膜

脑的表面有三层被膜，由外向内依次是硬脑膜、蛛网膜和软脑膜。

（一）硬脑膜

由两层坚硬致密的胶质纤维构成，缺乏弹性，在两层之间有薄层的网状组织，有血管和神经从中通过。其外层附于颅骨内表面，称为骨膜层，内层则称为脑膜层。

在成人，硬脑膜与颅顶骨附着疏松，易于分离，故形成一潜在的腔隙（硬膜外腔），在颅底部硬脑膜与颅骨外膜相连续，不易分离。当颅底骨折时硬脑膜随之撕裂，在颅骨的骨缝和骨嵴处，硬脑膜与颅骨贴附牢固。

1.硬脑膜突起　硬脑膜内层伸入颅腔到脑裂中形成突起，它们是大脑镰、小脑幕、小脑镰及鞍隔等。

（1）大脑镰：呈镰刀状，在矢状位由颅顶向下伸至两大脑半球之间。前端窄，连于筛骨的鸡冠；后端宽，连于小脑幕顶。上缘附于颅顶内面的矢状沟，内隐上矢状窦，下缘游离与胼胝体相邻，内隐有下矢状窦。

（2）小脑幕：呈半月状横位于小脑与大脑枕叶和部分颞叶之间。后缘附着于枕骨的横沟，外侧缘附着在蝶骨的后床突和颞骨岩部，内侧缘游离构成小脑幕切迹，并与鞍背围成小脑幕孔，内有中脑和动眼神经通过，是脑疝的好发部位之一。

（3）小脑镰：后部附着于枕内嵴，前缘游离，呈镰刀状，部分地分割小脑两半球，向上连于小脑幕，下接枕骨大孔边缘。

（4）鞍膈：为环状皱裂，中央有一孔，漏斗从此通过。其前方附着于鞍结节和前床突，后方附着在鞍背和后床突，两侧附着于小脑幕游离缘，构成垂体窝的顶。

2.硬膜窦（静脉窦）　硬膜窦在结构上与静脉不同，是由硬脑膜的骨膜层和脑膜层在特定的部位相互分离形成的腔隙。静脉窦损伤或切断时管壁不易塌陷，故出血凶猛。

（1）上矢状窦：位于颅顶中线偏右，居于大脑镰的上缘，主要接受大脑背外侧面上部和部分内侧面的静脉血。上矢状窦两侧壁上有许多静脉陷窝，蛛网膜颗粒伸入其中。脑脊液通过这些蛛网膜颗粒的再吸收作用而进入静脉窦。因此，上矢状窦是脑皮层静脉和脑脊液回流的必经之路。头皮及颅骨的感染蔓延至静脉窦，有引起感染性静脉窦血栓形成的可能,影响静脉血和脑脊液回流而出现相应症状。

(2)下矢状窦:位于大脑镰的游离缘,在小脑幕的前缘处与大脑静脉汇合,共同延为直窦。

(3)直窦:位于大脑镰和小脑幕的汇合处,直行向后,在枕内隆凸附近于上矢状窦汇合成为窦汇,并向两侧延伸为横窦。

(4)横窦和乙状窦:横窦位于枕骨横沟处,即小脑幕的后外侧,向前行至岩枕裂处转向下成为乙状窦。乙状窦位于颞骨的乙状沟内。沟底借薄的骨壁于乳突小房相隔,并借乳突导血管于颅外浅静脉相通。枕骨骨折、骨缝裂开皆可伤及静脉窦,发生后颅凹血肿。

(5)窦汇:为上矢状窦、下矢状窦、直窦和左/右横窦的汇合处。

(6)枕窦:位于小脑镰内,自枕内隆凸延枕内嵴向下,至枕骨大孔边缘时分为左、右支,在枕骨大孔后缘形成环窦。

(7)海绵窦:位于蝶骨体的两侧,是不规则状的静脉窦。海绵窦左右由垂体前、后、下方的海绵间前窦,海绵间后窦和海绵间下窦相连通。海绵窦前部接受眼静脉和沿蝶骨小翼后缘走行的蝶顶窦的静脉血。海绵窦的后缘借岩上窦和岩下窦与横窦、乙状窦相连。海绵窦借卵圆孔等处的导血管与翼静脉丛相交通,供眼静脉与内眦静脉相交通。海绵窦内又有颈内动脉、动眼神经、外展神经、滑车神经和眼神经通过。因此,面部、蝶窦、横窦等处的感染可分别经有关导血管蔓延至海绵窦,引起海绵窦血栓形成。颅底骨折伤及颈内动脉时,可发生颈内动脉海绵窦瘘。

3.硬脑膜的血管　主要来自上颌动脉发出的脑膜中动脉,是营养硬脑膜的重要血管。它从颅底的棘孔入颅中窝、沿颞骨内面的脑膜中动脉沟走行。硬脑膜的血管中,尚有来自筛前动脉的脑膜前动脉,咽升动脉的脑膜后动脉、椎动脉及枕动脉的脑膜支。

当颅骨骨折时脑膜中动脉前支的损伤机会较多,可迅速形成硬脑膜外血肿。

(二)蛛网膜

蛛网膜薄而透明,缺乏血管和神经。蛛网膜与硬脑膜之间是硬脑膜下腔,与软脑膜之间是蛛网膜下腔,腔内有蛛网膜小梁,充满脑脊液。在脑表面的凹陷处蛛网膜下腔扩大,称为脑池。

(三)软脑膜

软脑膜薄且透明,紧贴于脑的表面,伸入到脑的沟裂中。脑的血管在软脑膜内分支成网,并进入脑实质浅层,软脑膜也随血管进入脑实质一段。由软脑膜形成的皱襞突入脑室内,形成脉络丛,分泌脑脊液。

四、脑

脑位于颅腔内，由大脑、间脑、脑干和小脑组成。

在腹侧面，延髓向下延续为脊髓下界平枕骨大孔，上界以桥延沟与桥脑相隔。在正中两旁各有一组隆起，称锥体。桥脑膨隆成基底部，其内侧逐渐狭窄，形成脑桥壁进入小脑。中脑的上界为视束，下界为桥脑基底部的上缘，两侧有粗大隆起称大脑脚，其间的窝称脚间窝。延髓上半敞开构成第四脑室。中脑的导水管下通第四脑室，上通间脑的第三脑室。导水管的背侧为四叠体的上丘和下丘。大脑两半球内的空腔为侧脑室，它借室间孔与第三脑室相通。

（一）大脑

大脑占人脑的大部，略呈卵形，中间被前后向的大脑纵裂分成左右两半球。大脑半球外层为灰质，位于脑表面，称大脑皮质，其深方为白质，称为髓质。髓质内的灰质核团为基底神经节。大脑两半球间由巨束纤维——胼胝体相连。

（二）大脑半球

大脑半球表面凹凸不平，布满深浅不同的沟，称为脑沟，沟间的隆凸部分称脑回。

1.额叶　位于中央沟前方。中央沟和中央前沟之间为中央前回。其前方有额上沟和额下沟，两沟相间将额叶表面分为额上回、额中回和额下回。额下回的后部，由外侧裂的升支和水平支分为眶部、三角部和盖部。额叶前端为额极。额叶底面有眶沟界出的直回和眶回，其最内方的深沟为嗅束沟，容纳嗅束和嗅球。

2.顶叶　位于中央沟后方，顶枕裂与枕前切迹连线之前。中央沟和中央后沟之间为中央后回。横行的顶间沟将顶叶分为顶上小叶和顶下小叶。顶下小叶又包括缘上回和角回。

3.颞叶　位于外侧裂下方，自上而下分别称为颞上回、颞中回和颞下侧副裂与海马裂之间为海马回，围绕海马裂前端的钩状部分称为海马沟回。

4.枕叶　位于顶枕裂和枕前切迹连线后方。

5.岛叶　位于外侧裂的深部，其表面的斜行中央沟分其为长回和短回。

6.大脑皮质功能定位　大脑皮质为中枢神经系统的最高级中枢，功能复杂，不仅与躯体的各种感觉和运动有关，也与语言文字等相关。

7.皮质运动区　位于中央前回，是支配对侧躯体随意运动的中枢。若一侧中央前回损伤，可造成对侧肢体瘫痪和肌张力增高，腱反射亢进，并出现病理反射。

8.皮质运动前区　位于中央前回之前，为椎体外系皮质区。它发出纤维至丘脑、基底神经节、红核、黑质等与动作协调有关,也具有自主神经皮质中枢的部分功能。该区损伤可以引起性格改变和精神症状。

9.皮质眼球运动区 位于额叶和枕叶的部分区域为眼球运动同向凝视中枢,管理两眼球同时向对侧注视。该区受损可出现双眼向患侧凝视,若受刺激则双眼向健侧凝视。

10.皮质一般感觉区 位于中央后回,接受身体对侧的痛、温、触和本体感觉冲动,并形成相应的感觉。

11.额叶联合区 位于额叶前部,与智力和精神活动有关。该区受损可出现智力性格和精神等方面的改变。

12.视觉皮质区 位于枕叶的距状裂上、下唇与楔叶舌回的相邻区。每一侧的上述区域皮质都接受来自两眼对侧视野的视觉冲动,并形成视觉。当一侧视皮质损伤时,出现两眼对侧视野偏盲。

13.听觉皮质区 位于颞横回中部,接受来自双耳的听觉冲动产生听觉,当一侧听觉皮质损伤时,则出现听力减退。

14.嗅觉皮质区 位于嗅区、沟回和海马回的前部。每侧皮质均接受双侧嗅神经传入的冲动,当一侧皮质损害时,多不产生嗅觉障碍。

15.内脏皮质区 定位不太集中,主要分布在扣带回前部、颞叶前部、眶回后部、岛叶、海马及海马沟回等区域。该区受损时出现胃肠、血压、心率和呼吸等功能的紊乱。

16.语言运用中枢 位于优势半球。①运动语言中枢:位于额下回后部。该区损伤后,病人虽能发音,但不能组成语言,称为运动性失语。②听觉语言中枢:位于颞上回后部,该区具有能够听到声音并将声音理解成语言的一系列过程的功能。该中枢损伤后,只能听到声音,却不能理解,不能正确地与人对话,此现象称为感觉性失语。③视觉语言中枢:位于顶下小叶的角回,具有理解看到的符号和文字意义的功能。此区损伤后,病人虽有视觉,但不能理解所视对象的意义,称为失读症。常伴有计算功能的障碍。④运动中枢:位于顶下小叶的缘上回,主管精细的协调功能,受损后病人丧失使用工具的能力,称失用症。⑤书写中枢:位于额中回后部,此区损伤后,虽手的一般动作无障碍,但病人不能进行书写、绘画等精细动作,也称失写症。

17.大脑半球内白质 大脑半球的白质为有髓纤维所组成,也称为髓质,分为三类。

(1)连合系:即两侧大脑半球之间或两侧的其他结构之间的纤维束。主要有3

个连合纤维。①胼胝体:为连接两半球新皮质的纤维,自前向后依次称为嘴部、膝部、体部和压部。在胼胝体的体部腹面有透明隔,穹隆与之相连。②前连合:位于胼胝体嘴的后方,由连接两侧嗅球及海马回的纤维组成,也连接两侧杏仁核。③海马连合:为穹隆交叉纤维,连接两侧海马结构。

(2)固有连合系:为大脑半球同侧各部皮质之间相互联合的纤维。如相邻脑回间的弓状纤维,额极和颞极间的钩束,额、颞、顶、枕叶间的上纵束和半球底面连接枕极、颞极的下纵束。还联结胼胝体与额叶前部以及海马回的扣带束等。

(3)投射系:指大脑皮质、基底神经节、间脑、脑干、脊髓等结构之间的连接纤维。

18.大脑半球深部结构　大脑半球深部的重要结构有基底神经节、间脑和内囊。

(1)基底神经节:是大脑皮质下的一组神经细胞核团,包括纹状体、杏仁核和带状核。纹状体又包括尾状核、豆状核两部分,豆状核又由苍白球和壳核组成。而尾状核和壳核又称为新纹状体。苍白球为旧纹状体。①尾状核:位于侧脑室外缘。②豆状核:位于岛叶的深处,呈楔形,底凸向外侧,顶端指向内侧。纹状体是丘脑锥体外系重要结构之一,是运动整合中枢的一部分,它主要接受大脑皮质、丘脑、丘脑底核和黑质的传入冲动,并于红核、网状结构等形成广泛的联系,以维持肌张力和肌肉活动的协调。

(2)内囊:位于豆状核、尾状核和丘脑之间,是大脑皮层与下级中枢之间联系的重要神经束的必经之路。内囊可分为三部分:前肢、后肢和膝部。内囊的损伤常引起上、下行传导束的损伤,有产生对侧偏瘫、偏身感觉障碍和对侧同向性偏盲。

19.嗅脑和边缘系统

(1)嗅脑:位于脑的底面,包括嗅球、嗅束和梨状皮质。梨状皮质分为外侧嗅回和内侧嗅区,前者为一级嗅皮质,与嗅觉感知有关,后者为二级嗅皮质,与嗅冲动和其他冲动的整合功能有关。

(2)边缘系统:由皮质结构和皮质下结构两部分组成。主要功能是参与内脏功能调节、情绪行为反应和记忆。

(三)间脑

间脑位于中脑之上,尾状核和内囊的内侧。间脑一般被分成丘脑、丘脑上部、丘脑下部、丘脑底部和丘脑后部五部分。两侧丘脑和丘脑下部相互接合,中间腔隙称第三脑室。第三脑室经其两侧的室间孔与侧脑室相通,向下通过中脑导水管与第四脑室相通。

1.丘脑　间脑中最大的卵圆形灰质核团,位于第三脑室的两侧,左右丘脑借灰质团块相连。丘脑前端尖圆隆凸称为丘脑前结节,后端钝圆宽厚称丘脑枕,其后下方为丘脑后部,有两个隆起称内、外膝状体。

丘脑的核团及其纤维联系:

(1)丘脑前核:位于丘脑前结节的深方。它接受发自乳头体的乳头丘脑束,发出纤维投影至扣带回。此核与嗅觉和内脏调节有关。

(2)丘脑内侧核:接受丘脑其他核的纤维,发出纤维投影到额叶前部皮质。

(3)丘脑外侧核:位于内髓板与髓板之间,分背部和腹部。腹部有:腹前核与纹状体及小脑联系,腹外核接受结合臂纤维,投影到运动皮质后内侧核和腹后外侧核,分别是躯干和头部的躯体感觉末级中继站。

2.丘脑上部　位于第三脑室顶部周围。包括左右缰三角,缰连合及后方的松果体。起于嗅觉中枢的丘脑髓纹止于缰三角的灰质,灰质发出纤维到脑干的内脏运动核。故丘脑上部与嗅觉内脏反射有关。

3.丘脑下部　借丘脑下部沟与丘脑分界,内侧面是第三脑室侧壁的下部,丘脑下部包括视交叉、终板、灰结节、漏斗、垂体及乳头体。

丘脑下部控制机体多种重要功能活动,是内脏活动、内分泌与精神行为之间维持平衡的中枢。其特点:①含内分泌神经元,具有内分泌细胞合成激素的功能。②神经细胞不多,但联系复杂而广泛,有些神经元不仅接受神经冲动,也接受血液和脑脊液中各种理化信息。所以下丘脑部既是神经中枢又是内分泌器官,构成了完整的神经体液调节功能,以维持体内,外环境的稳定和统一。

丘脑下部的主要功能:

(1)水代谢:位于视交叉上方第三脑室底部,自上而下分布有室旁核和视上核。它两个核团的胞体分泌激素,其激素延轴突输送到神经垂体储存。当丘脑下部损伤时,可出现尿崩症。

(2)体温调节:丘脑下部的前部,有散热中枢,后外侧部有产热、保温中枢。当丘脑下部体温调节中枢受到损害时,病人可出现中枢性高热,也可出现体温过低或体温随环境温度而易变。

(3)糖代谢:丘脑下部——垂体前叶与糖代谢有关,尤其是室旁核损伤可造成持久的糖代谢紊乱,抗胰岛素性糖尿。

(4)脂肪代谢:丘脑下部内侧损害可出现肥胖,结节部病变,可造成肥胖性生殖不能症。丘脑下部损伤还可引起嗜眠症、性早熟及胃肠道出血和溃疡。

4.丘脑底部　是中脑被盖与背侧丘脑的过渡区,其中有丘脑底核和 Forel 区。

接受苍白球和皮质运动区的纤维，发出纤维到红核、黑质及中脑的被盖。此部位损伤，可出现对侧肢体不自主运动。

5.丘脑后部　位于丘脑后外侧的下方，包括内侧膝状体，外侧膝状体和丘脑枕。可接受听觉纤维发出纤维组成听辐射，投影至颞叶皮质区。接受视束纤维，发出纤维称视辐射，投影到枕叶皮质。

（四）脑干

脑干包括延髓、脑桥及中脑。延髓尾端在枕骨大孔处与脊髓接续，中脑头端与间脑相接。

1.脑干外部形状

(1)脑干腹侧面：在延髓的正中裂处，有左右交叉的纤维称锥体交叉，是延髓和脊髓的分界。正中裂的两侧有纵行的隆起，为皮质脊髓束所构成的锥体。其外侧有卵圆形的下橄榄体，舌下神经从其前方的橄榄前沟出脑。在下橄榄体的背侧，自上而下依次有舌咽、迷走和副神经出（入）脑。

脑桥的下端以桥延沟与延髓分界，上端与中脑的大脑脚相接。宽阔的横行隆起构成脑桥的基底部。在脑桥基底向脑桥臂的移行处，有粗大的三叉神经根出（入）脑。在桥延沟，自内向外两侧有外展神经、面神经和前庭蜗神经出（入）脑。

中脑有锥体束纤维组成的一对大脑脚，其内侧面有动眼神经沟，动眼神经从此出脑。

(2)脑干的背面：延髓可分为上下两段。下段称为闭合部，上段称为开敞部，中脑的背部称为顶盖，由上下各两对上丘及下丘组成，合称四叠体。在左右小丘间的纵沟上端容纳松果体。上丘是皮质下视觉反射中枢，通过上丘臂与外侧膝状体相连接。在下丘的下方，有发自中脑的滑车神经出脑。它在前髓帆内行左右交叉，再绕行大脑脚侧方至腹面。中脑顶盖的深方为被盖部，其中有纵贯中脑被盖的中脑导水管，此管与间脑的第三脑室和脑桥、延髓背方的第四脑室相贯通。

2.第四脑室　第四脑室为菱形的空腔，宽而浅，位于脑桥、延髓与小脑之间。

第四脑室底称菱形窝，由脑桥和延髓开敞部的背面构成。在菱形窝的上、下角之间有正中沟，将窝底分为左、右对称的两半，每半又有界沟分为内、外两区。

在脑桥部，内侧隆起有圆形的小丘，由其深方的外展神经核与绕外展神经核的面神经膝所形成，称面神经丘。第四脑室的脉络组织为室顶的膜壁，外覆丰富血管的软脑膜，内衬一层室管膜上皮，该结构突入脑室腔内，构成第四脑室脉络丛，产生脑脊液。第四脑室菱形窝下角有一正中孔，左右外侧隐窝开口形成外侧孔。脑脊液通过上述三个孔与周围的蛛网膜下腔相交通。

3.脑干内部结构 脑干的内部结构包括两个部分,一是分散存在的若干灰质核团,二是分布于灰质间的白质纤维。在灰质核团中与脑神经相关的称脑神经核团,自神经核发出运动纤维的核团称为脑神经运动核,接受脑神经感觉纤维终止的核团称脑神经感觉核。

4.脑干网状结构 网状结构是指脑干内除边界明显的灰质和白质以外的细胞体和纤维相互混杂分布的部分。其中细胞大小不一,散在分布,神经纤维交错穿行于其间。网状结构接受外周的终支和侧支,又发出上下行的纤维直接和间接地与中枢神经系统各部保持密切联系,实现着复杂的生理功能。

(1)脑干网状结构的核群及纤维联系:脑干网状结构的核群主要分布在脑干的被盖。在网状结构内,神经元的大小及其发出的轴突长短、粗细都有很大差异,大多数神经轴突的侧支和树突的分支多而分散,相互重叠的范围较大。

(2)网状结构的传入传出纤维:脑干网状结构传入纤维主要来自脊髓。传出纤维包括下行纤维和上行纤维两种。下行投射的纤维起于延髓和脑桥网状结构内侧。上行纤维其胞体集中在延髓和延髓上段以及脑桥下段内侧。

脑于网状结构除上下投射纤维外,尚有终支和侧支进入脑干的一些运动核团和感觉性中继核及红核、黑质、顶盖和小脑等部位。

脑干的网状结构内,有许多与神经递质有关的核团。①胆碱能神经元,胆碱能的网状上行纤维是组成网状上行激活系的重要部分。②去甲肾上腺素能神经元,它的大部分与中枢神经系统各部有关,参与许多行为的生理和内分泌功能。③多巴胺神经元主要位于中脑。它发出纤维到纹状体、嗅结节、杏仁核及额叶皮质。④5-羟色胺能神经元胞体主要集中在中缝核区。但它投射广泛,可影响许多脑区的功能,如诱发慢波睡眠、调节体温和镇痛等。

(3)脑干网状结构的功能:脑干网状结构复杂,纤维联系广泛,因此,它的生理功能也极为重要,主要功能归纳为四类。①对躯体运动的作用:在脑干网状结构中,存在一个抑制区和一个易化区。抑制区可抑制脊髓牵张反射,抑制大脑皮质引起的躯体运动行为。易化区对脊髓的效应是双侧性的,可引起伸肌的易化。抑制区和易化区在正常情况下协调作用,使肌紧张处平衡状态。②对自主神经和内分泌功能的作用:主要表现为对呼吸功能和心血管活动功能的调节。一般情况下,延髓呼吸中枢主要由迷走神经传入冲动进行调节,当迷走神经损伤后,呼吸调整中枢对维持正常的呼吸节律十分重要。延髓网状结构的呼吸中枢受到破坏,则呼吸停止;脑桥和中脑的呼吸中枢损伤,则出现呼吸节律紊乱。在心血管功能的调节上,延髓网状结构内有血管收缩中枢,在网状结构中还有一些其他内脏调节中枢,如支配咽喉肌的疑核，调节唾液分泌的上、下涎核，呕吐中枢及呕吐反射的触发中枢等。脑干网状结构还可以通过脑交感神经和颈上神经节作用于松果体。③网状结构对感觉冲动在中枢传导的影响：感觉传导在中枢的传导是通过两条途径来实现的，即特异传导系统和非特异传导系统。特异性传导系统是指专门的传导束，它将感受器受到刺激后发放的神经冲动，通过一定的传导路径迅速地传至大脑皮层的特定部位，形成相应的意识感觉，并激发大脑皮质发出神经冲动，如视、听、嗅觉，躯体的深浅感觉和头、面部的痛、温、触觉等。非特异传导系统在维持和改变大脑兴奋性，使之保持清醒状态具有重要作用。另外，网状结构对传入中枢的感觉信息有修改加强或抑制等多方面的影响。④脑干网状结构对睡眠、觉醒和意识的影响：脑干网状上行激活系统和网状上行抑制系统，网状上行激活系统的正常活动可维持大脑皮质的觉醒状态。中脑和间脑尾侧损伤，可出现昏睡和昏迷。脑干上段损伤的患者，出现睡眠过度，称无动缄默症或睁眼昏迷，表现为 EEG 慢波，不活动、不说话，眼活动正常。脑桥下 1/3 和延髓病损的病人，不一定出现昏迷现象。网状上行抑制系统主要分布在脑干的下段。它通过脑干上段向大脑皮质传入，发挥抑制性影响。

（五）小脑

1.小脑的位置和外形　小脑位于颅后窝内，在脑干菱形窝的背方，与菱形窝之间的空间为第四脑室。

小脑可分为蚓部和半球部。半球下部有一对绒球，其后方有小脑扁桃体，扁桃体邻近枕骨大孔。当颅内压增高时，可造成小脑扁桃体疝。小脑主要接受大脑皮质的投射，它们最主要的传出纤维分别直接或间接地作用于前庭核、脊髓和大脑皮质。

2.小脑的内部结构　小脑表面为一层灰质，叫小脑皮质，其下为大量纤维组成的白质，叫小脑髓质。在髓质内有灰质核团，称为小脑中央核。

3.小脑的功能　小脑接受与运动有关的大量感觉信息和大脑皮质有关运动中枢的信息，其传出纤维直接和间接地影响脊髓，脑干及大脑皮质的功能，因此小脑在中枢神经系统中是调节运动的重要中枢。主要功能表现在三个方面：维持身体平衡，维持和调节肌肉的张力，维持肌肉间运动的协调。

五、脊髓

脊髓位于椎管腔内，与脊神经直接联系，是人躯体和内脏功能活动的另一中枢。脊髓与脑在形态和功能上有密切联系，脊髓既接受脑的控制和调节，又对脑的功能活动有着重要的影响和调节作用。

(一)脊髓的位置与外形

脊髓位于椎管腔内,其外形呈前后略扁的圆柱状。脊髓上端在枕骨大孔处与延髓相续,下端逐渐变细呈圆锥形,称脊髓圆锥。圆锥末端在成年人可达第1腰椎下缘水平。脊髓全长40～45cm。

脊髓的被膜总称为脊膜,从外向内依次为硬脊膜、蛛网膜和软脊膜。硬脊膜为硬脑膜内层向椎管内的延续,在硬脊膜与椎骨骨膜之间为硬膜外间隙,其中有椎内静脉丛和脂肪组织。在纵长的脊髓外,由硬脊膜形成管状硬膜囊包裹着脊髓。硬脊膜上端紧附于枕骨大孔,下端终于第2骶椎平面,在此水平以下,硬膜囊形成硬脊膜终丝,与尾骨背面的骨膜接续成为尾韧带。在蛛网膜与硬脊膜之间为硬脊膜下腔,蛛网膜和软脊膜之间为蛛网膜下腔。在蛛网膜下腔有许多纤维小梁连接蛛网膜和软脊膜,脑脊液充满此腔。在脊髓两侧的软脊膜向外伸展成双层皱襞,并在脊髓前后根之间形成突起,突起的尖端穿过蛛网膜附着于硬脊膜内面,使其皱襞成为齿状韧带。其对脊髓有固定和保护作用。

脊髓共发出31对脊神经,它是由成对的前根和后根合成。每对脊神经根与脊髓相应的部分称脊髓节。脊髓共分31个节段,即颈髓8节、胸髓12节、腰髓5节、骶髓5节、尾髓1节。有颈膨大和腰膨大。颈膨大位于C_4～T_1节段,腰膨大位于L_2～S_3节段。

在脊髓和脊椎的生长过程中,脊髓的生长速度比脊椎迟缓,因而脊髓的长度较脊椎短。脊髓节段与椎骨序数的关系:颈髓和上胸髓节段比相应的椎骨高1个椎骨;中胸髓较相应的椎骨高2个椎骨;下胸髓较相应的椎骨高3个椎骨,腰髓则位于T_{10}～T_{12},骶髓位于T_{12}～L_1,各椎间孔与相应脊髓节的距离由上而下逐渐增加,从胸髓开始,神经根要向下斜行一段才能到达相应的椎间孔。腰、骶、尾部的脊经根垂直下降很远才达到相应的椎间孔,这些垂直下降的神经根围绕终丝,形成束状,称马尾。

(二)脊髓的内部结构

脊髓由灰质和白质两部分组成。灰质集中在内部,在横断面上呈蝶形,主要包括神经元的胞体和树突,白质分布在灰质的外层,主要为神经纤维。

1.脊髓的灰质 自颈髓至骶髓包含:①多级的运动神经元,它的轴突组成前根,出脊髓组成脊神经,支配躯干及四肢的横纹肌。对维持姿势、肌张力及平衡等有着重要的作用。②中间神经元,它接受从脊髓后根传来的感觉冲动,即躯干、四肢的痛、温、触觉及非意识性的本体感觉性冲动。

2.脊髓的白质　在脊髓的表面有纵长的沟、裂。按沟裂与脊髓前后根的位置将白质分为3个索，即后索、侧索和前索。各索内分布很多传导束。

（三）脊髓的功能

脊髓内有多种上下行的传导束，将脑和躯干、四肢联系成为整体，实现着各种感觉和运动的功能。当脊髓的某部分发生病变时，脊髓的传导功能则受到影响，身体的相应部位将出现感觉和运动的障碍。

神经系统活动的基本方式是反射活动。脊髓反射的反射弧由5个部分组成：①感受器，即位于皮肤、黏膜、运动器和内脏的感觉神经末梢器，它们接受刺激并将其转化为神经冲动。②感觉神经元，即脊神经节细胞，将感觉冲动传入脊髓。③反射中枢，即脊髓节段内的中间神经元。④运动神经元，即前角运动细胞、中间外侧核及骶髓副交感核，它们发出轴突经脊髓前根外出。⑤控制效应器，效应器为运动神经末梢所支配的器官，如肌肉、腺体等。反射弧各部分保持完整，才能实现正常的反射活动。临床上检查脊髓反射对了解脊髓的功能状态和神经系统的定位诊断具有重要意义。此外，脊髓内有交感神经和部分副交感神经的节前纤维，脊髓内存在着内脏反射中枢，如血管张力反射、发汗反射、排尿反射和排便反射等。

六、脑脊液

在蛛网膜下腔和脑室中，充满无色透明的液体——脑脊液。正常成年人脑脊液的总量为100～150ml，其比重为1，呈弱碱性。

1.脑脊液的产生　脑室内的脉络丛是产生脑脊液的主要结构。每日分泌量约在400～500ml。

2.脑脊液的循环　脑脊液的流动具有一定的方向性。两个侧脑室的脉络丛，产生脑脊液最多，这些脑脊液经室间孔流入第三脑室，再经中脑导水管流入第四脑室。各脑室脉络丛产生的脑脊液都汇至第四脑室，并经第四脑室的正中孔和外侧孔流入脑和脊髓的蛛网膜下腔。最后经矢状窦旁的蛛网膜颗粒将脑脊液回渗到上矢状窦，使脑脊液回流至静脉系统。脑脊液的回流或吸收主要取决于颅内静脉压和脑脊液的压力差以及血脑屏障间的有效胶体渗透压。

脑脊液不断产生又不断被吸收回流至静脉，在中枢神经系统起着淋巴液的作用，它供应脑细胞一定的营养，运走脑组织的代谢产物，调节中枢神经系统的酸碱平衡，缓解脑和脊髓内的压力，对脑和脊髓具有保护和支持作用。

脑脊液的性状和压力受多种因素的影响，若中枢神经系统发生病变，神经细胞的代谢紊乱，将使脑脊液的成分和性状发生改变，若脑脊液的循环路径受阻，颅内压将增高。因此，脑脊液的检测是中枢神经系统病变时重要的辅助诊断手段之一。

七、脑神经和脊神经

(一)脑神经

脑神经共12对,它们是Ⅰ嗅神经、Ⅱ视神经、Ⅲ动眼神经、Ⅳ滑车神经、Ⅴ三叉神经、Ⅵ外展神经、Ⅶ面神经、Ⅷ听神经、Ⅸ舌咽神经、Ⅹ迷走神经、Ⅺ副神经、Ⅻ舌下神经。

12对脑神经按其所含神经纤维可分三类:感觉神经、运动神经和混合神经。其中Ⅰ、Ⅱ分别与端脑和间脑相连,其余均与脑干相连,Ⅺ尚有来源于颈髓的纤维。

1.嗅神经与嗅觉传导通路　起于鼻腔嗅黏膜中的双极嗅细胞,其周围突伸向黏膜表面,呈细毛状;而中枢突组成无髓的嗅丝,即嗅神经,从鼻腔向上穿过筛骨的筛孔,止于嗅球的腹侧面。

嗅觉的传导路径:嗅觉冲动沿嗅神经传至嗅球,嗅球中的蓬头细胞和僧帽细胞发出轴突组成嗅束,嗅束将嗅觉冲动传至脑的其他部分,它包括前嗅核、嗅结节、杏仁核簇、梨状皮质、隔核和下丘脑。嗅束走行于额叶底面框部的嗅沟内,向后逐渐变扁,进入嗅三角。

2.视神经与视觉传导通路　由视网膜节细胞的轴突组成视神经。视神经穿过颅骨的视神经孔入颅后和对侧来的纤维合在一起成为视交叉,交叉后的纤维组成视束,其终末止于丘脑枕部的外侧膝状体、顶盖前区。

视觉的传导路径是由三级神经元组成的,即视网膜的双极细胞、节细胞及外侧膝状体核。外侧膝状体细胞发生的轴突组成膝距束,以扇形并有一定次序地走向大脑枕叶距状裂附近的皮质。视网膜内感受器发出的冲动在枕叶皮质内被整合而形成视觉。

3.动眼神经　动眼神经属于运动性神经,其运动纤维分别起自中脑上丘水平的动眼神经核和动眼神经副核。动眼神经自大脑脚内面的动眼神经沟出脑,向前穿过海绵窦的侧壁,在此处动眼神经分为上下两支穿过眶上裂入眶,在总腱环内位于视神经外侧。动眼神经的上支支配提上睑肌和上直肌,下支支配内直肌、下直肌和下斜肌。在外直肌和视神经之间有睫状神经节,发自动眼神经副核的副交感节前纤维在睫状神经节内形成突触,睫状神经节的细胞发出节后纤维,分布至瞳孔括约肌和睫状肌,分别控制瞳孔的收缩和晶体的调节。

4.滑车神经　滑车神属于运动神经,其纤维发自中脑下丘水平的滑车神经核。它支配上斜肌。

5.三叉神经　在脑干表面位于脑桥中部的腹外侧面,由大的感觉根和小的运动根组成。在中枢性损伤时，由于损伤的阶段不同，在面部呈现“洋葱皮”型感觉缺乏现象。

6.外展神经　外展神经属于运动神经，其纤维发自脑桥的展神经核。神经根自桥延沟出脑，向前行于蝶骨的鞍背外侧，经蝶岩韧带的下方穿入海绵窦，经眶上裂内侧入眶，支配眼的外直肌。

7.面神经　面神经属于混合型神经，由感觉根和运动根组成。在脑干表面，面神经位于脑桥下方小脑下脚与橄榄之间的隐窝处。面神经的运动根居内侧，感觉根居中间，外侧为前庭蜗神经。面神经的颅内段，在岩骨内行程较长，当颞骨岩部发生骨折时，面神经干易受损。

8.前庭蜗神经　前庭蜗神经属于特殊的感觉神经，由耳蜗神经和前庭神经两部分组成，在脑干表面，它位于面神经的外侧。经内耳门出颅。其中耳蜗神经传导听觉。在颅脑损伤时，倘若前庭蜗神经完全受损，则听觉丧失，若听神经部分性损伤则产生听觉障碍。

9.舌咽神经　舌咽神经属于混合性神经，在脑干表面位于延髓后侧沟上端，自颈静脉孔出颅。其感觉纤维的细胞体位于岩神经节内，其中枢突进脑干弧束核，周缘突分布于舌后三分之一味蕾，司味觉。另一部分周缘突司一般感觉，分布于咽部、舌后三分之一、扁桃体、咽鼓管、鼓室等处的黏膜。

10.迷走神经　迷走神经属于混合性神经，在脑表面位于延髓后沟的上部，自颈静脉孔出颅。迷走神经受损时，主要产生吞咽困难、声音嘶哑、说话不清，有时可有心动过速的表现。

11.副神经　副神经属于运动性神经，由延髓根和脊髓根两部分组成，在脑干表面位于延髓后沟、舌咽和迷走神经的下方。副神经主干支经颈静脉孔出颅。

副神经受损后可出现胸锁乳突肌、斜方肌麻痹，造成头颈不能旋转和不能耸肩。由于舌咽神经、迷走神经以及副神经均经颈静脉孔出颅，所以在颅底颈静脉孔处骨折时可同时损伤这三个神经，产生斜颈、吞咽困难、失音、同侧舌后部味觉丧失等症状。

12.舌下神经　舌下神经属于运动神经，其纤维由延髓的舌下神经核发出，在橄榄核的内侧向腹外侧走行，于脑表面的锥体和橄榄体之间的延髓前侧沟出脑。然后通过舌下神经管到颅外，在迷走神经外侧颈内动、静脉间下行，沿舌骨舌肌外侧入舌。支配舌的内、外侧肌的运动。

舌下神经损伤造成同侧舌肌的瘫痪和萎缩，当伸舌时舌尖偏向患侧。

(二)脊神经

脊神经自脊髓发出，经椎间孔离开椎管分布于躯干和四肢。脊神经有31对，即颈神经8对、胸神经12对、腰神经5对、骶神经5对和尾神经1对。

每一个脊神经由前根和后根在椎间孔处合成。前根属于运动性，由脊髓前角和侧角细胞的轴突组成。分别支配躯体的横纹肌、内脏和血管的平滑肌、心肌和腺体，前根内也有纤维起自后根上脊神经节内的细胞，其纤维与痛觉传导有关。后根属于感觉性，在根上有脊神经节，为感觉神经元所在地，其中枢突组成后根进入脊髓，周缘突随脊髓神经分布于皮肤、肌肉和内脏感受器，构成脊神经中的感觉成分。由前根和后根汇合形成混合性的脊神经总干，其中含有4种纤维：躯体传出纤维、躯体传入纤维、内脏传出纤维、内脏传入纤维，传导内环境变化的各种信息。

1.颈丛　颈丛由颈神经1～4的前支构成，分皮支和肌支两部分。皮支在胸锁乳突肌后缘中点稍上方处，自深方浅出，分布于枕部、颈部和肩部的皮肤。肌支又分为数支，支配颈部深层诸肌、舌骨下肌群和膈肌。膈神经除支配膈肌运动外，尚传导胸膜、心包和部分腹膜的感觉冲动。

2.臂丛　臂丛由颈神经5～8的前支和第一胸神经前支的大部分构成，主要分布于上肢和胸背部的皮肤和肌肉。臂丛的分布按发出部位分锁骨上、下二部，下部为长神经，上部为短神经。自臂丛发出的长神经有以下几支：

(1)中神经(C_6～T_1，有时有C_5)：其肌支支配前臂前群肌肉的桡侧半、手的大鱼际肌、第1和2蚓状肌，其皮支主要分布在掌面桡侧三个半手指和大鱼际的皮肤。

(2)尺神经(C_8，T_6)：肌支支配前臂前群尺侧半、小鱼际、拇收肌、骨间肌、第3和4蚓状肌，皮支分布在掌面小鱼际皮肤和尺侧一个半手指的皮肤，背面分布于尺侧两个半手指的皮肤。

(3)肌皮神经(C_5～C_7)：肌支支配喙肱肌、肱二头肌和肱肌，皮支分布于前臂外侧面皮肤。

(4)桡神经(C_5～T_1)：肌支支配上肢伸肌以及肱桡肌、旋后肌和拇长展肌，皮支分布到上臂后面、前臂后面、手背的桡侧半及桡侧三个半手指的皮肤。

(5)腋神经(C_5～C_6)：肌支支配三角肌和小圆肌，发出臂外侧皮神经到臂部的上外侧面皮肤。

(6)臂内侧皮神经(C_1)：分布于腋区和臂内侧面皮肤，与邻近的皮神经有广泛的重叠。

(7)前臂内侧皮神经(C_8、T_1)：分布于前臂内侧半的前后面皮肤。

自臂丛发出的短神经包括：胸前神经，支配胸大、小肌；胸背神经，分布到肩胛外侧至背阔肌；胸长神经，支配前锯肌。

3.胸神经前支　胸神经前支共有12对，上11对为肋间神经，第12对为肋下神经。其肌支支配肋间内、外肌，腹内、外肌，腹横肌和腹直肌。皮支分布于胸、腹壁皮肤。皮支分布有明显的节段性，每一皮支分布区形如自背向腹的条带，每条带按神经的序数自上向下依次排列。胸神经前支分布的节段水平如下：第2胸神经的分布区平对胸骨角，第4胸神经的分布区平对乳头，第6胸神经分布区平对剑突，第8胸神经分布区平对肋弓，第10胸神经分布区平对脐水平，第12胸神经分布区对腹股沟韧带中点水平。

4.腰骶丛　腰骶丛又分为腰丛和骶丛，腰丛由第1～3腰神经前支和第4腰神经前支的大部分组成，亦有第12胸神经的交通支参加。骶丛由第4腰神经的小部分与第5腰神经和1～3骶神经组成。

自腰骶丛发出的长神经主要有以下几支：

(1)股神经(C_2～C_4)：在腰大肌和髂肌之间走行，经腹股沟韧带的深方、股动脉的外侧入下肢。肌支支配股四头肌和缝匠肌，皮支分布于大腿的前面、小腿的内侧和足内侧缘的皮肤。

(2)闭孔神经(C_2～C_4)：自腰大肌内侧缘下行如小骨盆，沿侧壁向前穿闭孔至大腿内侧，支配大腿内收肌群，皮支分布于大腿内侧皮肤。

(3)坐骨神经(L_3～S_3)：是全身最大的神经。它出坐骨大孔(投影点在坐骨结节和髂后上棘连线的中点处)，于臀大肌的深面，经股骨大转子与坐骨结节之间，下行至大腿的后面，沿途分支支配大腿后群肌肉。约在腘窝上方，坐骨神经分为胫神经和腓总神经，其中胫神经的肌支支配小腿后群肌肉和全部足底肌肉，皮支分布于小腿后面和足底的皮肤。腓总神经又分为腓深神经和腓浅神经，分别支配小腿前群肌肉和外侧群肌肉，其皮支分布至小腿外侧面、足背和足趾的皮肤。

自腰骶丛发出的短神经主要有髂腹下神经、髂腹股沟神经、臀上神经、臀下神经、阴部神经，分别支配下腹部、腹股沟部、臀部、会阴部诸肌肉及其附近的皮肤。

5.皮肤的节段性神经分布　一条脊神经所支配的皮肤区域称为一个皮节。身体的皮神经分布都是按节段顺序排列的，这种排列关系在胸部表现的最明显，自锁骨和胸骨上缘到腹股沟韧带，自背侧中线至腹部中线，皮支支配区形成连续横行的环带，一次排列着C_1～L_1脊神经皮支的支配区。在四肢，这种节段性分布比较复杂，上肢的皮神经来自C_5～T_1，它们按肢体的长轴顺序排列，即自桡侧的上臂、下臂到手，转向尺侧，自手、下臂到上臂，依次排列。下肢的皮神经来自L_2～S_3，它们排列的顺序是从大腿、小腿的前面，经足背、足底绕到小腿、大腿的后面，直至臀部和会阴为止。面部皮肤由三叉神经分布。

第二节 神经系统的护理评估

护理评估是护理程序的第一步骤，是整个护理程序的基础，目的是找出要解决的护理问题。评估是临床护士必备的基本技能之一，护士应有目的、有计划、系统的观察、了解患者的生理、病理、心理的变化过程，为临床诊断、治疗、护理疾病和预防并发症提供依据。神经系统解剖结构复杂，临床症状也表现不一，有关疾病的定位定性具有一定的难度，因此，无论医生还是护士，都要求其具有较高的评估能力。

一、神经系统疾病的病史采集和身体评估

病史采集和身体评估是神经系统疾病正确诊断与科学护理的关键，属于护理评估的范畴，全面的收集资料和身体评估有助于临床判断，有助于实现护理目标，是目前护理教育和临床实践中的重要内容。

【病史采集】

病史采集又称问诊，是发生在护士与患者之间的目的明确而有序的交谈过程。目的是获取有关患者的身体功能状况、健康观念以及与疾病相关的信息，为体格检查的重点及护理诊断推理提供基础和线索。

(一)问诊原则与技巧

1.环境安静、舒适、具有私密性，氛围宽松和谐。

2.自我介绍，说明目的，尊重患者，不使用责备性语言。

3.系统、完整、有序，尽量不要中途打断，阳性体征要记录，重要的阴性体征不能忽视。

4.重点突出，围绕主诉提问。

5.避免暗示及诱导性提问，不使用有特定含义的医学术语。

6.总结要点，对疑问、矛盾内容要与患者进一步核实。

(二)问诊内容

1.主诉　指患者本次就诊最主要的原因，包括主要症状、体征和持续时间。如“右侧肢体活动无力伴言语障碍 2 日，加重 1 小时”。

2.现病史　是主诉的延伸，包括患者患病以来症状的发生、发展、演变和诊治的全过程。

(1)起病情况:包括发病的时间、发病形式、发病前可能的诱因与原因。

(2)症状特点:包括症状的部位、范围、性质、发作频度和持续时间、严重程度以及加重或缓解因素等。

(3)病情发展与演变:症状加重、减轻或有无新症状出现,加重或减轻的影响因素。

(4)伴随症状:与主要症状同时或先后出现的其他症状。了解其发生时间、特点等。

(5)诊断、治疗和护理经过:曾经接受的治疗和护理经过及效果。

(6)一般情况:饮食、睡眠、二便、精神状态以及营养、发育、体重等情况。

3.既往史　了解有无外伤史、手术史等;有无感染病史,如脑炎、结核病等;有无其他系统疾病史,如心脑血管疾病、高血压、糖尿病、风湿病、甲状腺功能亢进(甲亢)和血液病等;有无颈椎病和腰椎管狭窄;有无过敏史和中毒史等。

4.个人史　了解个人的基本内容,包括出生地、居住地、职业及工作特点、性格特性、文化程度、是否到过疫区等;女性患者询问月经史、婚育史等;进一步了解患者有无烟酒嗜好和具体情况;是否存在吸毒和药物依赖;是否接触化学物质。

5.家族史　很多神经系统疾病与遗传有关,了解与患者有血缘关系的家庭成员是否出现相似疾病,若发现遗传病,应绘制家系图谱,供临床参考。

6.心理社会状况　了解患者对疾病相关知识的了解程度;了解患者的性格特征,有无焦虑、抑郁、恐惧、自卑等心理反应及其程度;人际关系与环境适应能力如何;了解患者的家庭组成、文化教育背景、医疗费用支付方式及家属对患者的关心支持程度。

【身体评估】

身体评估相当于医疗行为中的体格检查,指护士运用自己的感官或借助于简便的检查用具,客观的评估患者身体状况的方法。身体评估是神经科护士最重要的基本技能之一,有助于进一步验证临床症状,发现体征,为确定护理诊断提供客观依据。常用的检查工具有体温计、听诊器、血压计、压舌板、叩诊锤、棉签、大头针、手电筒、音叉等。下面将结合临床实际工作,介绍几项需要护士掌握的基本查体内容。

(一)查体要点与技巧

1.环境安静,光线适宜。

2.自我介绍,解释目的,取得配合。

3.态度稳重,举止端庄,尊重患者。

4.护士应在检查前和检查后洗手，预防交叉感染。

5.检查内容全面、系统、重点突出，注意保护患者隐私。

6.检查过程规范有序，从头到脚、从前到后、从近端到远端，注意对称部位的比较。

7.检查时护士应注意患者的表情、适应能力，适时给予鼓励和安慰，同时注意把握时间和进度。

（二）一般检查

包括患者的生命体征、瞳孔、意识、皮肤与黏膜等。

1.体温　临床检查常选择测量腋温。护士应评估发热的程度以及热型，了解体温过高或过低的原因。继发感染、脑出血及术后的吸收热会引起体温升高；下丘脑、脑干病变引起中枢热（中枢热特点是持续高热无寒战，躯干热而四肢不热无汗）；躁动、抽搐发作也可引起发热；下丘脑严重病变、呼吸、循环衰竭可出现体温下降或不升。

2.脉搏　检查时必须选择浅表动脉，如桡动脉、股动脉、足背动脉等，一般检查桡动脉。护士应评估脉搏的频率、节律、强度以及动脉管壁是否异常。脉搏缓慢、洪大有力见于颅内压增高者；脉搏增快见于感染性疾病或甲亢危象；脉搏细数或不规则见于中毒或休克；严重脉搏过缓、过速或节律不齐提示心源性因素。

3.呼吸　主要靠检查者的观察。护士应观察患者呼吸的方式、频率、节律、深浅度及呼吸道是否通畅。呼吸深而慢为颅内压增高的表现；呼吸表浅无力见于各种疾病引起的呼吸肌麻痹者；潮式呼吸、间断呼吸、叹气样呼吸常为呼吸衰竭的一种表现；神经系统疾病患者的呼吸道管理至关重要，尤其注意舌后坠、肺不张等引起的呼吸困难。

4.血压　血压的异常直接影响并提示神经系统患者的病情变化，目前临床广泛采用血压计测量肱动脉的方法，护士应熟练掌握测量血压的要点和注意事项，如四定、捆绑袖带的松紧度、不同肢体的测量值不同等；了解影响血压的因素，如饮食、情绪、体位等；了解治疗过程中对血压控制的要求，如脑血管疾病急性期患者的血压不可降的太低，避免血压下降过快引起脑灌注量不足；掌握血压异常提示的病情变化，如血压显著升高见于颅内压增高、高血压病、脑血管疾病等；血压过低见于循环衰竭、脱水、休克、镇静安眠药中毒等。

5.瞳孔。

6.意识。

7.皮肤与黏膜　检查全身皮肤黏膜的完整度、颜色、温度、质地、清洁度，有无破损、水肿、皮疹、水疱或结节等。如皮肤苍白见于休克、贫血或低血糖；潮红见于高热、阿托品类药品或乙醇中毒等；樱红色提示一氧化碳中毒。

（三）脑神经的评估

脑神经共有 12 对，除嗅神经和视神经进入大脑外，其他 10 对脑神经均穿过脑干。按其功能可分 3 类：嗅神经、视神经及位听神经为单纯感觉神经；动眼神经、滑车神经、展神经、副神经、舌下神经为单纯运动神经；三叉神经、面神经、舌咽神经、迷走神经兼有运动和感觉两种神经纤维为混合神经。脑神经评估不仅对颅脑病变的定位诊断有重要价值，同时也为更好的护理患者提供可靠的依据。评估脑神经应按先后顺序进行，同时注意两侧对比观察，以免重复和遗漏。以下介绍护士在临床工作中常用的评估项目。

1.视神经　属于中枢神经，主要功能是传导光刺激引起的视觉冲动。主要评估视力、视野和眼底。

（1）评估方法

1）视力评估：视力通常采用国际标准视力表进行。

2）视野评估：分为周边视野和中心视野。①周边视野评估时，患者与检查者对面而坐，距离约 1m。如检查右眼，则患者遮住左眼，右眼注视检查者的左眼，此时，检查者遮住自己的右眼，示指置于自己与患者中间等距离处，分别自颞上、颞下、鼻上和鼻下等不同的方位从外周向中央移动，嘱患者看到后立即示意，可与检查者的正常视野比较。②中心视野评估时需要遮住患者的一只眼睛，询问是否可以看见整个检查者的脸，如只看到一只眼睛或没看到嘴，则可能存在中心视野缺损。

3）眼底评估：直接用检眼镜检查，实用、方便。

（2）临床意义：视神经损伤产生同侧视力下降或全盲；视交叉损伤可引起不同程度的视野缺失或偏盲；一侧视束损害或视辐射全部受损，出现双眼对侧视野同向性偏盲；部分视辐射受损出现象限盲；颅内压增高时出现视神经盘水肿。

2.动眼神经、滑车神经、展神经　三对脑神经共同支配眼球运动，合称眼球运动神经，可同时检查。

（1）评估方法

1）外观：观察睑裂是否对称，是否有上睑下垂。眼球是否有突出或下陷、斜视和同向偏斜、眼震等自发运动。

2）眼球运动：评估时患者头部不动，两眼注视检查者手指，眼球随目标方向转动，一般按左→左上→左下，右→右上→右下 6 个方向的顺序进行，观察眼球是否有活动受限及受限的方向和程度，有无眼球震颤和复视。

3)瞳孔及其反射：观察瞳孔的大小、形状、位置、边缘是否整齐、双侧是否等大、等圆，对光反射是否灵敏。正常瞳孔呈规则圆形直径约2.5～4mm，位置居中，双侧等大等圆，边缘整齐，对光反射灵敏。一般瞳孔直径＜2mm为瞳孔缩小，＞5mm为瞳孔扩大。对光反射是光线刺激引起的瞳孔收缩，感光后瞳孔缩小称为直接对光反射，对侧未感光的瞳孔也收缩称为间接对光反射。检查时指导患者注视远处，用电筒光从侧方分别照射瞳孔，观察收缩反应是否灵敏和对称。

(2)临床意义：若眼球运动受限，上睑下垂，复视、瞳孔散大，光反射及调节反射消失均提示有动眼神经麻痹。若眼球不能向外下方运动，下视时出现复视提示滑车神经有损害。眼球内斜视，不能外展运动，为展神经受损。动眼神经交感神经纤维损伤时出现瞳孔缩小，副交感神经纤维损伤时出现瞳孔散大。瞳孔反射异常可由动眼神经或视神经受损所致。眼外肌麻痹时经常出现复视。

3.三叉神经　是面部最粗大的神经。由眼支、上颌支和下颌支汇合而成，分别支配眼裂以上、眼裂和口裂之间、口裂以下的感觉和咀嚼肌收缩。

(1)评估方法

1)面部感觉：协助患者闭眼，用大头针、棉絮及盛有冷热水的试管分别检测面部三叉神经区域皮肤的痛觉、触觉和温度觉。注意两侧及内外对比。

2)角膜反射：嘱患者睁眼向内侧注视，用细棉絮轻触外侧角膜，避免触及睫毛，正常表现为被刺激侧迅速闭眼，对侧也出现迅速闭眼反应，前者称为直接角膜反射，而后者称为间接角膜反射。

3)运动功能：观察患者有无颞肌和咀嚼肌的萎缩。检查者双手压紧患者颞肌、咀嚼肌，嘱患者作咀嚼动作，对比双侧肌力和肌张力是否对称；再嘱患者张口，以上下门齿中缝为标准，观察张口时下颌有无偏斜。

(2)临床意义：直接与间接角膜反射均消失见于三叉神经病变(传入障碍)。直接反射消失，间接反射存在，见于患侧面神经瘫痪(传出障碍)。当一侧三叉神经运动纤维受损时，患侧咀嚼肌肌力减弱或出现萎缩，张口时由于翼状肌瘫痪，下颌偏向患侧。

4.面神经　主要支配面部表情肌和传导舌前2/3的味觉及支配舌下腺、下颌下腺和泪腺的分泌。

(1)评估方法：首先观察患侧额纹是否变浅，眼裂是否增宽，鼻唇沟是否变浅，口角是否低垂或向健侧歪斜；嘱患者作皱额、闭眼、露齿、微笑、鼓腮或吹哨动作，比较两侧是否对称。

(2)临床意义：面神经受损可分为周围性和中枢性损害两种，一侧面神经周围性(核或核下性)损害时,患侧额纹减少、眼裂增大、鼻唇沟变浅,不能皱额、闭眼,微笑或露齿时口角歪向健侧,鼓腮及吹口哨时患侧漏气。中枢性(核上的皮质脑干束或皮质运动区)损害时,由于上半部面肌受双侧皮质运动区的支配,皱额、闭眼无明显影响,只出现病灶对侧下半部面部表情肌的瘫痪。面神经损害者舌前 2/3 味觉丧失。

5.舌咽神经、迷走神经　两者关系密切,常同时受累,一般同时检查。

(1)评估方法:检查患者发音是否嘶哑,有无吞咽困难和饮水呛咳。嘱患者张口,先观察腭垂是否居中,两侧软腭是否一致,然后嘱患者发"啊"音,观察两侧软腭上抬是否有力,腭垂是否偏斜。

(2)临床意义:若一侧软腭不能随之上抬及腭垂偏向健侧,则为一侧神经麻痹的表现;腭垂居中,但双侧软腭抬举受限,甚至完全不能,提示双侧神经麻痹。

6.副神经　支配胸锁乳突肌和斜方肌的运动。

(1)评估方法:评估时注意肌肉有无萎缩,嘱患者作耸肩及转头运动时,检查者给予一定的阻力,比较两侧肌力。

(2)临床意义:副神经受损时,向对侧转头及同侧耸肩无力或不能,同侧胸锁乳突肌及斜方肌萎缩。

7.舌下神经　支配舌肌的运动。

(1)评估方法:检查时嘱患者伸舌,注意观察有无伸舌偏斜、舌肌萎缩及肌束颤动。

(2)临床意义:单侧舌下神经麻痹时,舌尖偏向患侧,双侧麻痹者则不能伸舌。

(四)运动功能的评估

运动功能分随意运动和不随意运动。随意运动受大脑皮层运动区支配,不随意运动由锥体外系、小脑支配。

1.肌力　是指做主动运动时肌肉的最大收缩力。一般以关节为中心检查肌群的伸、屈、外展、内收、旋前和旋后等功能。

(1)评估方法:嘱患者做有关肌肉的收缩运动,观察肢体收缩力量、运动幅度和速度。也可从相反方向测试被评估者对阻力的拮抗力量,两侧肢体对比检查。一般将肌力分为 0～Ⅴ级,共 6 个级别:

0 级:肌力完全丧失,测不到肌肉收缩。

Ⅰ级:仅测到肌肉收缩,但不能产生动作。相当于正常肌力的 10%。

Ⅱ级:肢体能在床上平行移动,但不能抵抗自身重力,即不能抬离床面。相当于正常肌力的 25%。

Ⅲ级：肢体可以克服地心吸引力，能抬离床面，但不能抵抗阻力。相当于正常肌力的50%。

Ⅳ级：肢体能做对抗外界阻力的运动，但不完全。相当于正常肌力的75%。

Ⅴ级：肌力正常。

(2)临床意义：自主运动时肌力减退称不完全瘫痪，肌力消失即为完全瘫痪。不同部位或不同组合的瘫痪分别命名为单瘫、偏瘫、截瘫、交叉瘫。

2.肌张力　是肌肉静止松弛状态下的紧张度。肌张力是维持身体各种姿势以及正常运动的基础。

(1)评估方法：嘱患者肌肉放松，检查者触摸肢体肌肉的硬度并被动屈伸患者的肢体感受阻力。

(2)临床意义

1)肌张力减低：表现为肌肉松弛，被动活动时阻力减小或消失，关节松弛，活动范围扩大。常见于周围神经损伤或小脑损伤。

2)肌张力增高：表现为肌肉坚硬，被动活动时阻力加大，甚至难以进行。常见于锥体束损害或锥体外系损伤。

3.不自主运动　观察患者是否有不能随意控制的震颤(静止性、动作性、姿势性)、舞蹈样动作、手足徐动、肌束颤动、肌痉挛和肌张力障碍等。

4.共济运动　是指机体完成任一动作时所依赖的某组肌群协调一致的运动，这种协调主要靠小脑、前庭神经、视神经、深感觉及锥体外系共同参与。

(1)指鼻试验

1)评估方法：检查者伸出示指距患者前方0.5m处，嘱患者以其示指指端连续点触检查者示指指端和自己的鼻尖，先慢后快，先睁眼后闭眼，重复进行，双侧对比有无异常。

2)临床意义：正常人动作准确，睁眼指鼻动作经常失误者为小脑共济失调，睁眼指鼻动作准确，闭眼经常失误者为感觉性共济失调。

(2)跟-膝-胫试验

1)评估方法：嘱患者仰卧，伸直一侧下肢，另一侧下肢抬高，屈膝，用其足跟沿对侧肢体的膝盖及胫骨前缘下滑至足背，先睁眼后闭眼，重复进行。

2)临床意义：正常人动作准确且灵活。睁眼动作不稳、缓慢为小脑共济失调；睁眼动作准确，闭眼动作不稳、缓慢为感觉性共济失调。

(3)轮替试验

1)评估方法：嘱患者把双手手掌伸直，反复快速做旋前、旋后动作，或一只手用手掌、手背交替连续拍打对侧手掌，先睁眼后闭眼，重复进行。

2）临床意义：正常人动作准确且灵活。睁眼动作不稳、缓慢为小脑共济失调；睁眼动作准确，闭眼动作不稳、缓慢为感觉性共济失调。

（4）闭目难立征

1）评估方法：嘱患者并足站立，两臂前伸，观察有无晃动和站立不稳，然后让患者闭目，如果有身体摇晃或倾斜为阳性。

2）临床意义：闭目睁目均站不稳为小脑性共济失调。仅闭目时站不稳而睁目时能站稳为感觉性共济失调。

（五）感觉功能的评估

感觉功能检查主观性强，宜在环境安静，患者意识清楚的情况下进行。检查前让患者了解检查的目的与方法，取得患者合作。检查时嘱患者闭目，顺序是从感觉障碍区向正常部位移行，要注意左右侧和远近端部位的对比，避免主观或暗示性的提问。

1.评估方法

（1）浅感觉

1）痛觉：在其两侧对称部位用大头针的针尖均匀地轻刺患者皮肤，询问患者是否疼痛。

2）触觉：用棉絮或羽毛轻触患者的皮肤或黏膜，询问其有无感觉。

3）温度觉：分别用热水（40～50℃）试管和冷水（5～10℃）试管交替接触患者的皮肤，询问观察其能否辨别冷、热。如痛、触觉无改变，一般不检查温度觉。

（2）深感觉

1）运动觉：检查者用食指和拇指轻轻夹住患者的手指或足趾两侧，上下左右移动，嘱患者说出运动方向。检查活动幅度应由小到大，以了解减退程度。

2）位置觉：检查者将患者的肢体摆成某一姿势，让患者描述该姿势或用对侧肢体模仿。

3）振动觉：用震动着的音叉柄置于骨突起处（如内、外踝，手指、桡尺骨茎突、胫骨、膝盖等），注意两侧对比，询问有无振动感觉。

（3）复合感觉是大脑综合分析和判断的结果，也称皮质感觉。

1）皮肤定位觉：检查者以手指或棉签轻触患者皮肤某处，让患者指出被触部位。

2）两点辨别觉：用分开的双脚规轻轻刺激两点皮肤，如患者有两点感觉，再将两脚规距离缩短，直到患者感觉为一点为止，测其实际间距，两侧比较。身体各部位对两点辨别感觉灵敏度不同，以舌尖、鼻端、手指最明显，四肢近端和躯干最差。

3)实体觉：嘱患者用单手触摸熟悉的物体，如钢笔、钥匙、硬币等，并说出物体的名称。先测功能差的一侧，再测另一侧。

4)体表图形觉：检查者在患者的皮肤上画简单的几何图形或写简单的数字，观察其能否识别，需双侧对照。

2.临床意义　痛觉、温度觉障碍者常见于脊髓丘脑侧束损害；触觉障碍者常见于脊髓丘脑前束和后索病损；运动觉、位置觉、振动觉障碍者常见于后索病损；皮肤定位觉、实体觉障碍者常见于皮质病变；当触觉正常而两点辨别觉障碍时则提示额叶病变；体表图形觉障碍者常见于丘脑水平以上病变。

(六)神经反射的评估

反射是人体感受刺激作出反应的过程。反射的检查比较客观，很少受到意识活动的影响，检查时患者应保持安静和松弛的状态，注意反射的改变程度和两侧是否对称。根据反射的改变可分为亢进、活跃、正常、减弱和消失。

1.浅反射　是刺激皮肤或黏膜引起的反射。临床常检查腹壁反射、跖反射。

(1)腹壁反射

1)评估方法：嘱患者仰卧，双下肢稍屈曲使腹壁放松，然后用棉签杆迅速由外向内轻划上腹部(左右肋缘下)、中腹部(左右脐水平)、下腹部(左右腹股沟上方)的皮肤。正常反应是受刺激部位的腹壁肌收缩。

2)临床意义：上腹壁反射消失见于同侧胸髓7～8节病损；中腹壁反射消失见于同侧胸髓9～10节病损、下腹壁反射消失见于同侧胸髓11～12节病损。腹壁过于松弛者也可出现减弱或消失，应予以鉴别。

(2)跖反射

1)评估方法：嘱患者仰卧，下肢伸直，检查者一手持患者踝部，另一手用棉签杆轻划患者足底外侧缘，自足跟向前划至小趾根部的隆起处转向踇趾侧。

2)临床意义：跖反射正常可见足趾屈曲；跖反射消失为骶髓1～2节病损。

2.深反射　是刺激骨膜、肌腱引起的反应。评估时患者必须完全放松被检肢体。检查者应用叩诊锤时应将柄端适当地松握于拇、示二指之间，同时腕部放松，让叩诊锤通过腕部和手指两重枢轴，有力而快速地击中所需检查的肌腱上，叩击力量要均等，双侧要对比。

(1)肱二头肌反射

1)评估方法：检查者以左手托扶患者屈曲的肘部，将拇指置于肱二头肌肌腱上，右手用叩诊锤叩击左手拇指指甲。

2)临床意义：正常反应为肱二头肌收缩，前臂快速屈曲，检查者拇指可感到肱二头肌肌腱收缩。反射中枢在颈髓 5～6 节。

(2)肱三头肌反射

1)评估方法：检查者以左手托扶患者的肘部，嘱患者前臂搭在检查者的左前臂上，上臂稍外展，然后用叩诊锤直接叩击尺骨鹰嘴突上方的肱三头肌肌腱附着处。

2)临床意义：正常反应为肱三头肌收缩，前臂稍伸展。反射中枢在颈髓 7～8 节。

(3)桡骨膜反射

1)评估方法：检查者以左手轻托患者腕部，并使腕关节自然下垂，然后以叩诊锤轻叩桡骨茎突。

2)临床意义：正常反应为前臂旋前、屈肘。反射中枢在颈髓 5～6 节。

(4)膝反射

1)评估方法：坐位检查时，嘱患者小腿完全松弛下垂与大腿成直角；卧位时患者仰卧，检查者用左手在其腘窝处托起双下肢，使髋、膝关节稍屈曲，右手持叩诊锤叩击髌骨下方之股四头肌肌腱。若患者过于紧张，反射引不出，可嘱其双手扣起，用力拉紧再试。

2)临床意义：正常反应为小腿伸展。反射中枢在腰髓 2～4 节。

(5)跟腱反射

1)评估方法：嘱患者仰卧，下肢外旋外展，髋、膝关节稍屈曲，检查者左手将患者足部背屈成直角，右手用叩诊锤叩击跟腱。如卧位不能测出时，可让患者跪于椅面上，双足自然下垂，用叩诊锤轻叩跟腱。

2)临床意义：正常反应为腓肠肌收缩，足向跖面屈曲。反射中枢在骶髓 1～2 节。

3.*病理反射*　当锥体束病损时，大脑失去了对脑干和脊髓的抑制功能，而出现踝和踇趾背伸的异常反射，称为病理反射，也称锥体束征。1 岁半以内的婴幼儿由于神经系统发育并不完善，也可以出现，不属于病理性。

(1)巴宾斯基

1)评估方法：患者仰卧，髋、膝关节伸直，检查者一手持患者踝部，另一手用棉签杆轻划患者足底外侧缘，自足跟向前划至小趾根部的隆起处转向踇趾侧。

2)临床意义：正常出现足趾向跖面屈曲；若出现踇趾背屈，其余四趾呈扇形分开为阳性，见于锥体束损伤。

(2)奥本海姆征

1)评估方法:检查者用拇指和示指沿患者胫骨前缘(从膝关节下至踝关节上方)用力由上而下滑压。

2)临床意义:正常出现足趾向跖面屈曲;若出现踇趾背屈,其余四趾呈扇形分开为阳性,见于锥体束损伤。

(3)戈登征

1)评估方法:检查者用手以适当的力量捏压腓肠肌。

2)临床意义:正常出现足趾向跖面屈曲;若出现踇趾背屈,其余四趾呈扇形分开为阳性,见于锥体束损伤。

(4)夏达克征

1)评估方法:检查者用棉签杆在患者外踝下方由后向前轻划至跖趾关节处止。

2)临床意义:正常出现足趾向跖面屈曲;若出现踇趾背屈,其余四趾呈扇形分开为阳性,见于锥体束损伤。

(5)霍夫曼征

1)评估方法:检查者左手托患者腕部,右手示指和中指轻夹患者中指远侧指间关节,拇指快速弹刮患者中指指甲。

2)临床意义正常时,只有中指有掌屈运动;若出现其他各指的掌屈运动,即为霍夫曼征阳性。一侧霍夫曼征阳性,表示该侧腱反射亢进,提示可能有锥体束损害,多见于脊髓病变;两侧对称性阳性,部分正常人也可出现无临床意义。

4.阵挛　当锥体束以上病变,深反射亢进时,用力使相关肌肉处于持续紧张状态,该组肌肉发生节律性收缩。

(1)髌阵挛

1)评估方法:患者仰卧,下肢伸直,检查者用拇指与示指掐住髌骨上缘,用力向下快速连续推动数次后维持推力。

2)临床意义:阳性反应为股四头肌节律性收缩使髌骨上下运动,两侧阳性表现一致一般见于神经官能症,一侧反射增强说明锥体束病损。

(2)踝阵挛

1)评估方法:患者仰卧,检查者用左手托住腘窝,使髋、膝关节稍屈曲,右手紧贴患者脚掌,用力使踝关节背屈并维持推力。

2)临床意义:阳性反应为腓肠肌和比目鱼肌连续性节律性收缩,足部呈节律性屈伸动作。两侧阳性表现一致一般见于神经官能症,一侧反射增强说明锥体束病损。

5.脑膜刺激征　是脑膜病变所引起的一系列症状，包括颈项强直、凯尔尼格征、布鲁津斯基征。见于脑膜炎、蛛网膜下腔出血、颅内压增高等。

(1)颈项强直

1)评估方法：患者去枕仰卧，下肢伸直，检查者一手托患者枕部另一手置于胸前作被动屈颈动作。

2)临床意义：正常时下颏可贴近前胸；若下颏不能贴近前胸且检查者感到抵抗，患者有颈后疼痛时为阳性。

(2)凯尔尼格征

1)评估方法：患者去枕仰卧，检查者将一侧下肢伸直，另一下肢先屈髋、屈膝成直角，再将患者小腿抬高伸膝。

2)临床意义：正常人膝关节可伸达135°以上；若<135°时就出现抵抗，且伴有疼痛及屈肌痉挛时为阳性，可见于坐骨神经痛、腰骶神经根炎等。

(3)布鲁津斯基征

1)评估方法：患者去枕仰卧，双下肢自然伸直，检查者左手托患者枕部，右手置于患者胸前，使头部前屈。

2)临床意义：正常人头部前屈下肢无反应；若两膝关节和髋关节反射性屈曲为阳性。

二、神经系统辅助检查

辅助检查对神经系统疾病的临床诊断和鉴别诊断有非常重要的意义，同时也能够帮助护士对临床问题进行判断。随着科学技术的进步，辅助检查的手段越来越多，护士需熟悉和了解各项检查的目的、方法、注意事项，协助并指导患者做好准备工作，保证各项检查的顺利进行。

【实验室检查】

实验室检查与临床护理有着十分密切的关系。其作为客观资料的重要组成部分，可协助、指导护士观察、判断病情和治疗护理效果，为提出护理诊断提供依据。获取高质量的检验标本，除了患者本人和检验人员以外，护士采集标本也是重要的环节。

(一)标本采集的基本原则与注意事项

1.保持标本完整、新鲜。

2.护士应了解影响标本检验结果的相关因素，提前向患者做好告知。如饮食、运动、药物、吸烟、体位等。

3.严格遵守不同检验项目的标本留取时间、保存要求，及时送检。如首次晨尿需使尿液在膀胱内存留8小时以上；血氨测定需将标本置于冰浴水中等。

4.严格根据检验项目选择留取标本的容器。如做粪便的细菌学检验时，需使用灭菌后封口的容器。

(二)神经系统临床常用实验室检查项目

1.血常规　血小板正常值成人(100～300)$\times 10^9$/L，血小板减少提示有出血的风险，用于指导溶栓、降纤、抗凝治疗。

2.血脂、血糖　空腹血糖正常值3.9～6.1mmol/L，血清总胆固醇正常值成人2.82～5.95mmol/L，甘油三酯正常值0.56～1.70mmol/L，三者增高是脑血管疾病的危险因素。

3.肝功能、肾功能　丙氨酸氨基转移酶正常值5～40U/L，天门冬氨酸氨基转移酶正常值8～40U/L，二者增高提示肝功能损害。血清肌酐正常值50～110μmol/L，血尿素氮正常值2.5～6.5mmol/L，二者增高提示肾功能损害。许多神经系统疾病药物对肝、肾功能损害大，应定期监测。

4.离子　血清钾正常值3.5～5.3mmol/L，血清钠正常值135～145mmol/L，血清氯正常值96～106mmol/L。神经科常用大量脱水利尿的药物，患者由于吞咽障碍多摄入不足，极易造成离子紊乱，应监测钾、钠、氯等离子。另外，血钾测定对周期性瘫痪有诊断意义。

5.凝血象　活化部分凝血活酶时间通常成人32～43秒，延迟10秒以上为异常，血浆纤维蛋白原成人2.0～4.0g/L。二者是监测溶栓、降纤、抗凝治疗的重要指标。

6.同型半胱氨酸　正常值5.08～15.39μmol/L，其增高与动脉粥样硬化和血栓性疾病密切相关。

7.脑脊液检查　正常脑脊液压力为80～180mmH_2O，滴数<60滴，外观为无色水样，透明澄清，静置24小时不凝固。其压力、颜色、透明度、凝固性的改变以及常规、生化、免疫学及细胞学等检查对中枢神经系统感染性疾病的诊断和判断预后有重要意义。

【腰椎穿刺术】

腰椎穿刺术是神经科常用的辅助检查之一，对疾病的诊断和治疗有重要意义。

(一)适应证

1.测量颅内压以明确颅内压高低及脊髓腔、横窦通畅情况。

2.留取脑脊液标本做各种检查以辅助诊断。

3.注入放射性核素进行脑、脊髓扫描。

4.注入药物治疗相应疾病。

5.注入液体或放出脑脊液以维持、调整颅内压平衡。

（二）禁忌证

1.颅内压明显升高，或已有脑疝迹象者，特别是怀疑后颅窝存在占位性病变。

2.穿刺部位皮肤或软组织有感染者。

3.开放性颅脑损伤或有感染的脑脊液漏者。

4.高度怀疑有脑池粘连者。

5.脊髓功能处于即将丧失者。

6.有明显出血倾向者或病情危重不宜搬动者。

（三）操作方法

1.患者弯腰侧卧位，背靠床沿，屈颈抱膝，使脊柱尽量后突，以增加椎间隙的宽度，便于进针。

2.两侧髂棘最高点连线与脊柱正中线交汇处为第四腰椎棘突，通常取第3～4腰椎棘突间隙或第4～5腰椎棘突间隙。

3.穿刺部位严格消毒，戴无菌手套，铺无菌洞巾，局部浸润麻醉。

4.术者以左手拇、示二指固定穿刺点部位的皮肤，右手持穿刺针以垂直背部方向缓慢刺入，当针头穿过韧带与硬脊膜时，可感到阻力突然消失，此时提示针尖已进入蛛网膜下腔，将针芯缓慢拔出，可见脑脊液自动滴出。

5.脑脊液即将流出时立即接上测压管测量压力，准确读数。正常颅内压为80～180mmH_2O，超过200mmH_2O为颅内压升高，低于80mmH_2O为低颅压。若压力不高，助手协助压迫患者双侧颈静脉，观察颅内压升降情况，若脑脊液压力迅速升高一倍左右，解除压迫后10～20秒，又迅速降至原来水平，表示蛛网膜下腔通畅，若压迫静脉后压力不升高，表示蛛网膜下腔完全阻塞，若压迫后压力缓慢上升，放松后又缓慢下降，表示不完全阻塞。

6.撤出测压管，收集脑脊液送检，颅内压明显增高者，不放脑脊液，防止发生脑疝。

7.术毕将针芯插入后一起拔出穿刺针，覆盖无菌纱布，胶布固定。

8.协助患者去枕平卧4～6小时。

（四）护理要点

1.评估患者是否有穿刺禁忌证。

2.操作前告知患者腰椎穿刺的目的、方法与注意事项，征得患者和家属的知情同意并签字，指导患者排空大小便，放松心情，配合检查。

3.操作中指导和协助患者保持腰椎穿刺的正确体位，观察患者呼吸、脉搏及面色变化，询问有无不适感。

4.操作后指导患者去枕平卧4～6小时，嘱其卧床期间不可将头部抬高，可以适当翻转身体。保持穿刺部位的纱布干燥，观察有无渗液、渗血，24小时不宜淋浴。

5.观察患者有无头痛、脑疝及感染等穿刺后并发症。

6.及时送检脑脊液标本，以免影响检查结果。

【计算机体层摄影检查】

计算机体层摄影(CT)，它是利用X线束对人体分层面进行扫描并记录信息，再经过计算机处理从而获得的图像，其密度分辨率高，可显示不同层面的人体组织的形态和位置等图像。CT检查包括CT平扫、增强扫描、螺旋扫描等方法。

(一)适应证

1.脑血管疾病。

2.颅内肿瘤。

3.脊髓和脊柱病变。

(二)禁忌证

1.孕妇及其他不宜接受X线者。

2.病情危重或躁动不能配合者。

3.碘对比剂过敏者禁止做增强CT。

(三)检查前准备

1.检查前将患者的病情摘要等相关资料填写在CT申请单上，以备CT室医生参考。

2.检查前8小时禁食水，增强扫描需做碘过敏实验，呈阴性者方可进行。

3.检查前去除检查部位所有的金属及高密度物品。

4.不能配合的儿童或躁动者，采取镇静措施后方可进行检查。

(四)护理要点

1.检查时患者体位保持不动，配合检查。

2.检查过程中密切观察患者，如有异常立即停止操作。

3.增强扫描结束后患者应按压针口，防止针孔出血并多饮水，有利于碘对比剂快速随尿液排泄。

4.增强扫描后需留观 15 分钟,避免发生迟发过敏反应。

5.做好各项防辐射的工作。

【磁共振检查】

磁共振成像(MRI),是利用人体组织中氢原子核在磁场中受到射频脉冲的激励而发生磁共振现象,产生磁共振信号,经过电子计算机处理,重建人体某一层面图像的成像技术。

(一)适应证

1.脑血管疾病。

2.颅内肿瘤。

3.脊髓和脊柱病变。

(二)禁忌证

1.带有心脏起搏器者绝对禁忌。

2.带有胰岛素泵、人工心脏瓣膜、冠状支架及动脉瘤夹(非顺磁性如钛合金除外)者。

3.体内有金属植入物(如钢板、钢钉、人工关节)者、眼内或体内金属碎屑溅人者。

4.危重患者或需要仪器维持生命者。

5.早期妊娠者不能接受 MRI 检查。

(三)检查前准备

1.检查前为患者做好心理指导,不用急躁,配合医生,积极配合。

2.检查前向医生提供病史、检查资料及所有的 X 线片、CT 片、以前的 MRI 片。

3.检查前需脱去除内衣外的全部衣服,换上磁共振检查专用衣服。去除所佩戴的金属品如项链、耳环、手表和戒指等。除去脸上的化妆品和义齿、义眼、眼镜等物品。

4.不能配合的儿童或躁动者,采取镇静措施后方可进行检查。

(四)护理要点

1.MRI 检查需要 25 分钟左右,整个过程身体不能做任何动作。

2.病情危重者需要临床医生陪同。

3.禁止将轮椅、平车、氧气筒、呼吸机等金属物品带人检查室。

4.禁止将磁卡、磁条等磁性物品带入检查室。

【数字减影血管造影检查】

数字减影血管造影(DSA),是血管造影的影像通过数字化处理,把不需要的组织影像删除掉，只保留血管影像，这种技术叫做数字减影技术，其特点是图像清晰，分辨率高，为观察血管病变、血管狭窄的定位测量、诊断及介入治疗提供了真实的立体图像和必备条件。

（一）适应证

1.脑血管疾病。

2.颅内占位性病变。

3.颅脑外伤、颅内血肿。

4.自发性脑内血肿或蛛网膜下腔出血的病因检查。

5.介入治疗。

（二）禁忌证

1.碘过敏者。

2.严重出血倾向或出血性疾病。

3.严重心、肝或肾功能不全者。

4.脑疝晚期、脑干功能衰竭者。

5.甲亢及糖尿病未控制者。

（三）检查前准备

1.评估患者，指导患者及家属血管造影的目的、方法及注意事项，消除紧张情绪，征得家属的同意并签署知情同意书。

2.操作前为患者检查肝肾功能、血小板计数、出、凝血时间；指导患者学会床上排便。

3.做好穿刺侧腹股沟及阴部的备皮和消毒。

4.操作前4～6小时禁食水，操作前30分钟排空大小便。

5.准备好所有的用物和抢救药物。

6.检查双侧足背动脉，测量小腿周径并记录，以便术后观察和护理。

7.必要时建立静脉通道和留置导尿等。

（四）护理要点

1.密切观察患者的病情变化，若有异常及时报告医生给予处理。

2.穿刺部位加压包扎，穿刺侧肢体制动8～12小时，卧床24小时，24小时后拆除加压绷带。

3.密切观察穿刺局部有无渗血、血肿等。

4.若术后穿刺部位出血不止，可以在血管超声下找寻出血点，加压止血。

5.密切观察患侧足背动脉搏动和肢体末梢皮肤的颜色、温度。

6.指导患者多饮水以利于造影剂的排出，24 小时内尽量不吃高蛋白饮食。

【经颅多普勒超声检查】

经颅多普勒超声（TCD），是利用人体颅骨薄弱部位为检查窗口，应用多普勒效应研究脑动脉主干血流动力学的变化，是一种无创的检测技术。

（一）适应证

1.诊断颅内血管狭窄或闭塞。

2.诊断颅外段颈内动脉狭窄或闭塞。

3.脑血管痉挛。

4.脑血管畸形、动脉瘤。

5.脑动脉血流中微栓子的监测。

（二）禁忌证

TCD 常规检测通常无禁忌证。

（三）检查前准备

1.保持室内安静，评估患者，讲解检查配合的方法及注意事项。

2.协助患者排空大小便，检查时体位舒适。

3.检查前一天，停用血管扩张药物。

4.检查前一天不宜饮茶。

（四）护理要点

1.患者安静休息 15 分钟后方可检查。

2.严禁患者酒后检查，检查时禁止吸烟。

3.老年患者应餐后 1 小时检查，以防止因长时间空腹造成供血不足的假象。

4.不能配合的儿童及躁动者在检查前应采取镇静措施。

5.对危重患者、有精神症状患者、小儿和需做特殊功能试验的患者应有医生和专人陪同。

【脑电图检查】

脑电图（EEG）是脑生物电活动的检查技术，是通过测定自发的有节律的生物电活动来了解脑功能的状态。

（一）适应证

1.对于癫痫的诊断和病灶定位意义重大。

2.区别脑部器质性或功能性病变。

3.脑炎的诊断。

4.各种原因引起的脑部疾病。

（二）禁忌证

1.颅脑外伤。

2.颅脑术后、头皮破裂伤、或手术切口未愈合者。

（三）检查前准备

1.评估患者，告知检查的方法和注意事项，消除患者的紧张情绪。

2.检查需要在较暗且安静的环境下进行。

3.检查前 1 日应停服安眠药和抗癫痫药。

4.检查前需要清洗头发，忌用头油，并头发保持干燥不潮湿。

（四）护理要点

1.脑电图检查需要在安静、闭目、觉醒或睡眠状态下分别描记，室内温度要适宜。

2.检查在餐后 3 小时内完成，空腹或不能进食者可口服食糖。

3.用过度换气诱发法时要注意观察患者有无不适反应，如肢体麻木或头痛。

4.闪光刺激诱发时若患者出现痫性放电最好停止，以免诱发癫痫发作。

5.睡眠诱发时如不能自然入睡可使用药物协助入睡。

【肌电图】

肌电图（EMG）是应用电子学仪器记录肌肉静止或收缩时的电活动，及应用电刺激检查神经、肌肉兴奋及传导功能的方法。

（一）适应证

1.周围神经疾病。

2.神经损伤。

3.神经肌肉接头疾病。

4.脊髓和大脑病变。

5.肌肉疾病的诊断。

（二）禁忌证

无特殊禁忌。

（三）检查前准备

1.了解患者病史及明确检查肌电图的目的，以便确定需要检查的肌肉及检查的步骤和目的。

2.向患者解释检查的过程及正常反应，消除恐惧心理。

3.完成针电极及检查部位的选择和消毒。

（四）护理要点

1.检查前要认真了解病史，确定肌电图检查的目的，避免不必要的检查或遗漏某些肌肉检查而延误诊断。

2.检查当日不做物理治疗及其他检查。空腹时不宜进行肌电图检查。

3.操作完成后，电流输出回零。避免再次开机电击患者。

【神经传导速度】

神经传导速度（NCV）是用来评定周围神经传导功能的一项诊断技术，包括运动神经传导速度（MCV）和感觉神经传导速度（SCV）的测定。

（一）适应证

1.周围神经损伤。

2.周围神经炎。

3.肌肉疾病。

（二）禁忌证

无特殊禁忌。

（三）检查前准备

1.检查前向患者说明检查的目的和方法以取得患者的配合。

2.保持室内环境清洁、安静。

（四）护理要点

1.检查前了解患者的症状和体征，以确定神经电图的检查部位。

2.神经电图检查，要对某一肢体至少检查病损的两根神经的功能状态，以确定有无其他神经受累。

3.测定神经传导速度时，保持电极固定，防止压迫性移动导致距离改变引起误差。

4.刺激点应正确置于运动点上，检查时应防止位置移动。

第三节　生命体征的监测技术

神经外科生命体征监测内容主要包括意识、血压、呼吸、脉搏、瞳孔、体温，是人对疾病的应激反应和身体功能障碍的反应，由生命体征的变化可以判断患者病情轻重的程度，认真观察，及时记录病人生命体征，对神经外科工作有重要的指导意义。

一、意识

1.清楚　是指对外界刺激反应正常，各种生理反射存在，能正确回答问题。

2.嗜睡　是指在足够的睡眠时间以外，仍处于昏睡状态，对周围事物淡漠，对环境识别能力较差，各种生理反射存在，但较迟缓，对物理刺激有反应，唤醒后可以正确回答问题，但合作欠佳。

3.朦胧　是指病人轻度意识障碍，定向力部分降低，对外界刺激反应迟钝。瞳孔、角膜及吞咽反射存在，蜷卧或轻度烦躁，能主动变换体位，对检查不合作，呼之能应，不能正确回答问题。

4.昏迷　是指病人意识完全丧失，运动、感觉和反射功能障碍，不能被任何刺激唤醒，昏迷分为三度：轻度、中度、重度。

(1)轻度昏迷：意识迟钝，反复呼唤偶尔能应，但不能正确回答问题，对强烈疼痛刺激有逃避动作，深浅反射存在。

(2)中度昏迷：意识丧失，常有躁动，强烈疼痛刺激反应迟钝，浅反射消失，深反射减退或消失，角膜和吞咽反射尚存。

(3)重度昏迷：对外界一切刺激均无反应，深浅反射、瞳孔对光反射、角膜和吞咽反射均消失，四肢肌张力消失或极度增强。

(一)检查目的

观察病情，及时发现病情变化。

(1)呼叫患者姓名，与其进行一般性沟通交流。

(2)用针或手刺激眶上神经、耳垂、胸大肌外侧。

(3)观察患者吞咽动作，检查各种反射消失情况。

(二)操作要点

(1)脑组织因各种因素受到损伤而出现颅内压增高，进而发生脑疝，就可引起意识改变，患者逐渐出现意识障碍，早期出现嗜睡、朦胧、躁动、中晚期处于昏迷状态。

(2)尤其对中脑、后颅凹病变患者重点观察。

(3)去大脑皮质综合征：由于大脑皮质严重缺氧所致，表现为语言、运动、意识丧失，但瞳孔反射、角膜反射、咀嚼反射和吞咽运动等都存在，对痛刺激有逃避反射。

(4)运动不能缄默症：由于损伤额叶前方和边缘系统或间脑和中脑网织结构所致。表现为缄默不语、四肢不动，对痛刺激有反应，能睁眼但眼球固定，面无表情，大小便失禁等。

(5)闭锁综合征:由于桥脑腹侧双侧皮质脊髓束和皮质延髓束受损所致表现为神志清楚,但无语,面无表情、吞咽反射消失,可出现瘫痪,包括头面部、咽喉部。

(6)持续性植物状态:主要指去大脑皮质综合征状持续3个月以上不见好转者。

二、血压

血液在血管内流动时血管壁侧压力称血压,一般情况下是指肱动脉血压。它包括收缩压、舒张压、脉压差三个数值。

1.收缩压　当心脏收缩时,血液被射入主动脉,冲击管壁所产生的压力。

2.舒张压　当心脏舒张时,动脉壁弹性回缩所产生的压力。

3.脉压差　收缩压和舒张压之差。

4.正常血压　成人安静时12～18.7/8～12kPa(90～140/60～90mmHg),脉压差4～5.3kPa(30～40mmHg)。

5.异常血压　成年人安静时高于18.7/12kPa(140/90mmHg)为高血压,低于10.7/6.67kPa(80/50mmHg)为低血压。

6.颅脑外伤初期时血压可以下降,当血压升高、脉压差加大时,表示出现颅内压增高症状。此时容易发生脑疝。脑疝初期、中期血压短暂升高,而到了晚期,可以因生命中枢衰竭而血压下降。

(一)检查目的

1.测量、记录患者的血压,判断有无异常情况。

2.监测血压变化,间接了解循环系统的功能状况。

(二)操作要点

1.评估患者

(1)询问、了解患者的身体情况。

(2)告诉患者测量血压的目的,取得患者的配合。

(3)告知患者测血压时的注意事项。

(4)根据患者实际情况,可以指导患者或者家属学会正确测量血压的方法。

2.检查血压计。

3.协助患者采取坐位或者卧位,保持血压计零点、肱动脉与心脏同一水平。

4.驱尽袖带内空气,平整地缠于患者上臂中部,松紧以能放入一指为宜,下缘距肘窝2～3cm。

5.听诊器置于肱动脉位置。

6.按照要求测量血压,正确判断收缩压与舒张压。

7.测量完毕,排尽袖带余气,关闭血压计。

8.记录血压数值。

(三)注意事项

1.血压计袖带宽窄、长度要适中:成人的袖带宽 12cm、长 24cm,儿童的袖带宽 6cm、长 12cm,若太窄测得血压值偏高,若太宽则测得的血压值偏低。按照要求选择合适袖带。若衣袖过紧或者太多时,应当脱掉衣服,以免影响测量结果。

2.同一血压计腘动脉测得血压比肱动脉高 20～30mmHg。

3.病人坐位测血压时肱动脉应与第四肋软骨平齐,卧位时应与腋中线平齐。保持测量者视线与血压计刻度平行。

4.测血压时做到四固定:定时间、定部位、定体位、定血压计。

5.当病人出现躁动、癫痫发作时,应在病情平稳 30 分钟后测量,避免误差。

6.颅内压增高时,血压升高,晚期血压下降。

三、呼吸

机体与外界环境之间的气体交换过程称呼吸,包括频率、节律、幅度、方式。

1.频率　正常安静状态下,新生儿 44 次/分,成人 16～20 次/分。成人大于 24 次/分为增快,小于 10 次/分为减慢。当出现疼痛、发热、缺氧等可增快,在颅内压增高初期可减慢。

2.节律　正常是有规律的,当发生酸中毒时可加深加大,发生休克、昏迷、脑疝初期可变浅、变慢,当出现间歇时为呼吸停止的先兆。

3.幅度　正常是适中的,当中枢神经系统兴奋或烦躁时可增大,当缺氧时可变浅,呼吸困难时出现三凹征:即胸骨上窝、锁骨上窝、肋间软组织凹陷。

4.方式　有胸式、腹式两种。

当呼吸困难时频率、节律、幅度都发生改变时,可表现为发绀、鼻翼煽动、肋间隙凹陷,呼吸浅而急促;当脑疝发展到中期时,呼吸深而慢;而到了晚期出现潮式或叹息样呼吸。

(一)检查目的

1.测量患者的呼吸频率。

2.监测呼吸变化。

（二）操作要点

1.评估患者：询问、了解患者的身体状况及一般情况。

2.观察患者的胸腹部，一起一伏为一次呼吸，测量30秒。

3.危重患者呼吸不易观察时，用少许棉絮置于患者鼻孔前，观察棉花吹动情况，计数1分钟。

（三）注意事项

1.呼吸的速率会受到意识的影响，测量时不必告诉患者。

2.如患者有紧张、剧烈运动、哭闹等，需稳定后测量。

3.呼吸不规律的患者及婴儿应当测量1分钟。

4.颅内压增高时，早期呼吸深、慢，晚期出现潮式呼吸继而停止。

5.尤其延髓、桥脑病变的患者应重点观察。

四、脉搏

随着心脏的收缩和舒张，在皮肤表面可触到表浅的搏动称脉搏。正常时心率和脉搏是一致的，包括频率、节律和强弱。

1.脉率　成人安静时60～100次/分，当超过100次/分为心动过速，小于60次/分为心动过缓。脉率可因年龄、性别、活动、情绪不同而有差异。婴幼儿较快，老年人较慢，女性比男性快，剧烈活动和情绪激动时较快，休息和睡眠时较慢。脉率还可受其他因素影响，高热时较快，脑疝发生时无论小脑幕切迹疝或枕骨大孔疝，早期脉搏有轻微减慢，而到了中期慢而有力，晚期则快而弱。

2.节律、强弱　正常是均匀、有力的，且间隔时间相等。桥脑损伤时出现呼吸紊乱，呈现节律不整、陈施呼吸或抽气样呼吸。

3.异常脉搏　间歇脉，二联律、三联律、脉搏间歇。

(1)间歇脉：称期前收缩，在一系列正常均匀的脉搏中，出现一次提前而较弱的脉搏，其后有一正常的延长间歇。

(2)二联律：每隔一个正常心脏搏动出现一次过早的搏动。

(3)三联律：每隔两个正常心脏搏动出现一次过早的搏动或每隔一个正常心脏搏动后连接出现两个早搏。

(4)脉搏短绌：又称为无规律的不整脉，单位时间内脉率少于心率，心率快慢不一，心音强弱不等。

（一）检查目的

1.测量患者的脉搏，判断有无异常情况。

2.监测脉搏变化,间接了解心脏的情况。

(二)操作要点

1.评估患者

(1)询问、了解患者的身体状况。

(2)向患者讲解测量脉搏的目的,取得患者的配合。

(3)告知患者测量脉搏时的注意事项。

(4)根据患者实际情况,可以指导患者学会正确测量脉搏的方法。

2.协助患者采取舒适的姿势,手臂轻松置于床上或者桌面。

3.以食指、中指、无名指的指端按压桡动脉,力度适中,以能感觉到脉搏搏动为宜。

4.一般患者可以测量30秒,脉搏异常的患者,测量1分钟,核实后,报告医师。

(三)注意事项

1.如患者有紧张、剧烈运动、哭闹等情况,需稳定后测量。

2.脉搏短绌的患者,按要求测量脉搏,即一名护士测脉搏,另一名护士听心率,同时测量1分钟,并记录。

3.颅压增高时,早期脉搏有力,晚期可出现心跳停止。

五、体温

通过体温调节中枢的调节,使产热和散热保持动态平衡,使人体温度保持在相对恒定状态。常用测量部位有三种:腋下、口腔舌下、肛门。

(一)正常体温

腋下为36.5～37.4℃,口腔舌下温度较腋下温度高0.5℃,而肛门温度较口腔舌下温度高0.5℃。体温调节中枢位于丘脑下部,靠前区域为散热中枢,靠后区域为产热中枢。

(二)影响体温因素

1.时间　凌晨3～5时最低,下午5～7时最高。

2.年龄　儿童较高,老年人偏低。

3.性别　女性比男性稍高。

4.运动、情绪、饮食　剧烈运动、情绪激动、摄入大量蛋白质时偏高。

5.环境　外界温度升高时体温可偏高。

6.生理因素　女性排卵至经期前,妊娠早期,体温轻度上升。

（三）异常体温

1.体温升高　腋下温度超过37.5℃为低热，超过38.5℃为中等发热，超过39℃为高热。

（1）原因

1）病原微生物侵入机体所致，如颅内感染等。

2）各种致热源所致，如颅脑手术等。

3）体温调节中枢受损，如脑干损伤引起的中枢性高热等。

（2）三个阶段

1）体温上升期：表现为畏寒、寒战、皮肤苍白等。

2）高热持续期：表现为皮肤发红、干燥、呼吸、脉搏加快。

3）体温下降期：表现为大量出汗，体温降至正常，但如果下降过快，可出现虚脱，甚至休克，应严密观察。

（3）神经外科常见发热的类型

1）中枢性高热：体温常骤然升起、高达41℃，甚至42℃，且无炎症及中毒表现解热剂亦无效。原因为丘脑下部体温调节中枢损伤所致。

2）不规则热：颅脑手术后体温正常后突然上升，且体温变化不规则，持续时间不定，应考虑是发生颅内或伤口感染。

2.体温过低　腋下温度低于35℃以下为体温过低。常见原因：

（1）机体散热过多，如低温麻醉。

（2）机体产热不够，如脑垂体功能低下。

（3）体温调节中枢受损，如丘脑下部严重受损等。

（四）机体散热方式

1.辐射散热　以热射线形式散热。降低环境温度、冰块、冷水浴可降低皮肤表面温度。

2.传导散热　深部热量传至体表，体表传给接触的衣物，如物理降温中的冰袋降温。

3.对流散热　借助于空气散发热量，如风扇降温。

4.蒸发散热　外界温度高于体温时，借助汗液蒸发散热，人体每蒸发1g水要吸收0.6kcal热量，但室温过高则影响蒸发。

（五）目的

1.测量、记录患者体温。

2.监测体温变化，分析热型及伴随症状。

（六）操作要点

1.评估患者

(1)询问、了解患者的身体状况，向患者解释测量体温的目的，取得患者的配合。

(2)评估患者适宜的测温方法。

2.测量体温方法部位为腋窝正中，时间为5～10分钟，是神经外科最常用的测体温法。

3.洗手，检查体温计是否完好，将水银柱甩至35℃以下。

4.根据患者病情、年龄等因素选择测量方法。

5.测腋温时应当擦干腋下的汗液，将体温计水银端放于患者腋窝深处并贴紧皮肤，防止脱落。测量7～10分钟后取出。

6.测口温时应当将水银端斜放于患者舌下，闭口3分钟后取出。

7.测肛温时应当先在肛表前端涂润滑剂，将肛温计的水银端轻轻插入肛门3～4cm，3分钟后取出。用消毒纱布擦拭体温计。

8.读取体温数，消毒体温计。

（七）注意事项

1.婴幼儿、意识不清或者不合作的患者测体温时，护理人员应当守候在患者身旁。

2.如有影响测量体温的因素时，应当推迟30分钟测量。

3.发现体温和病情不符时，应当复测体温。

4.极度消瘦的患者不宜测腋温。

5.如患者不慎咬破汞温度计，应当立即清除口腔内玻璃碎片，再口服蛋清或者牛奶延缓汞的吸收。若病情允许，食用富含纤维食物以促进汞的排泄。

6.测量体温前后清点体温计数目。

7.腋下表：应擦干腋窝再放置体温表。

8.体温计用前、用后要清洁、消毒，防止交叉感染。

9.颅内压增高，晚期体温下降。

六、瞳孔

虹膜中央的圆孔称瞳孔，是光线进入眼球的通路。瞳孔括约肌收缩使瞳孔缩小，瞳孔开大肌收缩使瞳孔开大。瞳孔改变如双侧瞳孔的对光反射，瞳孔的大小、对称性、等圆几方面，对判断病情和及时发现颅内压增高危象如小脑幕切迹疝非常重要。正常情况下瞳孔直径大小为2.5～4mm，两侧等大等圆，对光反射灵敏。

（一）检查目的

1.及时发现颅内压增高、脑疝情况

(1)早期：瞳孔略微缩小，但时间很短，很难观察到，继而患侧瞳孔中度扩大，对光反射迟钝或消失，对侧正常。

(2)中期：患侧瞳孔散大，眼球固定，对侧瞳孔中度扩大，对光反射迟钝或消失。

(3)晚期：两侧瞳孔散大，眼球固定，表示濒危状态。

2.其他情况　瞳孔时大时小，双侧交替变化，对光反射消失，并伴有眼球歪斜时，表示中脑受损，若双侧瞳孔极度缩小，对光反射消失，并伴有中枢性高热时为桥脑损伤。

（二）操作要点

观察瞳孔的方法：将手电光源照在眉心，迅速移向瞳孔，并迅速移开，然后用同样的方法照射对侧。

1.眼球局部受损可出现伤侧瞳孔散大，对光反射消失，但病人神志清楚，与脑疝表现不一致。

2.患过虹膜睫状体炎，瞳孔可因虹膜粘连而不规则，对光反射迟钝。

3.瞳孔不等大应排除用过散瞳药物或影响瞳孔的药物，如阿托品、吗啡、水合氯醛等。阿托品中毒时双侧瞳孔散大，吗啡、水合氯醛中毒时双侧瞳孔缩小。

4.颅内压增高时同侧瞳孔逐渐散大，对光反射迟钝、消失；晚期则双侧瞳孔散大，对光反射消失，眼球固定。

七、血氧饱和度监测技术

（一）检查目的

监测患者机体组织缺氧状况。

（二）操作要点

1.评估患者

(1)了解患者身体状况、意识状态、吸氧流量。

(2)向患者解释监测目的及方法，取得患者合作。

(3)评估局部皮肤或者指(趾)甲情况。

(4)评估周围环境光照条件，是否有电磁干扰。

(5)告知患者不可随意摘取传感器。

(6)告知患者和家属避免在监测仪附近使用手机,以免干扰监测波形。

2.准备好脉搏血氧饱和度监测仪,或者将监测模块及导线与多功能监护仪连接,检测仪器功能是否完好。

3.清洁患者局部皮肤及指(趾)甲。

4.将传感器正确安放于患者手指、足趾或者耳郭处,使其光源透过局部组织,保证接触良好。

5.根据患者病情调整波幅及报警界限。

6.洗手、签字、记录。

(三)注意事项

1.观察监测结果,发现异常及时报告医师。

2.周围环境光照太强、电磁干扰等因素可影响监测结果。

3.观察患者局部皮肤及指(趾)甲情况,定时更换传感器位置。

八、微量泵的使用技术

(一)使用目的

控制输液速度,使药物速度均匀、以动力推送,避免高黏度性溶液形成栓塞。监测静脉输液,避免空气进入血管。用量准确并安全地进入患者体内发生作用。

(二)实施要点

1.评估患者

(1)了解患者身体状况,向患者解释,取得患者合作。

(2)评估患者注射部位的皮肤及血管情况。

2.操作要点

(1)核对医嘱,做好准备。

(2)安全准确地放置输液泵。

(3)正确安装管路于输液泵,并与患者输液器连接。

(4)按照医嘱设定输液速度和输液量以及其他需要设置的参数。

(5)使用微量输液泵应将配好药液的注射器连接微量输液泵泵管,注射器正确安装于微量输液泵。

3.注意事项

(1)告知患者使用输液泵的目的,输入药物的名称、输液速度。告知患者及家属不要随意搬动或者调节输液泵,以保证用药安全,告知患者有不适感觉或者机器报警时及时通知医护人员。

(2)正确设定输液速度及其他必需参数,防止设定错误延误治疗。

(3)护士随时查看输液泵的工作状态,及时排除报警、故障,防止液体输入失控。

(4)注意观察穿刺部位皮肤情况,防止发生液体外渗,出现外渗及时给予相应处理。

第四节　神经系统检查技术

一、颅内压监测

【概述】

颅内压(ICP)是指颅腔内容物对颅腔壁产生的压力,正常成年人为0.7～2.0kPa(5～15mmHg)。在神经外科临床中,颅内压增高是导致患者病情恶化、预后不良或死亡的最常见原因之一。颅内压监测是诊断颅内高压最迅速、客观和准确的方法,也是观察患者病情变化、早期诊断、判断手术时间、指导临床药物治疗,判断和改善预后的重要手段。

颅内压监测可分为无创性和有创性两种。无创的方法有很多,如采用前囟测压、测眼压、经颅多普勒测脑血流、生物电阻法、鼓膜移位测试法等,但无创颅内压监测尚处于研究阶段,目前用于临床的颅内压监测均属于有创范畴。有创颅内压监测是在颅腔内放置导管或微型压力传感器探头,使之与颅内压监测仪连接,将导管或探头感受的压力信号转换为电信号,并显示在示波屏或数字仪上,以记录仪描记颅内压数值,及时、动态、准确地了解患者颅内压的变化。其具体又分为脑室内监测、脑实质内监测、蛛网膜下腔监测、硬膜下监测、硬膜外监测、神经内镜监测、有创脑电阻抗监测等。目前,临床上最常用的是脑室内颅内压监测,其被公认为是颅内压监测的"金标准"。

【适应证】

1.具有异常CT表现的重性颅脑损伤患者(GCS 3～8分),或CT虽未见异常,但患者年龄超过40岁,单侧或双侧肢体呈屈曲或伸直姿势,收缩压＜90mmHg者。

2.多脏器损伤伴意识障碍者。

3.颅内占位性损害清除术后患者。

4.其他需要了解颅内压动态变化的患者。

【禁忌证】

1.意识清楚的患者 一般不需要监测而通过观察神经系统体征评估颅内压。

2.凝血病患者(包括 DIC) 常见于重型颅脑损伤。

【操作前准备】

1.患者告知 向患者及家属讲解颅内压监测的目的、意义、基本过程及操作中可能出现的意外、操作后可能出现的并发症,取得患者及家属的配合,并签署知情同意书。

2.患者准备 此项操作需在急诊室、手术室或监护室完成。其他准备(同脑室穿刺)。

3.物品准备

(1)颅内压监测仪一套:对监护仪及传感器进行性能测试,确保其正常工作。

(2)其他用物(同脑室穿刺)。

【检查配合】

1.患者在局麻下行额角穿刺脑室外引流术。

2.穿刺成功后立即用三通阀连接颅内压监测仪的压力传感器与脑室引流装置,保护固定好各处接头和穿刺处,即可持续进行颅内压监测与脑室引流。

3.传感器在使用前应排气,以室间孔水平为 ICP 测定参考点(零点),将传感器放置固定在此水平。

4.测压时将三通开关调向颅内压监测仪的压力传感器,若需脑室引流,将三通开关调向引流装置即可。

5.引流速度可根据颅内压增高程度,按需要调整引流装置最高点与脑室额角间的高度来控制。距离越低,流速越快,越高则越慢。

【护理】

1.确保监测装置正常 首先要正确连接监测装置,监测前对监护仪进行性能测试,使各部件工作正常,无机械性误差,减少故障报警,减少不良刺激,每次监测前均要校准“0”点,监护时患者保持平卧或抬高床头 10°～15°为宜,妥善保护监测装置的接头导线,防止扭曲、折叠或脱出,定时校正“0”点。

2.保持 ICP 监测的准确性 各种操作如:翻身、吸痰、躁动、尿潴留等,均可影响 ICP 值。因此,操作动作必须轻柔,尽量减少刺激,及时发现、排除外界因素的干扰。当颅内血肿、严重脑水肿、伤口疼痛、缺氧时,患者可出现躁动不安,应及时查找原因,对症处理,必要时使用镇静药,让患者平静后测量,确保 ICP 监测的准确性。如出现ICP持续负值或不稳定，应检查监护仪各接头是否衔接牢固，有无漏气、漏液等；如ICP＞2.0kPa即被认为ICP增高，在常规治疗的基础上合理使用脱水药效果好。

3.熟练观察ICP数据变化　及时记录各项指标，ICP正常波形呈下斜形锯齿波，分别命名为P1、P2、P3，压力增高提示颅内压增高，波幅不良提示颅内组织受压循环不良。在常规治疗的基础上，对ICP＞2.0kPa、血压剧变、意识、瞳孔改变者予以加强脱水，并根据ICP监测的波形和数据，调节脱水、利尿药用量及使用时间；对波幅不良或P3＞P1、P2者取肝素液(生理盐水500ml加入肝素12500U)，予引流管灌洗，保持引流通畅。

4.把握ICP与病情变化的联系　ICP与意识、瞳孔及生命体征有着联动作用，监测过程中，同时需严密观察神志、瞳孔及生命体征变化，并结合ICP数据，进行综合、准确的判定，抓住抢救时机。

5.ICP监测的护理

(1)妥善固定脑室引流管：保持脑室引流管适宜的高度和引流通畅，引流管最高距患者脑室平面10～15cm，切勿将引流管压在患者头下，以避免发生曲折，脑室引流管不可受压、扭曲、折叠，必要时适当制动患者头部；进行翻身等护理操作时，保护引流管不被牵拉，防止脱出；躁动患者适当约束肢体，防止自行拔管。观察并记录引流是否通畅，引流量及引流液颜色，每日引流量不超过400ml。根据颅内压情况保持适宜的引流速度，禁忌引流过快，引流过量引起低颅内压性头痛、呕吐，甚至加重颅内出血，导致脑疝形成。颅内压增高时及时根据医嘱使用脱水药或开放脑室引流管，以保持稳定的颅内压。

(2)加强基础护理：保持病室安静，尽量减少各种刺激。患者处于头高脚低位，抬高床头15°～30°；保持患者的基本指标如血糖、电解质和血氧分压正常和避免高碳酸血症，控制患者体温。维持有效的循环容量及血压以保证维持适当脑灌注压。合理使用镇静、镇痛和肌松治疗，使患者处于安静状态，避免躁动，减低肌张力等。

(3)保持呼吸道通畅：颅内高压患者意识障碍、呼吸深慢、咳嗽吞咽反射减弱，易导致呼吸道梗阻、呼吸骤停。应加强呼吸道管理，及时清除口腔、呼吸道分泌物和呕吐误吸物，保证呼吸道畅通，并给予高流量吸氧，纠正缺氧，改善通气，必要时行气管插管或气管切开，以解除呼吸道梗阻。提高血氧含量，有利于减轻脑水肿，降低ICP。

(4)保证大小便通畅：尿潴留、便秘可致腹压增高，椎管内静脉丛压力升高，影响脑脊液的吸收，加之患者因不适而躁动不安使血压上升，ICP明显增高。尿潴留时，及时导尿；便秘时，采取通便措施：开塞露纳肛或肥皂水灌肠，但禁用高压及大量盐水灌肠。

6.预防并发症

(1)感染：轻者为伤口感染，重者可发生脑膜炎，脑室炎和脑脓肿等。一般监测3～4d为宜，时间愈长感染的机会也逐渐增多，有研究表明，监测＞5d感染机会增加，监测第11天感染机会达41%。每天更换压力传感器接头处的乙醇纱布，并保持乙醇纱布的湿润。更换脑室引流瓶要严格执行无菌操作原则。遵医嘱给予抗生素，除静脉输入还可以脑室内注射抗生素。最好根据细菌的药敏应用抗生素。

(2)颅内出血：发生率较低，但为严重致命性并发症，与凝血机制障碍、监测系统安置中的多次穿刺有关。直接创伤出血可发生在脑内或脑实质内，由脑脊液引流过度所致的出血主要为硬脑膜出血。如患者存在凝血功能异常应进行纠正，在安装技术方面，应避免反复穿刺，并防止脑脊液引流过快，颅内压偏低。严密观察生命体征：意识、瞳孔、血压、脉搏、呼吸，并做好记录，记录脑室引流量或每小时脑室引流量。

(3)医源性颅内高压：严格按照操作规程处理，输液系统不能与ICP监测系统相连接，以防止其意外性开放而将液体输入颅内，导致颅高压。

(4)机械相关并发症：包括传感器脱落、螺钉脱落、探头损坏、引流管扭曲折叠、引流管堵塞、脱落等。这类并发症虽然报道较少但经常发生在日常护理操作、患者活动或躁动以及患者转运过程中。对于此类并发症的预防主要在于对患者的健康教育，增强医护人员的意识。对于堵塞的引流管用0.9%生理盐水冲洗外侧端引流管，并关闭近头部端引流管，不能冲洗近头部端引流管，以防逆行感染。反复出现阻塞现象通过冲洗无效，在引流管进行脑室内注射尿激酶2万U加0.9%生理盐水10ml每日2～4次。

7.心理护理　术后清醒患者会对监护仪的装置产生恐惧心理或由于活动受限而产生烦躁、紧张情绪，护士应及时向患者说明使用监护仪的必要性和安全性，消除紧张感以取得患者的合作。

【注意事项】

1.保持监护及引流装置的密闭性和管道通畅，避免漏液，操作时，严格无菌操作。

2.颅内压监测一般不超过5d，以免发生颅内感染。

3.颅内压监护期间，要注意由于导管损坏、导管折叠受压、脑脊液渗漏、监护仪零点漂移等因素所致的误差。

4.护士应定时观察颅内压变化，若颅内压超过2.66kPa或反复出现“高原”波（A波），应及时报告医师，协助处理。

5.ICP监测的患者行其他检查时，在搬动患者前先将引流管关闭以防逆流感染。

二、全脑血管造影

【概述】

全脑血管造影术就是利用血管内导管操作技术，在计算机控制的数字减影的支持下，对累积人体神经系统血管的病变进行诊断，它具有微创和微侵袭的特点，可为神经系统血管病的诊断提供可靠依据。近年来，该技术已成为传统神经外科手术的重要补充手段，并拓展了常规神经内科的治疗范围。

目前，全脑血管造影术已经广泛地应用于神经系统的出血性和闭塞性血管病的诊断，成为一门较为独立的新兴学科，与显微手术、腔镜手术、立体定向以及放射外科等并列为微创医学在神经学科的重要组成部分，并获得了较高的医学地位。

【适应证】

1.有可能存在脑血管病变，均可行全脑血管造影术。

2.磁共振技术（MRA）进行诊断的，由于脑颅底骨质的伪影干扰，使其准确程度受到限制。

3.高龄或因各种原因不能承受手术治疗者。

【禁忌证】

1.呼吸、心率、体温和血压等难以维持。

2.严重动脉硬化、糖尿病、心脏或肾衰竭。

【检查前准备】

1.*患者告知* 向患者讲解全脑血管造影术的基本过程，术中注射造影剂时头部不适如胀痛等，检查后的并发症如造影剂的过敏反应，穿刺点的血肿，穿刺动脉的继发性狭窄等，以取得患者的配合。

2.*环境准备* 开净化空调、开电脑、开DSA机、开高压注射器机。

3.*准备手术用物* 准备手术耗材（长短动脉鞘、泥鳅导丝、各种造影管、压力延长管、高注筒）铺无菌台，协助医师穿手术衣、戴无菌手套、铺无菌单。

4.*药物准备* 肝素、地塞米松、杜非合剂、生理盐水、葡萄糖、碘油、阿托品、多巴胺、甲氧氯普胺。

5.患者准备

(1)检查前4h禁食水。

(2)术前行过敏试验,如造影剂、麻药。

(3)GCS记分在8分以下需全麻行全脑血管造影术。

(4)按医嘱给予术前用药。术前1d应给患者会阴和腹股沟部位备皮,洗澡,更衣。

【检查配合】

1.核对患者科室、姓名、床号、是否禁食水。

2.查看X线申请单、手术知情同意书、授权委托书、血清四项、自费项目协议书。

3.进入手术室后给患者心电监护、吸氧、建立静脉通道。

4.铺无菌台,打无菌高值耗材,使用高压注射器材抽吸造影剂。

5.协助抽取利多卡因,肝素10mg静脉滴注,静脉滴注地塞米松5～10mg。

6.手术室严格无菌操作。

【护理】

1.检查后密切观察患者生命体征变化,遵医嘱给予抗感染药物。

2.检查后患者应多饮水,以利造影剂排出体外。

3.用压迫器压迫止血15min加压包扎后观察皮肤颜色和足背动脉搏动,术后24h可下地活动。

4.控制血压,出血患者血压控制120/80mmHg以下,防止再次出血,有脑梗死患者血压控制在140/80mmHg,防止梗死加重。

5.患者头痛时应遵医嘱给予对症处理,颅内高压患者给予20%甘露醇150ml静脉滴注。

【注意事项】

1.消化道溃疡和糖尿病患者需慎用地塞米松。

2.用于利多卡因麻醉的注射器应及时弃除,以避免误将残余利多卡因注入颅内而引发癫痫大发作。

3.老年患者全身动脉硬化和血管狭窄直接插造影管较为困难,最好在导丝的辅助下,通过透视监测插管,以避免误将导管送入沿途的肾动脉或肝动脉内,而可能导致的不必要脏器损伤。

4.检查后患者要多饮水,以利造影剂排出体外。

5.术后观察穿刺部位,防止穿刺部位出血及假性动脉瘤的形成。

三、诱发电位检查

【概述】

诱发电位(EP)是中枢神经系统在感受外在或内在刺激过程中产生的生物电活动。中枢神经系统的自发电位反应的是大脑皮质在无外界刺激时产生的电活动。这种电活动多具有连续性和节律性。诱发电位是代表中枢神经系统(CNS)特定功能状态下的生物电活动的变化,其有助于确定神经感觉及运动传导通路有无病变,同时还可发现潜在的病变而有利于早期诊断、判断疗效、估计预后和指导治疗的作用。分为体感诱发电位、视觉诱发电位、脑干听觉诱发电位和运动诱发电位等。

【适应证】

1.体感诱发电位(SEP)是指脉冲电流刺激皮肤感觉神经末梢、皮节或混合神经干,神经冲动沿传入神经传至脊髓感觉通路、丘脑至大脑皮质感觉区,在刺激对侧相应部位的头皮上所记录的与刺激有固定时间关系的电位变化。适用于:①疑有躯体感觉神经通路任何水平或大脑皮质感觉中枢受损及功能障碍者;②需协助判断脊髓损伤的程度、范围及预后者;③需对大脑半球病损判断预后进行随访研究者;④对昏迷患者的预后判断和对脊髓手术、颈动脉内膜切除术、颈内动脉瘤手术的术中监护。

2.视觉诱发电位(VEP)是指给视网膜以视觉刺激时,在头皮枕部记录到的与刺激有固定时间关系的电位变化。按刺激方法不同又分为闪光视觉诱发电位和模式翻转视觉诱发电位。前者因正常变异大及阳性率低等缺点,临床应用较少,后者因重复性好、灵敏度高,目前临床应用广泛。适用于引起视觉通路任何一水平和视皮层功能障碍的病变。

3.听觉诱发电位(BAEP)是指由声音刺激引起,在头皮上记录到的与刺激有固定时间关系的电位变化。因其电位来源于脑干听觉通路,故称脑干听觉诱发电位(BAEP)。BAEP主要是由接受短声刺激耳的同侧脑干听觉通路产生。适用于:①所有累及听觉神经通路的病变;②作为一种客观的电反应测听方法;③颅后窝手术的术中监护;④某些药物(链霉素等)的不良反应监护;⑤协助判断昏迷患者的预后和脑死亡。

4.运动诱发电位(MEP)是一种广义上的诱发电位,仅对自发电位而言,是电流或磁场经颅或椎骨刺激人大脑运动皮质或脊髓,在相应的外周部位记录到的肌肉动作电位。因无不良反应,且操作简便,近年来已逐渐应用于临床诊断。适用于对运动神经系统疾病的诊断及预后判断。

【禁忌证】

此种检查无创伤性，可重复性好，且操作简便，近年来已逐渐应用于临床诊断，无明确禁忌证。

【检查前准备】

1.患者告知　向患者讲解诱发电位检查目的和过程，以消除其紧张心理。

2.物品准备　诱发电位监测仪、无菌电极、导线、脱脂棉、卷尺、导电膏。

3.患者准备

(1)检查前 1d 要洗澡，用洗发水洗干净头(勿擦发胶、头油)，不要戴饰。

(2)穿宽松的内衣、裤。在检查时容易暴露上、下肢。

(3)不能合作的儿童要在药物睡眠下进行检查。

(4)进行视觉诱发电位检查的患者，使用散瞳药后 12h 内不能进行检查，如有屈光不正要矫正屈光，需佩戴合适的眼镜检查。

【检查配合】

在检查前患者应排空大小便，取舒适体位，全身自然放松，以减少肌电伪迹。保持检测环境的安静，光线稍暗。体感诱发电位检查时，刺激上肢神经时，引导电极置于头顶与外耳孔之间连线，在顶点向下外 7cm、向后 2cm 处：刺激下肢神经时，引导电极置于顶点向后、向外各 2cm 处。视觉诱发电位检查时引导电极先后置于枕外粗隆向上 5cm 处和由此处左右旁开 5cm 处。无关电极均置于两耳或乳突部。

【护理】

检查后对使用镇静药的患者要加强意识、瞳孔、生命体征的监测，防止发生病情变化。清醒患者可洗澡，去除身体上的导电膏，使患者舒适。

【注意事项】

1.电极安放部位必须清除污垢和皮肤油脂。

2.电极应当放牢并有适量导电膏。

3.不宜空腹，以免血糖过低影响检查结果。

4.成年人受试者应适当使其舒适，可能的话要鼓励睡眠，儿童或其他不合作患者，应由医生酌情给予镇静药。

5.在病情允许的情况下，癫痫患者应于检查前 24h 停服抗癫痫药物，停药困难者则须注明药名、剂量及用药天数。

四、视频脑电图检查

【概述】

视频脑电图(V-EEG)检查是将脑电监测系统与录像装置结合起来,同步记录患者癫痫发作的临床表现与脑电图.医师可根据录像资料仔细观察患者发作时的临床表现,与同步脑电图记录对照分析,能更准确地判断癫痫发作的类型和可能的起始部位,同时准确掌握患者在各时间段的活动状态及相应的脑电图变化,及时发现并排除各种干扰伪差及电极故障,提高脑电图监测结果的准确性和可靠性。

【适应证】

1.主要用于癫痫诊断和鉴别诊断、确定发作类型、评估治疗效果等。

2.中枢神经系统感染性疾病的诊断。

3.脑外伤、脑血管病或躯体性疾病引起的中枢性功能失调或损害的检查。

【禁忌证】

该项检查无禁忌证。

【检查前准备】

1.患者告知　医生告知患者行视频脑电图检查目的、上机时间,将检查要求向患者解释清楚,消除患者的顾虑,以便让患者能充分了解检查的必要性,配合检查,并提供相关病史资料。

2.患者准备

(1)检查前 3d 遵医嘱停服抗癫痫药,以减少药物对脑波分析的影响。

(2)检查当日患者应沐浴、更衣,清洁头部皮肤,必要时剪短头发或剃头;不可涂抹发油、发蜡、摩丝等物质,以免检查时头皮阻力过大而产生伪差,同时便于电极固定。

(3)患者进入视频监测病房后需要亲属陪护,帮助患者在发作时报警并观察和描述患者发作时的表现和医师要求的相关信息。

(4)对于年龄太小或不能合作的患者,必要时给予水合氯醛口服或灌肠。

3.物品准备　视频脑电监测电极导线、导电糊、软尺、混明胶、干棉签、小方纱、胶布。

【检查配合】

1.对于发作较频繁的患者可不用停药,对发作稀少且不能耐受长时间监测的患者,必要时可通过减药、停药以诱导发作达到监测目的。但减药、停药可能会改变原有的发作形式和癫痫式样放电，故原则上具体情况应遵照医嘱。

2.在监测病房内不可嬉戏、喧哗和打闹，保持病房的安静和舒适。

3.患者发作时陪护人员应立即按铃报警，不要按压、拉拽患者，不要遮挡摄像镜头，同时掀开患者的盖被以利于观察患者发作时的表现。

4.检查过程中避免牵拉电极线，若有电极脱落，应及时按原部位粘牢固。

【护理】

1.基础护理　患者在视频脑电图（V-EEG）监测过程中活动受限，要做好生活护理，保持床单位整洁，协助患者进餐，做好晨晚间护理。

2.安全护理　患者在视频脑电图（V-EEG）监测过程中床边护栏一定要支起，以免发作时发生意外坠床。癫痫大发作时对抽搐肢体不可使用暴力强压，以免造成骨折。癫痫大发作时应注意保护患者，防止舌咬伤。

3.专科护理　注意观察患者意识、瞳孔、生命体征变化，遇有癫痫大发作或持续状态时，遵医嘱给予抗癫痫药物或急救措施。检查过程中癫痫发作，护士应立即到位观察情况，及时通知医师，同时保护患者，避免发生意外，并详细记录癫痫发作的起始时间、持续时间、抽搐开始部位以及扩展抽搐后肢体有无瘫痪、有无大小便失禁等，患者发作后应立即给予吸氧。保持呼吸道通畅，及时做好相关记录。检查过程中注意观察患者的每项活动。

4.患者教育　告知患者和陪护人员，进入视频监测病房后应将手机、电脑、电玩等关机，以免电磁波干扰影响脑电图检查的准确性。陪护人员不可与患者同睡，随时发现患者发作情况并详细记录患者发作时状况和时间。

【注意事项】

1.确定上机时间后遵医嘱通知患者停服抗癫痫药物。

2.检查前一定要协助患者清洁头部皮肤，不可涂抹发油、发蜡、摩丝等物质。

3.发作时要切忌阻挡摄像头，注意暴露患者，以利于观察发作时肢体活动情况。

4.在视频脑电图（V-EEG）监测的全过程，脑电图监测人员应经常巡视监测病房，及时了解患者发作的情况，检查电极导线的连接状态，要保持电极导线连接可靠，以确保 V-EEG 监测的质量。

5.脑电图监测人员应对患者和各项记录进行持续、密切、直接的监视，以便能够快速地识别出发作性事件，以及脑电图记录中的技术故障。遇有特殊和可疑的情况要做好记录，由此而获得的有效、详细的检测结果将对癫痫的诊断和致痫区定位有重要的意义。

五、术中磁共振检查

【概述】

自从框架立体定向技术和无框架的神经导航技术发明以后，神经外科手术的精确性得到了飞跃式的提高。但是，这些技术都尚存不足，由于系统误差、注册及图像变形等均可引起一定的误差；此外，它们都只是依据术前的影像资料，而不能提供术中实时的图像，而在开颅及打开硬脑膜后脑移位的发生是不可避免的，脑脊液丢失、肿瘤切除等更会加重移位和变形，因此传统导航虽然提高了手术精度，尤其在手术切口、骨瓣设计及颅底手术中起到了重要作用，但脑移位等误差却限制了其使用。术中磁共振(iMRI)既可提供实时更新清晰、精确的图像，又无放射线之弊，而且还可整合功能磁共振(fMRI)、磁共振张量成像(DTI)、弥散加权磁共振(DWI)、磁共振波谱分析(MRS)、磁共振血管造影(MRA)及磁共振静脉造影(MRV)等，以帮助外科医师最大限度地保护重要结构并减少对功能区的损伤。

【适应证】

1.脑移位　在手术过程中，由于重力、脑脊液丢失、脑水肿、脑组织或肿瘤切除、使用脑压板等因素的作用，脑组织将发生移位，在绝大多数开颅手术中脑移位可达到或超过1cm。以往的神经导航图像均来自于术前MRI或CT等，而术中脑移位发生，加上导航本身的误差使得这种导航的精确度大为降低，很多学者设计了多种方案以期纠正脑移位引起的误差，但至今均未找到特别有效的方法。iMRI利用术中扫描更新图像，重新注册，图像质量与术前图像几乎无差异，很好地解决了这个问题，使导航精度得到很大提高。

2.胶质瘤切除术　胶质瘤的治疗原则是在保证患者神经功能不受影响的情况下最大限度地切除肿瘤，高级别胶质瘤辅以放、化疗。Nimsky等认为iMRI的使用显著提高了肿瘤的全切除率。

3.经鼻蝶手术　iMRI为医生提供了立体实时监测，对垂体腺瘤，特别是无功能性垂体腺瘤，经鼻蝶手术有很大帮助高场强iMRI对鞍上、鞍旁、鞍内肿瘤显像清楚，甚至海绵窦结构也能清楚显示，另外，iMRI可超早期发现肿瘤残留，有助于尽早进行术后治疗计划，如观察、放疗或开颅治疗。

4.功能神经外科　传统立体定向有一定技术限制，iMRI不需要使用立体定向框架，术中可反复确认目标与病变位置，避开关键结构，可在术中调整刺激针位置，优化术中、术后刺激，术中还可及时发现出血等并发症。

5.脑病变活检术　传统的立体定向活检技术根据术前CT或MRI定位取得病

理组织，存在一定的误差和盲目性，约 30%的活检手术并不能确定病变性质。iMRI 指导穿刺活检术具有传统立体定向活检技术无法比拟的优势：①iMRI 提供 3D 图像，可以立体定位穿刺针的位置。②iMRI 对病变进行多种扫描序列，如 PMR、弥散加权成像(DWI)、磁共振波谱(MRS)，不仅从解剖上指导穿刺，还可以进一步根据病变特点选择穿刺部位。③iMRI 对血管和血供丰富的部位进行显像，可以指导穿刺以避开血供丰富的部位，避免出血等并发症。④避免患者和医师受放射影响。

【禁忌证】

注意是否有心脏起搏器、神经刺激器、人工心脏瓣膜、眼球异物及动脉瘤夹(动脉瘤夹含镍量较高，在强磁场中会产生较大扭矩，有导致动脉破裂的危险)，有以上任何一种情况均禁止 MRI 检查。

【检查前准备】

1.患者告知　检查前对需要进行增强扫描的患者要重点了解患者是否属于过敏体质的高危人群，要认真履行告知义务，认真详细地向受检者和(或)其家属说明用药的目的、方法、大体过程及注意事项，并告知注射造影剂后可能出现的不良反应，然后请受检者和(或)其家属签署增强造影检查同意书。

2.物品准备　静脉留置针、钆喷酸葡胺注射液 1 支。

3.患者准备　进入检查室以前要取下患者身上的一切金属物品，如义齿、发夹、戒指、耳环、钥匙、钢笔、硬币等以及磁卡、磁盘等，带有避孕环的女性扫描时需到妇产科取环后再行检查。术前行磁共振检查进行手术计划时对幼儿、烦躁不安与幽闭恐惧症患者应给予适量镇静药。对手术中进行磁共振扫描时，应将患者手术区域以无菌辅料包裹并做好生命体征监护。

【检查配合】

静脉穿刺技术，尽量做到一针见血，一次成功。造影剂快速加压推注的过程中及推注后，要密切观察药物反应并做好对症护理，提高警惕，慎防意外。如造影剂在推注时发生外渗，应尽快用如意金黄散外敷。如意金黄散具有清热、消炎、活血、消肿、解(药)毒作用，方法简便，安全有效。术中检查时，除操作磁共振的人员外，其余手术人员均应站在蓝色标识以外。

【护理】

1.心理护理：根据患者的年龄、病情、心理状态有的放矢进行心理护理。在检查前向患者详细解释 MRI 检查的过程、准备要求、配合要点，鼓励患者面对现实，发挥其主观能动性，让患者知道该检查时间比较长，噪声比较大，但不会有任何危险，使患者在思想上有所准备。对老人、妇女、儿童这些特殊群体，可予佩戴耳塞、MRI 专用耳罩以减弱噪声。医护人员通过空气传导耳麦以亲切、明确的指令及安慰，使患者感到医护人员时刻在关心他，必要时有医护人员陪同完成检查。

2.患者进入检查室前，护士要严格把关，特别防止遗漏细小隐蔽的金属物件；患者卧于检查床协助技师再次认真仔细询问检查，确保万无一失。

3.防止摔跤及感染医源性疾病要预见各种引起摔跤的危险因素，注意检查床移动时不可上下，保证地面干燥，对年老体弱者必须搀扶。必须严格执行无菌技术操作原则。

4.检查后嘱患者多饮水，以利于造影剂的排泄。

5.对术中磁共振扫描时要仔细检查扫描室内有无金属物品，防止磁体运转时发生意外伤害事件。

6.加强术中扫描过程中患者生命体征的监测，防止发生病情变化。

【注意事项】

1.做好术中扫描的安全管理，防止患者发生坠床及磁体运转时意外伤害事件的发生。

2.扫描前将手术区域以无菌辅料包裹，注意加强扫描过程中患者生命体征监测。

第五节　神经外科病人的健康教育

神经外科的病人因病变位于脑或脊髓，它们是生命、运动、语言、感觉中枢，可出现偏瘫、失语、感觉障碍等临床症状，影响生活、工作、学习，有的生活还不能自理，给家庭造成一定负担，开颅手术又使病人产生心理压力。因此，护士对病人实施健康教育十分重要，通过护士有目的、有计划、个性化的健康教育，使病人了解自身疾病的相关知识，了解手术知识、康复知识，以及如何配合治疗、护理、手术、康复等。使病人能正确认识、面对疾病，减轻心理压力，从而使病人及家属积极配合治疗、护理、学会自理、康复，这对减少并发症、促使病人早日康复及提高生活质量十分有益。

一、健康教育基本程序

(一)评估病人及家属的需求、对疾病的了解程度、心理状态(病人及家属)

评估的方法主要是与病人、家属交流取得资料，另一方面是从主管医生及病历中获取信息。

1.评估病人的受教育程度、接受能力、对所患疾病的了解程度、心理状态等。

2.评估病人家庭、社会状况、家属受教育程度、家属的情绪及心理反应等。

3.评估病人的自理能力及需求。

(二)制定健康教育计划

1.制定个性化的健康教育计划。

2.根据病人住院治疗每个阶段制定健康教育内容。

3.根据病人需求、与其共同制定健康教育计划。

(三)健康教育内容

1.病人入院教育，介绍环境、病友、主管护士、护士长、科主任、主管医生、作息时间、探视时间。

2.指导病人入院时所做相关检查的注意事项及方法。

3.指导病人术前、术后合作及配合的方法。

4.指导病人健康的饮食、生活方式、戒烟酒等。

5.指导病人按时服药及功能锻炼、自我护理的方法；常用药物的作用、服法、副作用等。

6.指导家属协助护理病人及康复锻炼的方法。例如，鼻饲、翻身、留置尿管放尿、口腔护理、取放便盆等。

7.出院指导，如服药、饮食、功能锻炼、复查等。

(四)健康教育实施方法

1.一对一根据病人接受能力，进行口头讲解，可与病人互动，随时解答病人的问题。

2.对于清醒、能活动的同病种病人可进行集中讲课，可用幻灯、录像等形式。

3.对于有一定接受、理解能力，又有一定医学知识的病人，可以将文字宣教材料让病人自己看，对于看不懂地方应耐心讲解、解答。

4.对于技术操作要手把手示教，如鼻饲、翻身、功能锻炼等。

（五）评价健康教育效果

1.通过健康教育，病人及家属心理紧张状态，如焦虑、情绪低落等得到改善。

2.通过健康教育，病人的一些不良习惯有所改变，如吸烟等。

3.通过健康教育，病人及家属对于治疗、护理、各种检查积极合作及配合，而且对医护人员的信任度提高。

4.征求病人意见，让他们评估护士健康教育讲解是否满意，内容是否有针对性；护士的讲解是否通俗易懂、清楚、深入浅出、耐心、有条理性等。

5.病人出院前还要检验病人及家属自我护理、照顾、功能锻炼的方法是否掌握及掌握程度。

6.评价通过健康教育是否达到预期目的，否则就要调整计划及内容。

7.护士在与病人交流时态度是否认真、诚恳，语言是否规范、礼貌、得体恰当。

二、健康教育基本内容

（一）简述解剖知识

1.简单扼要地介绍颅脑的解剖，即由外到内分为头皮、颅骨、脑膜、脑。

2.了解脑膜分三层，自外向内为硬脑膜、蛛网膜、软脑膜。

3.脑分为大脑、间脑、脑干、小脑。

（二）简述常见脑瘤的性质及好发部位

1.胶质瘤　为神经上皮性肿瘤，好发部位以大脑半球及额叶为多，其次为颞叶，恶性程度较高，易复发，预后较差，术后配合化学药物及放射治疗。

2.脑膜瘤　为良性肿瘤，但一部分可发生恶变，良性肿瘤手术后复发需5～10年，脑膜肉瘤是颅内原发恶性肿瘤，预后差。

3.垂体腺瘤　为良性瘤，位于蝶鞍区，手术后应配合放射治疗，恶性垂体腺瘤极少见。

4.颅咽管瘤　位于蝶鞍区，是从胚胎期颅咽管的残余组织发生的良性先天性肿瘤，多发生于儿童或青春期前，手术后配合放射治疗。

5.听神经瘤　好发部位为桥脑小脑角，起源于神经鞘的一种良性瘤。

6.生殖细胞瘤　好发于松果体区，其次是鞍上，是发源于胚胎生殖细胞的肿瘤，浸润生长，恶性程度高，除良性畸胎瘤全切后预后较好外，恶性生殖细胞瘤的预后差异较大，手术后应配合放射及化学药物治疗。

7.脊索瘤　起源于胚胎脊索结构的残余组织，为良性肿瘤，好发于骶尾部及颅底斜坡蝶枕交界部位，对放射治疗不敏感，预后不理想。

8.血管网织细胞瘤　为良性肿瘤，好发部位为小脑，起源于胚叶组织的胚胎残余组织，因肿瘤出血或囊性变而被发现，手术全切肿瘤可治愈。

9.颅内转移瘤　好发于脑实质内，额叶为最多见，顶叶次之，一般肺癌、黑素瘤和胃癌易早期发生颅内转移。

（三）简述常见的辅助检查

1.腰椎穿刺

(1)目的

1)采集脑脊液标本，帮助诊断中枢神经系统感染性疾病、脑血管疾病。

2)检测颅内压，进行脑脊液动力学检查。

(2)健康教育内容

1)腰穿前健康教育

①检查配合指导：腰穿前做好解释工作，向患者及家属说明腰穿的目的、操作过程及配合注意事项，消除患者恐惧心理。告知腰穿麻醉种类、可能产生的不良反应、处理方法、腰穿后注意事项等。嘱患者术前排大小便，静卧15～30min。指导患者在检查过程中要保持放松，勿大声咳嗽，不要憋气，以便能配合检查顺利进行。

②适应行为指导：训练患者进行床上排尿，预防尿潴留，做好腰穿体位训练，使其能更好地暴露穿刺部位。可对患者进行肌肉放松和深呼吸训练，使其在心理紧张时转移注意力，减轻焦虑，缓解配合检查中可能出现的疼痛和紧张反应。

2)腰穿后健康教育

①体位与活动指导：嘱患者术后平卧4～6h，不要抬头，可适当活动四肢。改变体位后如坐起头晕者，仍需继续卧床数小时，严重颅内压增高者卧床1～2d。告知在床上大小便时，应避免用力排便。卧床期间避免情绪激动、剧烈咳嗽。

②并发症预防指导：告知患者腰穿后注意事项，如防止穿刺部位渗出，保持穿刺部位清洁、干燥，活动时防止敷料脱落等，嘱患者发现有渗出，应及时报告护士。术后可多饮水预防低颅压性头痛，穿刺后如有不适应及时报告医护人员。

2.头颅X线平片检查

(1)目的：检查有无颅骨变形、骨折、骨愈合不良等异常情况，协助诊断。

(2)健康教育内容：告诉病人X线平片检查操作简单，也无痛苦，检查前无需做特别准备，只在检查时取下发卡、发带、发网等即可。

3.CT检查

(1)目的

1)检查颅内有无占位性病变，有无脑萎缩等。

2)明确颅内占位病变位置、大小、轮廓及与周围结构的关系。

3)检查有无颅内出血、出血量、出血部位。

4)诊断脑挫伤的位置及范围。

(2)健康教育内容

1)检查前健康教育

①说明CT检查是神经外科最常用也是最有效的方法之一,检查的目的是对脑疾病的诊断和对手术后恢复情况进行了解,检查过程无痛苦,取得病人的配合。

②如需做增强CT时,告知病人微小病灶显示不清,需要注射造影剂(必要时做过敏实验),增强显影效果以帮助确定诊断。注射后如出现轻度恶心、心慌是正常现象,不必紧张。

③对不配合的患儿,检查前给10%水合氯醛灌肠,因神志不清、躁动或疼痛不能配合检查的病人,检查前给予镇静药或镇痛药。

2)检查后健康教育

①对做增强CT的病人,检查后嘱咐多饮水,以促进造影剂的排泄。

②对CT检查出不良结果的病人及家属,告知不必紧张,现代医学技术的发展为神经系统疾病提供了多种治疗方法,只要面对现实,积极配合治疗,即可达到早期康复的目的。

4.磁共振断层扫描(MRI)

(1)目的:此项检查分辨率高于CT扫描,具有无辐射、无伪迹和软组织分辨率高的优点,但价格较贵,一般多用于CT扫描检查后进一步的检查诊断。

(2)健康教育内容

1)检查前健康教育

①告知不适宜做磁共振检查的几种情况,请家属提供病人不易做磁共振检查的线索,确定为适应证后方可做检查,避免造成检查意外。说明磁共振检查的作用能对脑疾病的诊断和对手术后治疗恢复情况提供更多的信息。此检查是神经外科最常用、最有效的方法之一,无痛苦,取得病人配合。

②检查前告知应清除病人身上所有的金属物品,如发卡、手表、钥匙、磁卡、手机、项链、戒指、耳环、带钢托的胸罩等。因以上物品影响检查效果,对机器也有一定的损坏。

③对不能配合检查的患儿,检查前给予10%水合氯醛灌肠。因躁动或疼痛不能配合检查者,检查前给予镇静药或镇痛药。

④如需做增强扫描时,说明增强可以使微小病变的供血情况显示清晰,勾画肿

瘤的轮廓，区别病变组织与正常组织，能发现平扫不能显示的微小病变，鉴别良恶性肿瘤，以及进行灌注等功能研究。注射顺磁性造影剂(部分病人用药后血清铁及胆红素值略升高，但无症状，可在24h内恢复正常)无需做过敏试验。

2)检查后健康教育

①对做增强MRI检查的病人，检查后嘱咐多饮水，以促进造影剂的排泄。

②对MIR检查出不良结果的病人及家属，告知不必紧张，医学技术及医疗水平的发展，可为病人提供多种治疗方法，应面对现实，积极主动配合治疗。

5.脑血管造影术

(1)目的：①用于颅内出血或蛛网膜下腔出血的病人协助诊断，颅内血管病变的诊断。②根据血管形态分布情况，有无受压、移位、新生或异常血管出现等以明确临床诊断。

(2)健康教育内容

1)造影前健康教育

①检查配合知识指导：说明脑血管造影的目的、意义、方法、预后和配合要点，使其对造影有比较全面的了解，解除对造影的恐惧心理。告知造影前后用药的目的、意义和时间、麻醉的种类、可能产生的不良反应、处理方法、麻醉后体位，嘱咐造影检查前12h禁食，4～6h禁水。

②适应行为指导：训练病人在床上翻身、咳痰、深呼吸及排便，并告知其注意事项及造影后的体位，使病人了解做这些动作对预防造影后并发症的意义。

③家属指导：说明造影可能出现的意外情况和并发症处理，如血管破裂必须急诊手术治疗。告知病人在造影时有监护仪器和相应的抢救物品，医护人员会随时了解病人的情况，及时给予对症处理。

2)造影后健康教育

①体位与活动指导：告知造影后应平卧，穿刺点沙袋压迫6h后可在床上活动，注意观察穿刺点渗血情况，如出血较多，及时报告护士。

②并发症预防指导：告知造影后危险期应注意的问题，如局部出血及脑血管破裂出血等，指导做放松训练，造影后避免过于紧张、激动。如造影诊断有脑血管瘤时，告知病人和家属不必紧张，可选择手术或介入方法治疗。

(四)常用药物

1.20%甘露醇

(1)作用：常用于临床降低颅压，减轻颅压高的临床症状。

(2)健康教育内容：甘露醇是小分子晶体溶液，必须快速静脉输入才能起到降低颅压的作用，一般 20%甘露醇 250ml 应在 20 分钟左右输入，它的作用是缓解临床症状。但大量输入会增加肾脏负担，护士应注意观察病人的尿量.是否尿量减少，同时注意不要将甘露醇漏出血管，以免引起局部组织坏死。

2.抗癫痫药物

(1)常用药：苯妥英钠、苯巴比妥、卡马西平、德巴金。

(2)作用：抗癫痫及预防癫痫发作。

(3)健康教育内容

1)告知病人一定要按时、按量服药，不能自行停药、换药、减量，以防引起癫痫发作。

2)如发生漏服药，决不能将两次剂量同时服，应按剂量顺延，将药补服。

3)服药期间不能私自改用其他药物，如临时用其他药物要向医生说明。

4)服药时如出现不适，应及时向医生提出，如出现恶心、呕吐、眼球震颤、共济失调等，这是药物的副作用，停药后会逐渐消失。

5)长期服用抗癫痫药物，应按时查血药浓度。

3.尼莫地平

(1)作用：扩张脑血管，改善脑供血，用于预防脑血管痉挛及治疗急性缺血性脑血管病。

(2)健康教育内容

1)尼莫地平应避光，输液时用黑布罩住，防止药物分解。

2)嘱病人输液时，如出现头晕、心悸等现象，应立即报告医生或护士。

3)输液的输入速度宜慢，家属及病人不能自性调节，若输入速度过快，可引起病人低血压。

4.甲泼尼龙、地塞米松

(1)作用：为糖皮质激素类药物，用于术后减轻脑组织损害。

(2)健康教育内容：术后短时间应用是为了缓解手术对脑组织造成的机械损伤，及肿瘤浸润生长时脑组织的损害，同时可预防脑水肿的发生。

（五）入院教育

1.责任护士主动、热情地为病人倒一杯热水，并向病人及家属介绍病房环境、病房主任、护士长、主管医生及责任护士、病友等。

2.向病人及家属介绍探视、作息、陪住制度和病房管理要求，以便取得病人及家属的理解、配合、支持。

3.向病人及家属讲解所患疾病的相关知识，以减轻病人的心理压力。

（六）出院教育

1.护士要告知病人按医嘱按时服药。

2.指导病人合理膳食。

3.指导病人养成良好的生活习惯，根据病人具体情况指导适当锻炼身体，功能康复锻炼，以增强抵抗力。

4.嘱咐病人按医嘱定期复查，如在复查前有不适，应及时到医院就诊。

5.按医嘱接受放射、化学药物治疗。

6.为预防交叉感染，嘱病人在身体未完全康复前，注意自我保护，少去公共场所。

三、颅脑损伤的健康教育

颅脑损伤是因外界暴力作用于头部而引起，其发生与发展过程主要取决于致伤因素和损伤性质这两个基本条件。致伤因素不同，所致损伤的程度和性质也各异。颅脑损伤分为原发性颅脑损伤和继发性颅脑损伤。原发性颅脑损伤是指创伤暴力当时造成的颅脑损伤，如头皮伤、颅骨骨折、脑震荡、脑挫裂伤、脑干伤、丘脑下部损伤等。继发性脑损伤是致伤后一段时间逐步形成的脑损伤，如颅内血肿、脑水肿等。颅脑损伤是神经外科常见病，发生率高达10%～20%，病死率高达30%～50%，残废率高达34%。颅脑损伤病情发展快，早期救治，尽可能减少并发症的发生是降低死亡率的关键。所以，对颅脑损伤病人及家属进行健康教育与指导十分重要。

（一）对颅脑损伤病人的认知康复训练

1.注意力集中的康复训练　指导病人按顺序练习说0～10的数字，为方便病人记忆，可以把数字用卡片形式从小到大排列好，让病人反复练习。通过练习，随意抽出一张卡片让病人读出卡片上的数字，并练习让其说出卡片上的数字是奇数、偶数，还练习让病人自行进行把卡片上的数字从小到大或从大到小的排列，反复练习直到熟练掌握。

2.定向力的训练　定向力是指对人、时间、地点等的辨别能力。如右大脑半球损伤后易出现定向力障碍，情绪不稳定。可以用代偿方法进行训练，如用提示卡、钟表、日历等，辨认周围及亲近的人，反复训练。

3.提高记忆力的训练　将画有病人日常生活中所熟悉物品的图片让其看，看后，让病人背出所看到卡片中物品的名称，如此反复练习。

4.提高病人生活能力的训练　先从日常生活中简单的小节开始，如早晨起床先做什么？做事的顺序等？可以在纸上写出：早上起床→穿衣服、袜子、鞋→叠被子→刷牙→（先取出牙刷和牙膏，再将牙膏挤在牙刷上，然后再刷牙）洗脸→梳头→吃早饭等。反复让病人练习做事的步骤。也可以更换另外几种事的步骤来练习做，通过生活能力的训练提高病人的生活质量，也减轻家属的负担。

（二）对病人感知障碍的训练

练习病人感知物体的颜色、形状、形态、性质、温度等，例如把几种不同形状、不同颜色的物品放在一起，让病人按指令将物品中方形的、红色的物品拿出来等，还要让病人液状东西及分辨它的温度，什么样的温度烫手，不能碰等，指导病人反复练习，直到熟练掌握为止。

（三）语言交流的训练

语言是交流交流工具，对于病人康复、解除心理压力、提高生活质量，具有十分重要的作用。对于语言障碍的病人，在急性期过后及病情稳定后，开始语言的治疗训练，每日至少 30 分钟，治疗训练开始前，要评估病人语言障碍的类型、程度，确定语言治疗训练的课题，要有针对性。语言治疗训练时要坚持听、看、说、写的原则，要坚持天天学、天天练，从发单音、单字、单词等开始，要耐心、要有毅力，采用渐进的方法训练，要提高病人学习兴趣，可采取讲故事、提问互动方法，反复练习认真巩固学习效果。对于语言训练成绩显著的病人给予鼓励，以提高积极性。

（四）预防癫痫

颅脑外伤后发生癫痫极为常见，一般在颅脑外伤后 2 年内发生最多，以后逐渐减少。对此类病人要常规进行脑电图检查，可显示典型癫痫波形。要告知病人在服用抗癫痫药物时，一定要按医嘱服药，不能随便停药、减药，要按时到医院复查。要告知病人及家属病人在癫痫发作时注意安全，注意保护防止意外伤害，尤其是头部、四肢，迅速将病人衣领、裤带松开，利于呼吸道通畅。

（五）皮肤护理

对于昏迷、肢体瘫痪或偏瘫，长压期卧床的病人应预防压疮，这类病人如不注意护理极易发生压疮。压疮的好发部位是受的躯干、肢体骨突出部位，病人在住院期间护士要采取有效预防压疮的措施，病人出院后要对家属进行培训。

1.对于长期卧床或不能自主翻身的病人，每 2 小时翻身一次，如受压部位皮肤发红时应缩短翻身时间，一般用 50％的红花酒精按摩受压部位效果更好。在病人住院期间要对其家属进行培训，出院后以利护理病人。

2.病人无论是住院或出院回家，都要保持床单平整、干燥、清洁，对于骨突部位要加以保护，可用软垫或气圈保护，如病人侧卧时注意上面腿要曲髋曲膝 35°，下面的腿曲髋曲膝 20°。平卧时在骶尾部及双足跟部加气圈、软垫以减轻受压，预防压疮的发生。如有条件还可以用电动气垫床。

3.病人采取坐位时一般不超过 30～60 分钟，要每 15～30 分钟协助活动一下，时间不少于 15 秒以转移局部重量，对骶尾部受压部位要用 50%的红花酒精按摩。

4.要保持病人皮肤清洁卫生，避免皮肤潮湿，同时也要防止皮肤干裂，可经常用温度适宜的热水擦浴，以保持皮肤清洁及促进血液循环。

5.注意给病人补充足够营养、维生素、微量元素等。提高病人的抵抗力，也有助于提高皮肤对缺血的耐受性。

（六）肢体功能训练

肢体偏瘫在不同程度上造成肌力减退，在瘫痪的恢复期存在着肢体无力、肌力不足的现象。为了帮助瘫痪肢体进行功能锻炼，以达到日常生活自理，提高生活质量。

1.*改善肌力的训练* 在功肌力训练中要着重进行健侧肢体的肌力练习，通过健侧抗阻力促发引起的联合反射，诱发患侧无力肌群的收缩。应有针对性地进行上、下肢的肌力训练，并以多轴位、多关节、多组肌群参与多综合肌力练习，取代单轴位、单关节、单肌群参与的肌力练习，也可做坐站练习、上下楼练习等。在病人进行站立练习时，开始可以有依靠的站立，如扶墙、人搀扶、扶拐站立等，每次练习 10～20 分钟。然后再进行无依靠站立练习，以后再练习行走。

2.*改善关节活动范围的训练* 对全瘫肢体应帮助患者做被动练习，轻瘫的肢体要鼓励患者做主动运动。防止肌肉萎缩、关节痉挛，保持肢体的运动功能。在康复训练过程中护士要耐心，动作要轻柔、缓慢、有节奏，活动范围要达到最大生理范围。

(1)被动练习进行的顺序，上肢为手→手腕→肘→肩关节；下肢为足趾→踝→膝→髋，目的是防止关节粘连。

(2)被动练习的注意事项，在进行被动活动时，各关节活动范围不宜过大，不要牵拉关节，尤其是肩关节很容易发生半脱位和损伤。在做髋关节被动活动时，初期幅度不宜过大。而做屈髋屈膝位时，应防止髋关节向外侧倒，以免损伤髋关节或内收肌群。而且活动时要避免快速用力的牵拉，以免造成关节、韧带的损伤。

3.*按摩* 按摩前要对患者的皮肤进行清洁，护士或家属要剪短指甲。每日定时进行，3 次/日，每次 30 分钟。按摩可以帮助静脉、淋巴回流，还可促进皮肤与皮下组织血液循环，使皮肤营养改善。有效地防止肌萎缩。

4.平衡训练 先让病人体会坐位的感觉或用镜子矫正坐姿，然后从无依靠坐位过渡到有人帮助站立再到无依靠站立，注意起立时双下肢要同时着地，尤其是要让病人反复体会患肢支撑坐、站的感觉。在练习步行以前，病人必须达到以下条件才能进行训练。

(1)站立平衡已到Ⅱ级或接近于Ⅲ级。

(2)患侧下肢能支撑身体3/4的体重。

(3)患侧下肢能进行屈膝训练。

(4)在具备以上条件之后，可以借助支具独立练习向前走、向后走，转身上下楼梯等，注意训练时不能操之过急，步速不宜过快。

5.日常生活能力训练 应鼓励病人早期利用健侧肢体进行日常活动，通过健手的主动练习，带动及促进患侧肢体功能的恢复。随着患侧肢体功能的改善，可以先在床上进行翻身练习，从向患侧转动过渡到向健侧转动，从需他人帮助到独立完成，自己能翻身后，应进行坐立的练习，以后要应重点加强步行、上下楼梯的练习。上下楼梯时，应健腿先上，下楼时健腿先下。另外，还要指导仍有肢体功能障碍的病人，如何利用健侧肢体完成日常的穿衣、刷牙、洗脸等，指导其正确使用轮椅、拐杖和一些常用的生活助具。病人在使用轮椅时注意要配合适的坐垫，足部要有支托，两扶手要高，病人要学会坐在轮椅上，两手抓住扶手做支撑动作，尽量将身体向上撑起离开座位。

(七)饮食的指导

为保证卧床病人的营养、促进康复，护士对于病人的饮食指导至关重要。如病人是取卧位进食时，应将头偏向一侧，最好选择食糜类食物，因为易于形成食团，注意不要过稠、过硬。要训练、指导病人吞咽动作和正确的咳嗽方法，以防误吸后即可将食物咳出，也可用冷水或冰水刺激咽喉壁，以诱发咽喉肌肉收缩反射，从而改善吞咽动作，每次吞咽量应从少量3～5ml开始，以后逐渐增加至10～20ml。指导病人在每次吞咽食物后再饮少量水，协助病人进食时一定要耐心、专心，鼓励病人吞咽进食。病人出院前要对家属进行培训，让他们学会照顾病人饮食，以保证病人足够营养的摄入。

(八)训练病人膀胱及排便功能

1.训练病人膀胱的功能 在脊髓肿瘤切除术后有部分病人，尤其是腰胸部肿瘤的病人存在排尿障碍的问题。一般手术后留置导尿管3～5天，每日用安而碘消毒尿道口一次，在拔除尿管前试夹尿管3～5天后再拔除。夹尿管期间每4小时开放尿管一次，一般情况膀胱储尿在300～400ml时有利于膀胱自主收缩功能的恢复，也可通过记录入量来判断放尿的时间。留置尿管期间，要保证病人的进水量，每日必须达到2500～3000ml，以达到冲洗膀胱的作用，防止感染。还须注意尿管正常方向和固定方法，保持尿管的通畅，必须注明插、换尿管的日期。普通尿管宜每周更换一次，进口尿管宜每两周更换一次，在使用进口尿管时，因尿管前缘气囊内有水或气，要嘱咐病人及家属不能牵拉尿管以免造成尿道损伤，尿袋内的尿要及时放空，以免尿液反流引起感染。

2.排便功能的训练　在脊髓肿瘤切除术后病人存在排便障碍的问题，如便秘、腹泻较少见。应注意给病人增加纤维素含量高的食物，如胡萝卜、芹菜、韭菜等，减少脂肪、高蛋白食物大量摄入，要保证病人每日所必须的热量和蛋白质。还要摄取足够的水分，每日2000～3000ml。护士及家属要注意掌握病人排便时间，要培养病人排便习惯，病人排便时不要催促，要耐心，可协助病人用手掌部顺时针按摩腹部20～30分钟，以促进肠蠕动，利于排便，便秘时可在医生指导下服用缓泻剂，服后8～10小时再排便。大便干结可使用栓剂，如开塞露等润滑剂。使用以上方法无效时可用手抠出干结的大便，但不能用力过大，手指应沾少许石蜡油以利大便抠出。每天协助病人锻炼、活动以促进肠蠕动，利于排便。

第六节　呼吸道管理

一、翻身

1.目的

(1)协助不能起床的病人变换卧位，使病人舒适、安全。

(2)便于治疗和护理。

(3)减少并发症的发生，如坠积性肺炎、关节畸形。

(4)使身体各部肌肉轮换承受身体的重量，减少局部长期受压而导致压疮发生的机会。

2.方法

(1)单人翻身侧卧法：适用于体重较轻的患者。a.将患者肩部、臀部移向护士侧床沿，再将患者双下肢移近护士侧床沿，协助或嘱患者屈膝。b.护士一手托肩，一手扶膝部，轻轻将患者转向对侧，使其背向护士。

(2)二人翻身侧卧法：适用于体重较重或病情较重的患者。a.两名护士站在床的同一侧,一人托住患者颈肩部和腰部,另一人托住臀部和腘窝部,同时将患者稍抬起移向近侧。b.两人分别托扶患者的肩、腰部和臀部、膝部,轻轻将患者转向对侧。

(3)二人轴线翻身法:适用于脊椎受损或脊椎手术后患者。a.移动患者:两名护士站在床的同侧,将大单置于患者身下,分别抓紧靠近患者肩、腰背、髋部、大腿等处的大单,将患者拉至近侧并放置床档。b.安置体位:护士绕至对侧,将患者近侧手臂置在头侧,远侧手臂置于胸前,两膝间放一软枕。c.协助侧卧:护士双脚前后分开,两人双手分别抓紧患者肩、腰背、髋部、大腿等处的远侧大单,一名护士发指令,两人动作一致的将患者整个身体以圆滚轴式翻至侧卧。

(4)三人轴线翻身法:适用于颈椎损伤的患者。a.移动患者:有三名护士完成,第一名护士固定患者的头部,纵轴向上略加牵引,使头、颈部随躯干一起慢慢移动。第二名护士双手分别置于患者肩、背部。第三名护士双手分别置于患者腰部、臀部,使患者头、颈、腰、髋保持在同一水平线上,移至近侧。b.转向侧卧:翻转至侧卧位,翻转角度不超过 60°。

3.注意事项

(1)对清醒病人要先作解释说明,以求合作。

(2)翻身时动作要轻柔,不要拖拉推,使病人身体略离开床面。

(3)翻身后床单要平整、干燥清洁。

(4)每次翻身都要检查局部受压皮肤。

(5)为有特殊情况的患者更换卧位:①有管道患者,翻身时须将管道安置妥当,翻身后检查勿扭曲,保持通畅。②一般手术后患者翻身前先检查敷料是否脱落、浸湿,若有须先更换再翻身。③颅脑损伤患者,头部翻转不可过剧,取健侧卧位或平卧。④颈椎和颅骨牵引的患者翻身不可放松牵引。⑤石膏固定和伤口较大患者翻身后注意血运,避免患处受压。

二、扣背、排痰

1.目的 保持呼吸道通畅,避免痰液淤积。提高药效,促进病情恢复。预防感染,减少术后并发症。

2.常用排痰的方法 气道湿化、雾化。翻身。叩击震颤。旋转震动排痰仪。有效咳嗽。体位引流。机械排痰。

3.叩背

(1)a.叩背的禁忌症脑出血急性期(7～10 天),颅内动脉瘤或动静脉畸形,颅内手术后7天以内。b.咯血、肺大泡。c.低血压、肺水肿、心血管不稳定，近期有急性心肌梗死、心绞痛史。d.未引流的气胸、近期肋骨骨折或有严重骨质疏松；近期脊柱损伤或脊柱不稳。e.胸壁疼痛剧烈、肿瘤部位、肺栓塞、栓子。f.任何疾病所致患者生命体征不稳定者。

(2)叩背的方法患者取坐位或侧卧位，操作者将手固定成背隆掌空状，即手背隆起，手掌中空，手指弯曲，拇指紧靠食指，有节奏的从肺底自下而上，由外向内轻轻叩击。边叩击边鼓励患者咳嗽。

(3)叩背的部位从下至上，从外向内，背部第十肋间隙，胸部第六肋间隙开始，应避开脊柱、乳房、心前区等部位。

(4)叩背的注意事项：a.胸部叩击时间以5～10min为宜，应安排在餐后2h至餐前30min完成。b.叩背宜避免直接在赤裸的皮肤上操作，至少在用餐前一小时才可执行此活动，应避免于饭后操作。c.每个部位1～3分钟，每分钟120～130次。d.幅度：手掌根部离开胸壁3～5cm，手指尖部离开胸壁10～15cm为宜。

4.有效咳嗽

(1)有效咳嗽的步骤：患者取坐位或半卧位，屈膝，上身前倾，双手抱膝或在胸部和膝盖上置一枕头并用两肋夹紧，深吸气后屏气3秒(有伤口者，护士应将双手压在切口的两侧)，然后患者腹肌用力，两手抓紧支持物(脚和枕)，用力做爆破性咳嗽，将痰液咳出。

(2)有效咳痰注意事项：a.有伤口者，双手或枕头按于切口两侧，减轻疼痛。b.可让病人取屈膝仰卧位，以借助腹肌、膈肌力量咳嗽。c.颈椎损伤者，护士双手在其上腹部施加压力以替代腹肌力量。d.若出现紫绀、气促、痰液梗阻，立即吸痰。

5.吸痰的目的、适应症、注意事项

(1)适应症：危重、昏迷、老年、全麻未醒、大手术后和胸部创伤等，呼吸道被呕吐物，分泌物阻塞而出现各种呼吸困难症状以及各种原因不能有效咳嗽的病人。

(2)吸痰方法：

1)开放式吸痰法：电动吸引器吸痰法。注射器吸痰法。中心吸引装置吸痰法。

2)密闭式吸痰法。

(3)中心吸引装置吸痰法操作要点

1)做好准备，携物品至患者旁，核对患者，帮助患者取合适体位：头偏一侧，面向操作者。

2)连接负压，打开开关，调节合适的负压：成人40.0～53.3kPa(300～400mmHg)儿童<40.0kPa。

3)连接吸痰管,滑润冲洗吸痰管。

4)插管深度适宜,吸痰时轻轻左右旋转吸痰管上提吸痰。

5)如果经口腔吸痰,告诉患者张口。对昏迷患者可以使用压舌板或者口咽气道帮助其张口,吸痰毕,取出压舌板或者口咽气道。

6)清洁患者的口鼻,帮助患者恢复舒适体位。

(4)吸痰的注意事项:

1)吸痰前调节合适负压,检查连接是否正确。

2)按照无菌操作原则。每次吸痰更换吸痰管。

3)插管动作轻柔,敏捷。

4)吸痰前后应当给予高流量吸氧 2min,吸痰时间不宜超过 15 秒,如痰液较多,需要再次吸引,应间隔 3～5 分钟,患者耐受后再进行。

5)吸痰顺序先人工气道再口腔,再鼻腔。各用一根吸痰管。

6)如患者痰稠,可以配合翻身扣背、雾化吸入;患者发生缺氧的症状如紫绀、心率下降等症状时,应当立即停止吸痰并给予吸氧。

7)观察患者痰液性状、颜色、量,必要时遵医嘱留取痰标本。

8)储液瓶内吸出液应该及时倾倒,不得超过 2/3,以免痰液吸入损坏机器。

三、听诊

1.听诊的顺序　由肺尖开始,自上而下的、分别检查前胸部侧胸部、背部,而且要在上下、左右对称部位进行对比。

2.听诊的部位　听诊肺部痰液积聚状况(肺尖自锁骨内侧 1/3 段上方 2～3cm 处,肺底锁骨中线与第 6 肋相交,在腋中线与第 8 肋相交,在脊柱旁终于第 10 胸椎棘突平面)。

3.听诊的注意事项

(1)体位:病人最好采取坐位、姿势端正,肌肉放松、体弱病人可侧位,并应转换体位检查。

(2)让病人作均匀的深呼吸动作,必要时让病人咳嗽几声,这样宜察觉呼吸音及附加音的改变。

(3)注意区别外来杂音的干扰,如衣服、听诊器与皮肤的磨擦音,寒冷引起的肌肉震颤声,胃肠蠕动音等。

(4)听诊时注意呼吸音的性质、强度、音调高低以及时相的长短,有无罗音、磨擦音。

第二章　神经外科疾病基础护理

第一节　神经外科疾病一般护理

1.新入院患者，应做好入科宣教，包括环境、制度，住院后注意事项，主管医师，责任护士等。

2.入院后护士应详细询问病史，认真进行护理查体，找出存在的护理问题，制定切实可行的护理计划。

3.多与患者沟通，了解其心理问题，有针对性地做好心理护理，消除患者对手术的紧张、恐惧心理，保证患者以积极的心态迎接手术。

4.注意观察病情变化，并做好记录，各种原因引起的颅内压增高均有脑疝的可能，应严密观察脑疝的先兆症状。

5.改善营养状况，为手术创造条件。

(1)胃肠功能正常者，指导患者食用高热量、高蛋白、高维生素易消化的饮食。

(2)呕吐不能进食者，应对症处理，如由于颅内压增高引起的呕吐，应行脱水疗法，降低颅内压，促进症状缓解。

(3)对长时间缺乏营养的患者应采用积极的支持疗法。

6.配合医生完成手术前的各项准备，诊断不明的患者，需要进行必要的检查，如脑血管造影、CT 扫描、MRI 等；术前检查血常规、肝功能、血液生化、凝血四项、X 线胸片、心电图等，对所做的辅助检查应认真向患者讲解其目的及注意事项。

7.呼吸道准备

(1)吸烟患者劝其戒烟，以减少对呼吸道的刺激。

(2)预防感冒，防止呼吸道感染，以免延误手术。

(3)患者若有后组脑神经损害症状，应按时翻身，吸痰，保持呼吸道通畅，预防肺部感染等。

8.气管插管护理常规：气管插管是将气管插管导管经上呼吸道插管气管所建立的人工气道，以保证机械通气的实施和呼吸道分泌物的引流，为抢救呼吸衰竭最成熟的手段。气管插管可以分为经口腔插管和经鼻腔插管。

(1)确认气管导管的位置。完成插管后，护士应立即听诊两侧呼吸音是否相同，观察胸廓运动是否对称，检查是否有气体从导管内溢出，以判断导管是否在气管内。插管成功后，应在气管导管上做好标记，经常检查气管导管插入的深度。一般鼻插管在鼻腔外的导管约3～4cm，口腔插管则有5～6cm的导管留在口腔外。插管过深易插入右侧支气管；太浅则易导致导管滑出或气囊无法封闭气管，引起漏气。

(2)妥善固定气管导管，减少导管周围皮肤粘膜的损伤。气管导管固定牢固，松紧以固定带与皮肤间能伸进一指为宜。鼻插管者每日2～3次鼻腔内滴入石蜡油，预防鼻腔粘膜的损伤。口腔插管选择适宜的牙垫，每日将气管导管移向口角的另一侧，减轻导管对牙齿、口腔粘膜和舌体的压迫。

(3)调整合理和舒适的体位。将病人头部稍后仰，以减轻导管对咽部的压迫；经常改变头部为止，以减轻导管对局部的损伤。经常改变体位亦有利于痰液引流。

(4)加强湿化吸痰，保持呼吸道通畅、湿润。按医嘱给予湿化、给药、雾化吸入。吸痰管保持无菌，插入深度适宜，边洗边提边转动吸痰管，及时吸出吸净气道分泌物。

(5)做好口腔护理，每日2次。

(6)做好气囊管理。每隔3～4h放气囊一次，每次3～5min，或避医嘱，以减少气囊对气管粘膜的损伤。气囊充气采用最小漏气技术，使气管所承受的压力最小(气囊压力<2kPa即15mmHg)，充气量应做好记录。

(7)使用呼吸机者按机械通气护理常规。

(8)心理护理。护士应在插管前向病人和家属解释，在置管期间采用尽可能简单易懂的沟通方式，如简单手势、写字板等让病人表达感受，护士应及时作解释和心理疏导满足其要求。

(9)拔管前后护理。拔管之前先吸除导管内外的分泌物，包括口腔内，鼻腔中，气囊上方的分泌物，以防痰液坠入下呼吸道。拔管后密切观察病情，一般禁食12～24h，或继续鼻饲12～24h，防止过早进食而误吸；指导病人发"一"音；进食时取头部面倾坐位。同时注意有无声带水肿，吸气困难等。

9.气管内插管后病人的护理

(1)防止插管移位或脱出。气管导管开口的位置应在气管隆突上方2～3cm处，过浅容易脱出，过深有可能滑入一侧支气管(多为右侧支气管)或顶在气管隆突上而影响通气、换气。因此，应在气管平中切齿的位置用红色笔划线作醒目的标志，或经常核对气管导管在中牙的长度，也可通过胸部X线检查确定并调整气管的位置。病人躁动时气管导管容易移位，因此应在病人不能耐受时给予镇静药，使病人保持安静、减少躁动。频繁的恶心、呕吐也可造成导管移位或脱出，必要时可留置胃管，以防恶心、呕吐。气管导管要采取双固定法固定，即用胶布固定加布带固定。

(2)导管的型号要适宜。气管导管的长度和粗细应合适。过长或过细会增加气道阻力；过粗容易造成气管粘膜受压损伤。

(3)防止牙垫移位。注意防止牙垫脱出或滑落而将气管导管咬扁。牙垫移位时应重新更换胶布固定。

(4)气囊充气应适度，以不漏气为原则，不易充气过度，以免压迫气管粘膜而引起溃疡或坏死。充气囊压力应小于2.7kpa(20mmHg)、有的小于4.0kpa(30mmHg)，注气5ml左右，一般4～6h放气一次，每次5～10min，以免误吸入肺或造成窒息。

(5)保持足够的液体量，维持液体平衡。吸入气体予充分湿化，每天使用生理盐水200～400ml。

(6)保持气管导管通畅，及时吸出气道分泌物，防止异物坠入。

(7)听诊肺部呼吸音情况，有无单侧支气管、肺不张。

(8)保持口腔清洁对保留气管内插管12h以上的病人，每天进行口腔护理3次。随时清除分泌物。清醒病人可将牙垫取出，用盐水棉球擦试口腔、牙齿后将清洗的牙垫重新置入，更换胶布重新固定。对意识不清者应使用开口器进行口腔护理，操作过程中应注意防止气管导管移位。

(9)预防并发症注意无菌技术操作和气道湿化，减少肺部感染机会。

10.气管切开术的护理：见常用手术前后治疗护理有关常规。

11.高热：体温在38.5℃以上者，按高热护理常规处理。

12.癫痫：按癫痫护理常规处理。

13.五官护理

(1)口腔：昏迷患者用3%过氧化氢或0.1%呋喃西林液清洗口腔，2/d，预防口腔炎或腮腺炎。

(2)脑脊液鼻漏或耳漏：不宜用棉球或纱条紧塞，应保持鼻腔清洁，外耳道用乙醇棉签清拭后用无菌敷料覆盖，浸湿后应及时更换。

(3)眼的护理：昏迷和面神经损伤患者眼睑闭合困难，三叉神经第一支损伤患者角膜感觉消失者，均易发生角膜溃疡，可用蝶形胶布固定或上睑皮下注空气使眼睑闭合，亦可用眼罩、风镜或凡士林纱布护眼。每日定时滴抗生素滴眼液或涂抗生素眼膏。必要时将眼睑暂时缝合。

14.泌尿系护理：昏迷或脊髓伤病患者经常有尿潴留或尿失禁者，留置导尿管时注意无菌操作，每日以 1∶5000 呋喃西林溶液冲洗膀胱 1 次，每月更换导尿管 1 次。

15.便秘护理：应用缓泻药，如口服乳果糖、酚酞（果导）片、麻仁润肠丸等，或肛门内注入开塞露 20～40ml。必要时给予肥皂水不保留灌肠。

16.防止坠床：意识朦胧和躁动不安患者应加置床挡，酌用镇静药，必要时用约束带约束肢体，但注意不宜过紧。

17.精神护理：对患者进行安慰与鼓励，增强其战胜疾病的信心。有精神症状者，应防止自伤或伤人，积极建议进行精神科相关治疗。

第二节　神经外科疾病术前护理

1.按神经外科疾病一般护理常规。

2.护理评估

(1)健康史：了解患者一般情况、既往健康状况，尤其注意与现患疾病相关的病史和药物应用情况及过敏史，手术史、家族史、遗传史、女性患者生育史，既往有无高血压病、糖尿病、心脏疾病等，初步判断其手术耐受性。

(2)药物治疗史：了解有无服用与手术或术后恢复有关的药物，如阿司匹林、苯妥英钠等。

(3)身体状况：通过仔细询问患者主诉和全面体格检查，评估生命体征和主要体征；了解各主要内脏器官功能情况，有无心、肺、肝及肾等器官功能不全，有无营养不良、肥胖，有无水、电解质失衡等高危因素，评估手术的安全性。

(4)神经系统状况：有无头痛，呕吐，视神经盘水肿等，了解头痛的性质，呕吐的量，有无喷射性呕吐等。

3.术前宣教

(1)根据患者的年龄和文化程度等特点，利用图片资料、宣传手册、录音或讲课等多种形式，结合患者的具体疾病，介绍疾病知识、手术方式、术后可能的不适、可能留置的各类引流管及其目的意义、患者需要配合的相关知识和准备。

(2)术前饮食指导：鼓励患者多摄入营养丰富、易消化的食物；术前一日中午正常进餐，术前一日晚餐进食清淡易消化饮食，20:00 开始禁食并给予开塞露 40ml

纳肛，清洁肠道，0:00开始禁饮水。

（3）术前适应性训练：指导患者练习在床上使用大便器。男性患者学会床上使用小便器壶。教会患者自行调整卧位和床上翻身的方法。教会患者有效排痰的方法。

4.术前准备

（1）皮肤准备：头部手术给予剃头，检查头部有无毛囊炎，头皮有无损伤，用肥皂液刷头5遍，清水洗净。

（2）患者卫生整顿：术前一日指导或协助患者剪指甲、趾甲、剃胡须、沐浴、更换清洁病员服。

（3）物品准备：患者的病历、各种影像资料、术中用药等。

第三节　神经外科疾病术后护理

1.按神经外科疾病一般护理常规。

2.病情观察

（1）生命体征：患者术毕返回监护室，立即给予测量血压、脉搏、呼吸、血氧饱和度，观察瞳孔大小，向麻醉师了解术中情况。每隔15～30min测量血压、脉搏、呼吸1次，同时注意观察意识、瞳孔及肢体活动的变化。如发现患者意识由清醒转入昏迷、双侧瞳孔不等大、一侧肢体偏瘫、血压偏高、脉搏和呼吸减慢等，有可能发生术后血肿或脑水肿，应立即报告医师，并做好抢救准备工作。如为颅后窝手术的患者，要密切观察呼吸的变化，测量呼吸次数时要数1min。

（2）保持呼吸道通畅：术后患者取平卧位，头偏向一侧；口中放置通气道，并将肩部抬高，头向后仰，防止舌后坠。有气管插管的患者要注意观察出现有不耐管或咳嗽反射时，及时通知医生拔除气管插管，及时清除口腔及上呼吸道的分泌物，并注意观察呼吸的幅度和频率，观察有无呼吸困难、发绀、痰鸣音等，发现异常及时通知医师。全身麻醉清醒前的患者容易出现舌后坠、喉痉挛、呼吸道分泌物堵塞、误吸呕吐物等引起呼吸道梗阻。如果突发梗阻性呼吸停止，应立即行气管插管或采用16号针头做环甲膜穿刺，再行气管切开，呼吸机辅助呼吸。对于听神经瘤及有后组脑神经障碍的患者，等患者有吞咽反射后才能拔除气管插管。

（3）出血：术后应严密观察伤口渗血、渗液情况，若过多时应及时更换外层敷料，并报告医师，检查伤口有无裂开，对于椎管内脊髓手术的患者，术后伤口剧烈疼痛，提示术后出血的可能，应予以重视。

(4)引流:观察并记录引流液的性质、量和颜色,1/d。如短时间内引流量异常增多,则有继发性出血的可能,结合患者血压和心率的情况,报告医师并配合进行对症处理。

3.卧位 麻醉未清醒前,应去枕平卧,头偏向一侧,以防呕吐物误入气道造成误吸;意识清醒血压平稳后,宜采用头高位,抬高床头15°～30°,以利于颅内静脉回流,降低颅内压;椎管脊髓手术后,不论仰卧位或侧卧位都必须使头颈和脊柱的轴线保持一致,翻身时要防止脊柱屈曲或扭转;脑脊膜膨出修补术后,切口应保持在高位以减轻张力并避免切口被粪尿污染造成感染。

4.引流管护理 各种引流管要妥善固定好,防止脱出,翻身时注意引流管不要扭曲、打折。注意引流袋的高度,一般脑室引流的引流袋固定高度为高出脑室平面15cm左右;硬膜外、皮下引流时引流袋高度与头颅平齐;注意观察引流液的颜色和量;交接班时要有标记,不可随意调整引流袋的高度,引流管内液面有波动说明引流通畅,如发现引流不通畅及时报告医师处理。

5.术后不适的观察和护理

(1)疼痛:有头痛、烦躁不安的患者,要查明原因后再给镇痛药或镇静药。颅后窝、脑室系统肿瘤开颅术后出现颅压增高,表现为剧烈头痛、意识障碍、脉搏和血压改变甚至呼吸停止,应立即准备脑室穿刺,必要时做持续脑室引流,并遵医嘱按时给予脱水药。

(2)恶心、呕吐:因手术中麻醉药物的不良反应,多数患者术后会出现不同程度的恶心、呕吐,患者呕吐时,护士应协助患者将头偏向一侧,并及时清除呕吐物。呕吐严重时,报告医师。

(3)癫痫的观察:手术前有癫痫或手术部位在中央回及颞叶附近者,术后应观察有无癫痫发作,注意患者安全,定时给抗癫痫药。

6.基础护理 每2小时翻身1次,脊髓、高颈髓术后要采取轴位翻身,按摩受压部位,防止压疮发生;深静脉穿刺的患者,应及时观察静脉输液是否通畅,穿刺部位有无渗血、渗液,及时更换敷料;如股静脉穿刺的患者,注意观察下肢有无肿胀,足背动脉搏动情况,趾端皮肤的颜色、温度,防止发生深静脉血栓;留置导尿管的患者,保持尿管通畅,观察尿液的量、性质,注意尿道口清洁,防止泌尿系感染。

7.术后并发症的观察与护理

(1)感染:术后常见的感染有切口感染、颅内感染、肺部感染。①切口感染,多在术后3～5d发生,患者感切口再度疼痛,局部有明显的红肿、压痛及脓性分泌物。②颅内感染:表现为外科热消退后,再次出现高热或术后体温持续升高,伴有头痛、呕吐、意识障碍，甚至出现抽搐等。③肺部感染：如不及时控制，可因高热及呼吸功能障碍加重脑水肿，甚至发生脑疝。对术后感染的患者，除给予有效的抗生素外，应加强营养，降温，保持呼吸道通畅及基础护理等。

（2）消化道出血的观察及护理：消化道出血是威胁患者生命的并发症，多见于重型颅脑损伤，严重高血压脑出血，鞍区、第三脑室、第四脑室及脑干附近手术后，因丘脑下部及脑干损伤后反射性引起胃黏膜糜烂、溃疡。患者呕吐咖啡色呕吐物，伴有呃逆、腹胀及黑粪等，出血量多时，可发生休克。发生胃出血，应密切观察血压、脉搏，呕吐物的颜色、量，大便的颜色及量等以判断病情，立即安置胃管，行胃肠减压，遵医嘱给予冰盐水加止血药胃管注入，全身应用止血药，并根据出血量补充足量的全血。

第三章　神经外科常见症状护理

第一节　头痛

【概述】

头痛是最常见的临床症状之一，一般是指头颅上半部(即眉弓、耳郭上部、枕外隆凸连线以上部位)的疼痛，有些面痛、颈痛与头痛关系密切，有时难以区分。引起头痛的原因繁多，且程度轻重、长短不一，多数为功能性的长期慢性头痛，脑内并无严重的器质性病变，另有一些头痛是致命性疾患引起的，必须高度警惕。

【常见原因及表现】

多种因素可以引起头痛症状，如：多种物理化学因素，内分泌因素及精神因素等。

1.理化因素　颅内外致痛组织受到炎症、损伤或肿物的压迫、牵引、伸展、移位等因素而致头痛。

(1)血管被压迫、牵引，伸展或移位导致的头痛：颅内占位性病变，如肿瘤、脓肿、血肿等使血管受压迫、牵引，伸展或移位；颅内压增高，如脑积水、脑水肿、静脉窦血栓形成、脑肿瘤或脑猪囊尾蚴(囊虫)压迫堵塞；颅内低压，如腰穿或腰麻或手术、外伤后，脑脊液丢失较多，导致颅内低压。

(2)各种原因引起颅内、外动脉扩张导致的头痛：颅内、外急性感染时，病原体毒素引起动脉扩张；代谢性疾病，如低血糖、高碳酸血症与缺氧；中毒性疾病，如CO中毒，乙醇中毒；此外还有脑外伤、癫痫、急性突发性高血压。

(3)脑膜受到化学性刺激：细菌性脑膜炎，常见细菌有脑膜炎双球菌、肺炎双球菌、链球菌、葡萄球菌、肺炎杆菌、结核杆菌等；病毒性脑膜炎，常见病菌有肠道病毒、疱疹病毒、虫媒病毒、流行性腮腺炎病毒；其他生物感染性脑膜炎，如隐球菌、钩端螺旋体、立克次体等；血性脑脊液，如蛛网膜下腔出血、腰穿误伤血管及脑外伤等引起硬、软脑膜炎及蛛网膜发生炎症反应；癌性脑膜炎，如癌症的脑膜转移、白血病、淋巴瘤的脑膜浸润；反应性脑膜炎，如继发于全身感染、中毒，以及耳鼻感染等。

(4)其他因素引起的头痛：如头颈部肌肉持续收缩、颈部疾病引起反射性颈肌紧张性收缩、颈椎骨性关节病、颈部外伤或颈椎间盘病变等。脑神经、颈神经及神经节受压迫或炎症，常见三叉神经炎、枕神经炎、肿瘤压迫等。眼、耳、鼻、鼻旁窦、牙齿等处的病变，也可扩散或反射到头面部引起的放射性疼痛。

2.内分泌因素及精神因素　内分泌因素引起的头痛，常见于女性，为偏头痛。初次发病常在青春期，有月经期好发，妊娠期缓解，更年期停止的倾向；紧张性头痛在月经期、更年期往往加重；更年期头痛，使用性激素类药物可使发作停止。精神因素引起的头痛，常见于神经衰弱、癔症或抑郁症等。

【护理】

1.评估患者的一般情况，包括性别，年龄，个人生活习惯，长期生活地域及该地域气候，既往史及相关疫苗接种历史，是否到过及在疫区生活。

2.评估患者头痛的性质、时间、程度、部位，是否伴有其他症状或体征，头痛性质一般为钝痛、胀痛、压迫感、麻木感和束带样紧箍感。

3.进行相关检查，明确头痛的原因，如是否存在感染、肿瘤、外伤等。

4.头痛经常发生时，了解头痛发生的方式及经过，诱发、加重、减轻的因素。

5.头痛发生时，可采取适当的措施来缓解，指导患者做缓慢呼吸、听轻音乐、理疗及按摩、注意饮食节制、不要饮酒和吸烟、卧床休息。

6.头痛剧烈，频繁呕吐、入睡困难者，可酌情给予镇痛、安眠药对症处理，口服药物治疗头痛时，应告知药物作用，不良反应，让患者了解药物具有依赖性及成瘾性等特点。

7.进行适当心理护理。合理安排好患者的工作与休息，关心体贴患者，帮助患者消除发作因素，如精神方面要消除紧张、焦虑的情绪。满足患者的身心需要，以有效缓解患者因剧烈头痛带来的巨大压力，减轻患者的身心痛苦。

第二节　意识障碍

意识是人对周围环境和自身状态的认知和察觉能力，是大脑活动的综合表现。意识的内容包括定向力、感知力、注意力、记忆力、思维、情感和行为等。意识障碍是人对周围环境和自身状态的认知和察觉能力下降。

一、评估意义

意识状态的评估是病情观察的重要指标之一，神经科患者出现意识障碍是病情加重的一个表现,医护人员均应高度重视,根据病情进展给予积极的治疗和护理。

二、临床类型的判断

1.以觉醒度改变为主的意识障碍

(1)嗜睡:是最轻的意识障碍,患者表现为持续的睡眠状态,但能被叫醒,醒后可正确回答问题,能配合检查,刺激去除后很快又继续入睡。

(2)昏睡:是一种比嗜睡较重的意识障碍,患者表现为沉睡状态,不易唤醒,须在强烈刺激下可被唤醒,醒时答非所问或答话含糊,不能配合检查,停止刺激后很快又入睡。

(3)昏迷:是最严重的意识障碍,患者表现为意识完全丧失,按其严重程度可分为三个阶段。

1)浅昏迷:患者对周围事物及声、光等刺激无反应,对疼痛刺激出现痛苦表情或肢体有回避等防御反应。角膜反射、瞳孔对光放射、吞咽反射等存在。生命体征无明显改变。

2)中昏迷:患者对周围事物及各种刺激均无反应,对强烈刺激可出现防御反应。角膜反射、瞳孔对光反射减弱。生命体征有改变。

3)深昏迷:患者对外界任何刺激均无反应,全身肌肉松弛。各种反射均消失。生命体征有明显变化。

2.以意识内容改变为主的意识障碍

(1)意识模糊:患者对外界刺激可有反应,但低于正常水平,表现为活动减少,语言缺乏连贯性,情感反应淡漠,对时间、地点、人物的定向能力发生障碍。

(2)谵妄:患者对周围事物的认识和反应能力均下降,兴奋性增高为主的神经中枢急性活动失调状态,表现为思维混乱、躁动不安、胡言乱语、定向力丧失、出现错觉、幻觉等。

3.特殊类型的意识障碍　包括去皮质综合征、无动性缄默症、植物状态。

4.鉴别　闭锁综合征、意志缺乏症、木僵易被误诊为意识障碍,临床上要加以鉴别。

三、评估要点及方法

1.详细了解患者的发病方式和过程,既往健康状况。

2.通过语言、疼痛等刺激,如呼唤、针刺及压迫眶上神经等,检查患者能否回答问题，有无睁眼动作和肢体反应情况。

3.检查患者的瞳孔是否等大等圆，对光反射是否灵敏，观察生命体征变化，有无呼吸频率和节律的改变，吞咽、咳嗽反射及角膜反射等是否异常等。

4.格拉斯哥昏迷评分法(GCS)是通过评定睁眼、语言及运动反应，三者得分相加表示意识障碍的程度，最高分为 15 分，表示意识清醒，评分 8 分以下为昏迷，最低分 3 分，分数越低表明意识障碍越严重。注意：量表评定结果不能替代神经系统症状和体征的细致观察。

GCS 评分：

睁眼反应	计分	言语反应	计分	运动反应	计分
正常睁眼	4	回答正确	5	按吩咐动作	6
呼唤睁眼	3	回答错乱	4	刺痛时能定位	5
刺痛时睁眼	2	词句不清	3	刺痛时躲避	4
无反应	1	只能发音	2	刺痛时肢体屈曲(去皮质强直)	3
		无反应	1	刺痛时肢体过伸(去脑强直)	2
				无反应	1

昏迷程度以三者分数加总来评估，正常人的昏迷指数是满分 15 分，昏迷程度越重者的昏迷指数越低分。将三类得分相加，即得到 GCS 评分。(最低 3 分，最高 15 分)。

轻型昏迷：13 分到 15 分。伤后昏迷在 20 分钟以内者。

中型昏迷：9 分到 12 分。伤后昏迷在 20 分钟～6 小时者。

重型昏迷：6 分到 8 分。

特重型昏迷：3～5 分，伤后昏迷或再次昏迷 6 小时以上者。

选评判时的最好反应计分。注意运动评分左侧右侧可能不同，用较高的分数进行评分。改良的 GCS 评分应记录最好反应/最差反应和左侧/右侧运动评分。

第三节 语言障碍

【概述】

语言障碍是指对口语、文字或手势的应用或理解的各种异常，包括构音障碍和失语。构音障碍是由于神经肌肉的器质性病变，造成发音器官的肌肉无力、瘫痪及运动不协调而引起的发声、发音及吐字不清等异常。失语是指大脑语言中枢受损导致听、说、阅读等能力丧失或残缺。

【常见原因及表现】

1.构音障碍表现为发音模糊但用词正确。导致构音障碍的原因较多，下运动神经元受损导致的面瘫，可引起唇音障碍；上运动神经元疾病可因一侧皮质脊髓束病变引起构音障碍；肌肉本身病变也能引起构音障碍，如重症肌无力、喉部肌肉功能障碍。

2.失语症的发生是由于参与脑内言语阶段的各结构损害或功能失调。与构音障碍的区别：失语与听觉障碍（言语感受阶段）、言语肌（言语表达阶段）的瘫痪或其他运动障碍无关。常见的失语症兼顾临床特点和病灶定位的分类如下。

（1）运动性失语：又称 Broca 失语或非流利型失语，病灶集中在优势侧额下回后部皮质或皮质下。患者不能讲话，但对言语和阅读书报的理解力无影响，他知道他要讲什么，但表达不清楚，也能及时发现自己言语错误，所以常沉默寡言。

（2）感觉性失语：又称 Wernicke 失语或流利型失语，病灶位于左侧颞顶区或颞顶枕区，特点是流利型错语和理解障碍。感觉性言语中枢是主要的言语中枢，它损害时引起的症状最严重，可同时发生与该中枢联系的其他言语中枢的功能障碍。如果感觉性言语中枢损害，尽管运动性言语中枢仍保存，但言语的正确性已被破坏，必然合并运动性失语。因此，患者不仅不能理解别人对他讲话的内容，也不能发觉自己讲话的错误，因此常苦恼别人不能听懂他的话。患者还喜欢讲话，但讲不准确，用错词，甚至创用新字。

（3）传导性失语：病变部位可能是在优势半球弓状束，特点是语言流畅，表达清楚，理解近于正常，但复述极困难。常规神经系统检查多无变化，大多数患者有命名困难，阅读有严重的错语。

（4）命名性失语：是指以命名障碍为惟一或主要症状的失语，病灶在左颞枕顶结合区，特点是流利性口语，神经系统检查一般无阳性体征，亦可有轻度偏瘫。

（5）完全性失语：病灶在左大脑中动脉分布区，预后差。特点是所有语言功能均严重受损，口语表达明显受限，但真正的缄默亦罕见，通常能发音，为单音节，口语理解严重障碍，不能复述命名，阅读书写障碍，有严重的神经系统体征。

（6）失读：是指对书写语言的理解能力丧失，可以是完全的，也可以是部分的，常伴有命名性失语，病灶在优势半球角回。

（7）失写：几乎所有失语患者均有不同程度的失写，因而可作为失语的筛选测验。书写是最难掌握的语言功能，至今仍无满意的分类。

【护理】

1.评估患者的一般状况，如出生地，生长地，有无方言，有无语言交流困难，言语是否含糊不清，发音是否准确，此外还应评估患者心理是否有孤独及悲观情绪。

2.评价患者是失语症还是构音障碍，评估患者精神状态及意识水平，能否理解他人言语，按照指令执行有目的的动作，是否能书写姓名、地址等，有无面部表情，口腔食物滞留等。

3.通过进一步检查，明确患者语言障碍的原因。是否可以通过药物及手术方式改善患者言语困难，从而给患者治疗及康复的信心。

4.分析患者心理并给予帮助，交流过程中应选用患者易于理解的语言缓慢清楚的说明。提高与失语患者的沟通技巧，能缓解患者紧张烦躁情绪，有利于患者早日康复。

5.康复训练：失语症患者的语言能力恢复依赖于左侧半球结构的修补、功能重组和右半球的功能代偿。了解影响失语症疗效的各种因素，对更好地促进失语症的恢复具有一定意义。由患者、家属及参与语言康复训练的医护人员共同制定言语康复计划，让患者、家属理解康复目标，既要考虑到患者要达到的主观要求，又要兼顾康复效果的客观可能性。

(1)运动性失语者，重点训练口语表达。

(2)感觉性失语者，重点训练听理解、会话、复述。

(3)传导性失语者，重点训练听写、复述。

(4)命名性失语者，重点训练口语命名，文字称呼等。

(5)失语、失写者，可将日常用语，短语、短句或词、字写在卡片上，让其反复朗读、背诵和抄写、默写。

(6)对于构音障碍的患者，训练越早，效果越好，重点训练构音器官运动功能。

(7)根据患者情况，还可选择一些实用性的非语言交流，如手势的运用，利用符号、图片、交流画板等，也可利用电脑、电话等训练患者。

6.心理护理：尊重、关心、体贴患者，鼓励其多与周围人交流，获得家属的支持，并鼓励家属有耐心的与患者交流，不歧视，从而营造良好的语言学习环境。

第四节　感觉障碍

【概述】

感觉是作用于各个感受器的各种形式的刺激在人脑中的直接反应。感觉可分为一般感觉和特殊感觉，一般感觉又包括浅感觉、深感觉和复合感觉。感觉障碍是指对痛、温、触压、位置、震动等无感知、感知减退或异常综合征。

【常见原因及表现】

常见原因包括末梢神经水平受损、后根及后根节水平受损、脊髓水平受损、脑干水平受损、视丘水平受损等。

1.疼痛　包括根痛、感觉传导束性疼痛，表现为酸痛或烧灼痛、脊柱椎体性痛。

2.感觉异常　是最常见的感觉障碍，如麻木感、蚁走感、束带感、寒冷感、奇痒感和感觉错乱等。

3.感觉缺失　痛觉、温觉、触觉和本体觉的丧失。

4.感觉减退　刺激阈值增高，感觉反应减弱，给予一般刺激不被感知，或感知很轻微，强刺激才有一般程度刺激的感知。

5.感觉过敏　给轻微的刺激，却引起强烈的疼痛感。

6.感觉倒错　对冷刺激感觉温热，对触觉刺激感到疼痛。

【护理】

1.护理评估　评估感觉障碍的原因，注意感觉障碍的分布、性质、程度、频度，是发作性还是持续性，以及加重或减轻因素，注意患者主诉是否有感觉消退或消失、增强、异物感或疼痛、麻木，观察患者有无因自己感觉异常而出现的忧虑情绪。

2.心理护理　护士应主动关心患者，耐心倾听患者的主观感受，及时予以安慰，指导患者可采取听音乐等放松心情、转移注意力的方法，鼓励其以乐观的心态配合治疗和护理。

3.症状护理　疼痛剧烈、频繁和入睡困难者，报告医师，酌情给予镇痛、催眠药对症处理，并注意观察药物疗效与不良反应，发现异常情况及时报告医师处理。

4.安全护理　患者因感觉障碍，对冷热、疼痛感觉减退或消失，告知患者应避免高温或过冷刺激，慎用热水袋或冰袋，防止发生烫伤或冻伤；外出活动时专人看护，活动区域保持平整安全；床旁不能摆放各类利器，避免患者接触利器，防止发生意外；尽量穿平底软鞋，地面湿滑时不要行走，以免发生摔伤等意外。

5.皮肤护理　保持床单位整洁、干燥、无渣屑，每1～2小时翻身1次，消瘦的患者给予垫海绵垫或在骨隆突处贴防压疮膜，防止皮肤发生压疮；防止感觉障碍的身体部位受压或受到机械性刺激。

6.生活护理　患者卧床期间，协助其保持卧位舒适，做好晨晚间护理，满足患者生活上的合理需求。

7.饮食护理　协助患者进食，鼓励患者多吃高蛋白、高热量、高维生素的饮食，增强机体的抵抗力。

8.失用综合征、下肢静脉血栓的预防　协助患者进行功能锻炼，每日按摩、被动活动肢体每日3次，每次30～60min，穿戴抗血栓压力带，防止下肢血栓形成。

9.感知觉训练　每日用低于50℃的温水擦洗感觉障碍身体部位，以促进血液循环和刺激感觉恢复。

第五节　运动障碍

【概述】

运动障碍主要指自主运动的能力发生障碍，动作不连贯、不能完成，或完全不能随意运动。

【常见原因及表现】

1.痛性运动障碍　见于癔症。

2.间歇性运动障碍　一般见于血管性病变，肢体血液循环障碍。运动中肌肉不能得到相应的血液供应，因而发生运动障碍，休息或暂停运动后又可改善，运动障碍呈间歇性。

3.职业性运动障碍　属于职业性神经官能症。由于心理因素，患者一从事其职业所要求的运动时，就会出现肌肉痉挛或无力，以致不能运动或运动障碍，停止该种运动或做其他动作时则无运动障碍。

4.面-口运动障碍　这是一种专门累及面部及口部肌肉的迟发性运动障碍，多由药物引起。

5.迟发性运动障碍　面颊、口及颈部肌肉不自主的、典型的重复运动，主要因长期服用神经松弛药、抗精神病药物所致，常见于老年人。停药后可能长时间仍不缓解。

6.锥体外系统病变引起的运动障碍　患者肌张力增高，全身肌肉僵硬，故运动笨拙，精细运动困难，行走缓慢，步态慌张，表情呆板。常见于帕金森病或肝豆状核变性等。

【护理】

1.良肢位的摆放　对于抑制肌肉痉挛、减少并发症、早期诱发分离运动均能起到良好的作用，同时也为进一步的康复训练创造了条件，是切实可行的护理干预措施。肢体的功能位是指关节强直固定后能发挥最大功能的位置，一般情况下，各关节的功能位如下。

肩关节：外展45°～75°，前屈30°～45°，外旋15°～20°。

肘关节：屈肘90°。

尺桡关节：前臂中立位。

腕关节：背屈30°，略偏尺侧(小手指侧)。

髋关节：屈曲5°左右或伸直180°。

距小腿关节：跖屈5°～10°。

2.康复训练方法

(1)上肢康复训练方法：康复训练应遵循一定的规律，因肢体的运动功能恢复以先近端后远端的顺序出现，因此，在锻炼时以肩关节的活动恢复为先，逐渐地过渡到肘关节、腕关节的恢复，手指功能的恢复则相对较慢，其中拇指的功能恢复最慢。患者不可心急，应循序渐进。

①肩关节运动：患者双手十指交叉，患手拇指位于健手拇指之上置于腹部，用健侧上肢带动患侧上肢做上举运动，尽量举至头顶。

②肘关节运动：患者双手十指交叉(交叉方法同前)，双侧上臂紧贴胸臂，在胸前做伸肘屈肘运动，屈肘时尽量将双手碰到胸壁。

③腕关节运动：患者双手十指交叉，患手拇指位于健手拇指之上，肘关节屈曲置于胸前，双侧上臂紧贴胸壁，用健手腕关节带动患侧做腕关节屈伸运动，先左后右。

④掌指关节运动：患手四指伸直并拢，用健手握住患手四指，拇指抵住手背近侧指关节处做掌指关节屈伸运动。

(2)下肢康复训练方法：患者要重新站起来，腰背肌群的肌力锻炼和髋、膝、距小腿关节的功能康复运动就显得十分重要。

①桥式运动：患者仰卧位，双手十指交叉(交叉方法同前)上举，双腿屈髋屈膝，双足踏床，慢慢地尽量抬起臀部，维持一段时间(5～15s)后慢慢放下。如果患者不能自动抬起臀部，家属可一手按住患者的两膝，另一手托起患者的臀部帮助患者完成此动作。

②抱膝运动：患者双手抱住患侧下肢，持续2～3min，如果不能自行完成，家属

可协助完成此动作。该运动可防止肢体痉挛。

③夹腿运动：患者仰卧位，双手交叉至腹前，屈髋屈膝，足踏床面，然后做髋关节的外展内收运动。

④屈髋屈膝运动：双手交叉举至头的上方，家属一手扶持患侧膝关节，一手握住踝部，患者足部不离床做向后方滑动，完成髋、膝关节屈曲运动，然后慢慢地将下肢伸直。

⑤距小腿关节运动：家属一手按住患侧小腿前部，另一手托住足跟，前臂抵住足掌加压做背伸，并维持数秒钟，手法要柔和，切忌粗暴。

以上动作每天做 2 次，每个动作做 10～20 遍。

3.心理康复护理　患者由于神经系统的完整性受到破坏，患者出现偏瘫、感觉及认知功能障碍，会产生一系列不同程度的心理活动异常和情感变化，常表现为自卑、依赖、焦虑不安、急躁、易怒等心理特征。康复训练中，患者的心理状态能直接影响康复的进展，因此要把心理护理贯穿在整个早期康复训练中。

(1)建立良好的护患关系：良好的护患关系是心理护理的基础和保证。护士与患者接触时要以良好的形象、真诚的态度、娴熟的操作取得患者的信任，言语要谦逊，多予积极暗示，给患者带来积极的心理感受，有意识地与患者建立一种良好的人际关系。

(2)支持性的心理护理：研究表明，社会支持对心理健康具有积极的作用，被试者所获得的社会支持越多，心理障碍的症状就越少。良好的家庭、社会支持系统对脑卒中幸存者的全面康复及回归社会具有明显的促进作用。护士应争取家属和单位的合作，鼓励他们给予患者积极的支持作用，如合理安排探视和陪伴，鼓励家属参与早期的康复训练等。

(3)激励式心理护理：脑卒中患者往往难以接受卒中后的肢体残疾、生活不能自理、不能重返工作岗位等现实，产生各种负面情绪。此时应帮助患者做好由正常人转化为残疾者的角色转换，树立战胜疾病、适应生活、早日重返工作岗位的信心。不定时地请已出院康复患者来康复室进行现身说法，从而激励他们树立起战胜疾病的信心。

(4)音乐疗法：创造优美舒适的环境，在患者康复训练时放一些优美、舒畅、欢快、激昂的音乐来调节患者的情绪。

第六节 认知障碍

认知是指外界信息经过加工处理转换成内在的心理活动，从而获取信息或应用信息的过程。它包括记忆、语言、视空间、执行、计算和理解判断等方面。认知障碍是指上述几项认知功能中的一项或多项受损。认知障碍包括记忆力障碍、失语、视空间障碍、执行功能障碍、计算力障碍、失用、失认、轻度认知障碍、痴呆等。

一、评估意义

认知障碍的程度将直接影响患者在院期间的安全问题、配合治疗护理的能力、日常生活自理的独立程度，及出院后的转归及安置。

二、评估要点及方法

1.与患者交流观察患者反应是否迟钝，思路是否清晰，语句是否经常中断，有无联想障碍，所想内容是否现实，有无幻觉、妄想及自大的想法。

2.智能表现，应观察患者的行为表现是否符合其受教育背景，对自身的疾病及特殊行为能否有正确的认识，还要观察其注意力集中情况和抽象理解能力。

3.利用简易智能精神状态检查量表来评估患者的认知程度，临床护士经常利用量表中的问题来了解患者认知障碍的程度。

第七节 吞咽功能障碍

吞咽是指食物从口、咽、食管至胃的过程。吞咽障碍是指食物从口至胃的推进过程受到阻碍，其原因是由于各种原因损害了双侧舌咽、迷走神经或皮质脑干束所致的机械性梗阻，或神经和肌肉功能发生障碍。患者表现为吞咽困难，有梗阻感、进食呛咳、构音不清、言语障碍等。

一、评估意义

吞咽障碍可影响患者的摄食和营养的吸收，严重者发生误吸，引起吸入性肺炎，甚至危及生命。准确评估患者吞咽障碍的程度，给予积极的治疗和护理措施，不仅保证营养的充足，更重要的是保证患者的安全。

二、评估要点及方法

1.评估患者的意识状态、认知状态、肺部感染和营养状态。

2.观察下颌、口唇、舌、软腭及咽反射情况。

3.反复唾液吞咽试验，观察喉部能否上升或下降2cm。

4.洼田饮水试验：根据患者的状态让其取端坐位喝30ml温水，观察所需要的时间和呛咳情况。1分：5秒内饮完，无呛咳、停顿；2分：一次饮完，但超过5秒，或分2次饮完，无呛咳、停顿；3分：能一次饮完，有呛咳；4分：2次以上饮完，有呛咳；5分：呛咳多次发生，全部饮完有困难。分越高吞咽障碍越严重，3分以上者酌情给予鼻饲。

5.电视透视检查：患者需进食钡剂，同时进行X线透视观察，是评定吞咽功能的金标准。

第八节 眩晕

【概述】

眩晕是机体对于空间关系的定向感觉障碍或平衡感觉障碍，是一种运动幻觉或运动错觉。表现为患者自觉周围物体旋转或向一侧移动，或者觉得自身在旋转、摇晃或上升下降。

【常见原因及表现】

前庭系统是人体辨别方向的主要结构，因此，该系统的病变是产生眩晕的主要原因。前庭系统分为周围和中枢两部分，此两部分的病变在临床上所引起眩晕的临床表现不一样，分别叫做周围性眩晕和中枢性眩晕。

1.周围性眩晕　起病急，眩晕突然发生，且程度重。每次发作持续时间较短，自数分钟、数小时乃至数天。少有超过1周者。患者自觉旋转感、自身运动感，常伴有耳鸣或耳聋，可有自主神经症状。查体有眼球震颤。多见于梅尼埃综合征，中耳感染，乳突及迷路感染，迷路炎，前庭神经炎，急性前庭神经损伤，耳咽管阻塞，外耳道耵聍等。

2.中枢性眩晕　眩晕感较轻，常可忍受。逐渐起病，持续时间较久，数天、数月，甚至与原发病同始终。患者自觉周围物体旋转或向一侧移动，“头重脚轻”，有如酒醉之感。自主神经症状不明显，意识状况视病变部位及发展而定，多有意识障碍乃至昏迷，如果前庭和耳窝的功能均受累，则常伴有脑干中其他神经受累的表现。查体可有眼球震颤。多见于颅内压增高、脑供血不足、听神经瘤、颅脑外伤、小脑病变、第四脑室及脑干占位性病变及癫痫。

【护理】

1.护理评估　了解患者眩晕发作的类型、频率、持续时间，有无诱发因素及伴随症状，评估患者对疾病的认识程度，了解患者情绪状态及发作时受伤情况。

2.预防受伤

(1)眩晕发作时患者应尽量卧位，避免搬动。

(2)保持安静，不要恐慌，尽量少与患者说话、减少探视。

(3)在急性发作期间，应卧床休息，避免单独勉强起床行走，以免发生跌倒意外。

(4)间歇期活动扭头或仰头动作不宜过急，幅度不要过大，防止诱发本病发作或跌伤。

(5)发作时如出现呕吐，应及时清除呕吐物，防止误吸。

(6)发作期可给予镇静药及血管扩张药，以起到稳定情绪及改善局部的血液循环作用。

3.生活护理

(1)眩晕发作期间，患者应自选体位卧床休息。病室保持安静，光线尽量柔和，但空气要流动通畅，中午休息可戴眼罩。

(2)眩晕严重时额部可放置冷毛巾或冰袋，以减轻症状。

(3)发作期间由于消化能力减低，故应给予清淡、易消化的半流质饮食，同时还应协助做好进食、洗漱、大小便等护理，保持体位舒适。

(4)外出检查用轮椅外送，专人陪同。

4.心理支持　反复发作眩晕，会使患者及家属精神都十分紧张。医师和护士应态度亲切，给予必要的安慰。鼓励患者保持愉快心情，淡化患者角色，情绪稳定，避免过多操劳和精神紧张。

5.健康教育

(1)眩晕以原发病的防治为主。平时防止进食过饱，晚餐以八分饱为宜；日间多喝淡茶，对心脏有保护作用。注意多摄入含蛋白质、镁、钙丰富的食物，既可有效地预防心脑血管疾病，也可减少脑血管意外的发生。

(2)避免空调冷风直吹颈肩部肌肉，注意保暖。居室宜安静，保证充足的睡眠。保持心情舒畅，情绪稳定。

(3)平时应监测自己的血压，尽量不做快速转体动作，以免诱发眩晕，注意先兆症状，如发现突然眩晕、剧烈头痛、视物不清、肢体麻木等，及时去医院治疗。

(4)戒绝刺激性饮食及烟、酒，宜用少盐饮食。平时应有良好的生活习惯，保持足够睡眠，避免过度紧张的脑力与体力劳动，以防止复发。

第九节 尿便障碍

尿便障碍主要由自主神经功能紊乱引起，病变部位在皮质、下丘脑、脑干和脊髓。排尿障碍主要表现为排尿困难、尿频、尿潴留、尿失禁及自动性排尿等，由排尿中枢或周围神经病变所致。排便障碍主要表现为便秘、便失禁、自动性排便以及排便急迫，可由神经系统病变引起，也可由消化系统或全身疾病引起。

一、评估意义

尿便障碍可引起多种并发症，如尿潴留引起尿路感染、昏迷患者躁动；便秘患者用力排便可使颅内压增高而诱发脑疝危及生命；尿便失禁可引起压疮、肛周破溃感染等。因此，及时、准确的评估患者的尿便问题，可有助于了解病情变化，防止并发症，保证安全，促进舒适。

二、常见临床类型的判断

1.排尿障碍的临床类型

(1)感觉障碍性膀胱：又称感觉性无张力膀胱，由于脊髓后索或骶神经后根受损导致排尿反射弧的传入障碍。早期表现为排尿困难，排不尽；晚期膀胱感觉丧失，表现为尿潴留或充盈性尿失禁。

(2)运动障碍性膀胱：又称运动性无张力膀胱，由于骶髓前角或前根受损导致排尿反射弧的传出障碍。早期表现为排尿困难，有尿意存在，膀胱不能完全排空，严重的有疼痛感；晚期表现尿潴留或充盈性尿失禁。

(3)自主性膀胱：脊髓排尿反射中枢、马尾或盆神经受损，使膀胱完全脱离运动、感觉神经的支配而成为自主器官。早期表现为排尿困难，膀胱膨胀，压力性尿失禁；晚期出现充盈性尿失禁。

(4)反射性膀胱：又称自动膀胱，由于两侧锥体束受损，导致排尿完全由骶髓中枢控制，并引起的排尿反射亢进。表现为尿频、尿急以及间歇性尿失禁。

(5)无抑制性膀胱：由于皮层和锥体束受损导致对骶髓排尿中枢的抑制减弱。表现为尿频、尿急、尿失禁、尿不尽等。

2.排便障碍的临床类型

(1)便秘:是指 2～3 天或 3 天以上排便 1 次,粪便干硬。表现为粪便排出困难,便量少,干硬,可同时伴有烦躁、腹胀、纳差等其他不适症状。

(2)便失禁:是指肛门内、外括约肌处于松弛状态,表现为粪便在直肠肛门时,不能自控,粪便不时地流出。

(3)排便急迫:神经系统病变引起的排便急迫较为少见,可见于腰骶部神经刺激性病变,常伴有鞍区痛觉过敏。表现为有便意时粪便就会马上流出,无法控制。

(4)自动性排便:是指由于脊髓受损中断了高级中枢对排便反射的抑制,排便反射增强所致不受意识控制的排便。表现为排便不受意识控制,每日自动排便4～5次以上。

三、评估要点及方法

1.评估患者排尿的时间、频率、次数、尿量、颜色等。

2.评估患者排尿时有无排尿困难、烧灼感、排尿痛、尿失禁等。

3.评估患者排便的时间、次数、排便难易度、有无饱腹感及便失禁等。

4.观察粪便的颜色、性质、量、形态等。

5.观察有无尿路感染、压疮、肛裂及出血等并发症的发生。

第十节　脑脊液漏

【概述】

脑脊液存在于脑室及蛛网膜下腔内,脑脊液经由鼻腔、耳道或开放伤口流出称为脑脊液漏。

【常见原因及表现】

1.常见原因

(1)自发性(或非创伤性)脑脊液漏:是指无手术或者外伤史而出现的脑脊液漏。但事实上,这种情况很罕见。多数病例追问病史会发现多年前有创伤、手术或肿瘤病史。进一步检查可发现颅底骨质的先天发育异常。

(2)创伤性脑脊液漏:脑脊液漏最常见的原因是外伤。颅骨骨折累及相应的硬膜、蛛网膜撕裂将导致脑脊液漏。

(3)术后发生的脑脊液漏:术后脑脊液漏主要包括脑脊液伤口漏和累及气窦的脑脊液漏。常见部位有颅后窝、颅前窝、筛窦、前床突及蝶窦区域的手术。手术过程中开放了与颅底相邻的气窦,而没有严密修补硬脑膜及修复颅底骨质缺失所引起。

2.临床表现

(1)脑脊液鼻漏:多见于前颅底骨折,发生率高达39%。急性者伤后常有血性液体自鼻腔溢出,眼眶下淤血(俗称熊猫眼),眼结膜下出血,可伴有嗅觉丧失或减退,偶有伤及视神经及动眼神经,出现相应症状。

(2)脑脊液耳漏:常为颅中窝骨折累及鼓室所致,因岩骨位于颅中、后窝交界处,无论岩骨的颅中窝部分或颅后窝部分骨折,只要伤及中耳腔,则皆可有血性脑脊液进入鼓室。若耳鼓膜有破裂时,溢液经外耳道流出,鼓膜完整时脑脊液可经咽鼓管流向咽部;甚至由鼻后孔流入鼻腔再自鼻孔溢出,酷似前颅窝骨折所致鼻漏,应予鉴别。

(3)脑脊液伤口漏:因为硬膜修复欠妥或伤口感染愈合不良引起。

【护理】

1.严密观察生命体征,及时发现病情变化。

2.脑脊液漏患者应绝对卧床休息,取头高位,床头抬高30°,枕上垫无菌垫巾,保持清洁、干燥。耳漏患者头偏向患侧,维持到脑脊液漏停止后3~5d。

3.做好健康指导,禁止手掏、堵塞冲洗鼻腔和耳道,减少咳嗽、打喷嚏等动作,防止发生颅内感染和积气。

4.脑脊液鼻漏者禁止经鼻插胃管和鼻腔吸痰等操作,以免引起颅内感染。

5.遵医嘱按时使用抗菌药物,并观察用药效果。

第十一节 面瘫

【概述】

面瘫即指面肌瘫痪,是由各种原因导致的面神经受损而引起的病症。

【常见病因及表现】

1.常见病因

(1)外伤性面瘫:颅底骨折造成颞骨骨折,可引起周围性面瘫。引起损伤的原因包括:骨折片的压迫、神经撕裂;神经挫伤、神经内血肿形成等。

(2)Bell麻痹(特发性面神经炎):是一种原因不明的急性周围性面瘫。病因有着凉、受风等诱因,造成面神经营养血管的痉挛致使神经缺血。

(3)耳带状疱疹感染(Ramsey-Hunt综合征):耳带状疱疹是由带状疱疹病毒感染,侵犯面神经为主的一种疾病,可同时累及耳蜗神经及前庭神经。发病后除有面瘫外,可合并有耳鸣、听力下降、眩晕、走路不稳,耳后疱疹及耳部疼痛等症状。

(4)耳部及腮腺手术所致：中耳疾病和腮腺手术常可造成面神经损伤。术后即刻出现的面瘫，表明神经有断裂，应急诊行面神经探查吻合术。迟发性面瘫多与神经水肿有关，应予保守治疗。

(5)脑桥小脑角手术所致：多见于脑桥小脑角肿瘤(听神经瘤、脑膜瘤)等手术后，面神经脑桥小脑角段断裂。术中明确面神经断裂者，术后3个月内应行面神经—舌下神经或副神经吻合术。术中面神经保留者，术后3～6个月应行电生理学检查，评价神经功能，未能恢复者，争取早做神经吻合术。

2.临床表现　出现面瘫后患者表现为额纹消失、眼睑不能完全闭合，鼻唇沟消失，嘴角偏斜；病侧不能做鼓气和撅嘴等动作。吃饭时面瘫侧有食物存留，有时有眼部干燥、味觉减退等症状。

【护理】

1.心理护理：面瘫患者因为口角歪斜、进食不便、流涎，且无特殊治疗方法，疗效慢，所以有悲观失望情绪。护士应针对这些心理特点，尊重、关心患者，与患者说话时不要长时间凝视其面部。在治疗护理操作前讲明治疗护理目的、意义，用成功病例鼓励患者，增加其治疗的信心。

2.患者因为眼轮匝肌麻痹，眼睑闭合不全，护士应指导患者日间用眼药水，以生理盐水湿纱布覆盖；夜间涂用抗生素软膏，必要时采用蝶形胶布固定，以防止干燥性角膜炎发生，勿用手去揉擦或触摸眼睛，否则容易感染结膜引起炎症。

3.患者因为颊肌和口轮匝肌麻痹，所以咀嚼食物后易存留于龈沟，护士应指导患者进食后及时清理口腔残留物，防止口腔感染。

4.患者因为面神经受累，可出现唾液分泌减少和味觉减退。护士应指导患者缓慢进食，给予易消化、高营养的半流质或软食，饮食不宜过热过凉，尽量避免用力咀嚼。嘱患者保暖，勿受凉，禁止用力擤鼻、打喷嚏、剧烈咳嗽等增加头部震动。

5.嘱咐患者面部不要受凉，不要着急，外出勿受凉感冒。

6.面瘫的局部护理：热敷祛风：以生姜末局部敷于面瘫侧，每日30min，温湿毛巾热敷面部，每日2～3次，并于早晚自行按摩患侧，按摩时力度要适宜、部位准确；按摩的手法为额部为上下按摩，面部为水平按摩，每次按摩均应在达到患侧风池穴。只要患侧面肌能运动就可自行对镜子做皱额、闭眼、吹口哨、示齿等动作，每个动作做2个八拍或4个八拍，每天2～3次，对于防止麻痹肌肉的萎缩及促进康复是非常重要的。

第四章　颅内高压病人的护理

颅内压增高是神经外科常见临床病理综合征，是脑肿瘤、颅脑损伤、脑出血、脑积水和颅内炎症等共有征象。由于上述原因导致颅内压持续高于2.0kPa（200mmH_2O），并出现头痛、呕吐、视神经盘水肿症状。严重者可引发脑疝危象，使患者因呼吸、循环衰竭而死亡。

一、专科护理

（一）护理要点

降低颅内压，缓解疼痛，维持正常的脑组织灌注，密切观察病情变化，预防及处理并发症，避免颅高压危象的发生。

（二）主要护理问题

1.脑组织灌注量异常与颅内压增高有关。

2.头痛与颅内压增高有关。

3.体液不足与应用脱水剂及颅内压增高引起的呕吐有关。

4.焦虑与担心疾病预后有关。

5.潜在并发症：脑疝。

（三）护理措施

1.*一般护理*　保持病室安静，避免情绪激动，以免血压骤升而导致颅内压增高。保持呼吸道通畅，及时清除呼吸道分泌物和呕吐物。

2.*对症护理*

(1)脑组织灌注量异常的护理

1)给予头高位，抬高床头15°～30°，利于颅内静脉回流，减轻脑水肿。

2)适当限制盐摄入量，每日宜＜5g，注意水、电解质平衡。

3)避免剧烈咳嗽和便秘，鼓励患者多食粗纤维丰富的食物。对已有便秘者，遵医嘱给予开塞露或低压小剂量灌肠，禁忌高压灌肠。

(2)头痛的护理：观察头痛的部位、性质、程度、持续时间及变化，避免咳嗽、打喷嚏、弯腰、用力活动等以加重头痛，遵医嘱应用镇痛剂，但禁用吗啡、哌替啶，以免抑制呼吸中枢。

(3)体液不足的护理:使用脱水剂时要注意观察24小时液体出入量,并准确记录。有呕吐的患者,要观察呕吐物的量和性质,防止误吸。

(4)焦虑的护理:为患者提供舒适的环境,尽量减少不良刺激。给予适当解释,缓解其紧张情绪。

(5)潜在并发症的护理:密切观察病情变化,警惕脑疝发生。特别是观察意识状态,如意识由清醒、模糊转为浅昏迷、昏迷或深昏迷时,应立即提醒医生。监测患者呼吸节律和深度、脉搏快慢和强弱、血压和脉压的变化。如出现血压上升、脉搏缓慢有力、呼吸深慢则提示颅内压升高。根据病情给予应用颅内压监测。

二、健康指导

(一)疾病知识指导

1.概念　颅腔内的脑组织、脑脊液和血液三种内容物,与颅腔容积相适应,保持颅内处于一定的压力。颅内压就是颅腔内容物对颅腔壁的压力,成年人的正常颅内压为0.7～2.0kPa(70～200mmH_2O),儿童正常颅内压为0.5～1.0kPa(50～100mmH_2O)。

2.主要的临床症状

(1)头痛:为颅内压增高最常见的症状。疼痛部位多在额部、颞部,可从颈枕部向前方放射至眼眶。头痛程度随颅内压增高而呈进行性加重,以早晨和晚间较重,头痛的性质以胀痛和撕裂痛为主。

(2)呕吐:当头痛剧烈时,可伴有恶心和呕吐。呕吐呈喷射性,易发生于饭后,但进食与呕吐无因果关系。

(3)视神经盘水肿:主要表现为视神经盘充血、边缘模糊不清、中央凹陷消失、视盘隆起、静脉怒张。若视神经盘水肿长期存在,会发生视神经继发性萎缩甚至失明。

(4)意识障碍:颅内压增高初期意识障碍可出现嗜睡、反应迟钝,严重时可出现昏迷,伴有瞳孔散大、对光反应消失、去脑强直等。

(5)生命体征变化:主要表现为血压升高、脉搏徐缓、呼吸不规则、体温升高等。

3.颅内压增高的诊断　头部CT扫描是诊断颅内占位性病变的首选辅助检查措施;在CT不能确诊的情况下,可进一步行MRI检查,以利于确诊;脑血管造影主要用于疑有脑血管畸形或动脉瘤等血管疾病者;头部X线摄片可在颅内压增高时见颅骨骨缝分离,指状压迹增多。

4.颅内压增高的处理原则

(1)病因治疗：对于有颅内占位性病变者，争取手术治疗；有脑积水者，行脑脊液分流术；脑室穿刺外引流、颞肌下减压术以及各种脑脊液分流术，均可缓解颅内压。

(2)降低颅内压脱水治疗：利用高渗性和脱水性利尿剂，使脑组织间的水分通过渗透作用进入血液循环再由肾脏排出，从而达到降低颅内压的作用。

(3)常用地塞米松5～10mg，静脉或肌内注射，预防和缓解脑水肿。

(4)冬眠低温疗法：应用药物和物理方法降低患者体温，以降低脑耗氧量和脑代谢率，减少脑血流量，防止脑水肿的发生、发展。

(二)饮食指导

1.患者头痛、呕吐剧烈时，可给予禁食，呕吐缓解后可少食多餐。

2.冬眠低温治疗的患者，每日液体入量不宜超过1500ml。因肠蠕动减慢，应观察患者有无胃潴留、腹胀、便秘、消化道出血等症状，注意防止反流和误吸。

3.养成良好的饮食习惯，增加营养，忌油腻、坚硬、刺激性食物，以免影响血管收缩，不利于伤口愈合。

4.保持水分摄入。

(三)用药指导

1.使用脱水药物时，应注意输液速度并观察脱水治疗的效果。脱水药物应按医嘱定时使用，停药前应逐渐减量。

2.应用激素药物治疗时，应观察有无诱发应激性溃疡出血、感染等不良反应。

3.应用抗生素治疗、控制颅内感染或预防感染。

(四)日常生活指导

1.患者应保持良好的心态，安心休养，避免情绪激动，以免血压骤升而导致颅内压增高。

2.肢体活动障碍、生活不能自理者，指导其继续加强锻炼，配合治疗。

3.有癫痫发作的患者应按时服药，不可随意停药和更改剂量。发作时注意患者安全，保持呼吸道通畅。

第五章　脑疝病人的护理

脑疝是由于颅内压不断增高，其自动调节机制失代偿，脑组织从压力较高区向低压区移位，部分脑组织通过颅内生理空间或裂隙疝出，压迫脑干和相邻的重要血管和神经，出现特有的临床征象，是颅内压增高的危象，也是引起患者死亡的主要原因。脑疝是脑移位进一步发展的后果，一经形成便会直接威胁中脑或延髓，损害生命中枢，常于短期内引起死亡。

一、专科护理

（一）护理要点

降低颅内压，严密观察病情变化，及时发现脑疝发生，给予急救护理。

（二）主要护理问题

1.脑组织灌注量异常与颅内压增高、脑疝有关。

2.清理呼吸道无效与脑疝发生意识障碍有关。

3.躯体移动障碍与脑疝有关。

4.潜在并发症：意识障碍、呼吸、心脏骤停。

（三）护理措施

1.*一般护理*　病室温湿度适宜，定期开窗通风，光线柔和，减少人员探视。患者取头高位，床头抬高15°～30°，做好基础护理。急救药品、物品及器械完好备用。

2.*对症护理*

（1）脑组织灌注量异常的护理

1）给予低流量持续吸氧。

2）药物治疗颅内压增高，防止颅内压反跳现象发生。

3）维持血压的稳定性，从而保证颅内血液的灌注。

（2）清理呼吸道无效的护理

1）及时清理呼吸道分泌物，保持呼吸道通畅。

2）舌根后坠者应抬起下颌或放置口咽通气道，以免阻碍呼吸。

3）翻身后保证患者体位舒适，处于功能位，防止颈部扭曲。

4)昏迷患者必要时行气管插管或气管切开,防止二氧化碳蓄积而加重颅内压增高,必要时使用呼吸机辅助呼吸。

(3)躯体移动障碍的护理

1)给予每1～2小时翻身1次,避免拖、拉、推等动作。

2)每日行四肢关节被动活动并给予肌肉按摩,防止肢体挛缩。

3)保持肢体处于功能位,防止足下垂。

(4)潜在并发症的护理

1)密切观察脑疝的前驱症状,及早发现颅内压增高,及时对症处理。

2)加强气管插管、气管切开患者的护理,进行湿化气道,避免呼吸道分泌物黏稠不易排出。

3)对呼吸骤停者,在迅速降颅压的基础上按脑复苏技术进行抢救,给予呼吸支持、循环支持和药物支持。

二、健康指导

(一)疾病知识指导

1.概念　当颅腔内某一分腔有占位性病变时,该分腔的压力高于邻近分腔,由于颅压的持续增高迫使一部分脑组织向压力最小的方向移位,并被挤进一些狭窄的裂隙,造成该处脑组织、血管及神经受压,产生相应的临床症状和体征,称为脑疝。根据移位的脑组织及其通过的硬脑膜间隙和孔道,可将脑疝分为:小脑幕切迹疝,是位于幕上的脑组织(颞叶的海马回、沟回)通过小脑幕切迹被挤向幕下,又称颞叶沟回疝;枕骨大孔疝是位于幕下的小脑扁桃体及延髓经枕骨大孔被挤向椎管内,又称为小脑扁桃体疝;一侧大脑半球的扣带回经镰下孔被挤入对侧分腔可产生大脑镰下疝,又称扣带回疝。

2.主要的临床症状

(1)小脑幕切迹疝

1)颅内压增高的症状:表现为剧烈头痛及频繁呕吐,并有烦躁不安。

2)意识改变:表现为意识模糊、浅昏迷以至深昏迷,对外界的刺激反应迟钝或消失。

3)瞳孔改变:双侧瞳孔不等大。初起时患侧瞳孔略缩小,对光反射稍迟钝,逐渐患侧瞳孔出现散大,略不规则,直接及间接对光反射消失,但对侧瞳孔仍可正常。这是由于患侧动眼神经受到压迫牵拉所致。另外,患侧还可有眼睑下垂、眼球外斜等。如脑疝继续发展,则出现双侧瞳孔散大,对光反射消失。

4)运动障碍:多发生于瞳孔散大侧的对侧,表现为肢体的自主活动减少或消失。如果脑疝继续发展，症状可波及双侧，引起四肢肌力减退或间歇性出现头颈后仰、四肢挺直、躯背过伸、角弓反张等去大脑强直症状，是脑干严重受损的特征性表现。

5）生命体征的紊乱：表现为血压、脉搏、呼吸、体温的改变。严重时血压忽高忽低，呼吸忽快忽慢，出现面色潮红、大汗淋漓，或者面色苍白等症状。体温可高达41℃以上，也可低至35℃以下而不升，甚至呼吸、心跳相继停止而死亡。

（2）枕骨大孔疝：表现为颅内压增高、剧烈头痛、频繁呕吐、颈项强直或强迫头位等。生命体征紊乱出现较早，意识障碍、瞳孔改变出现较晚。因脑干缺氧，瞳孔可忽大忽小。由于位于延髓的呼吸中枢严重受损，呼吸功能衰竭的表现更为突出，患者早期即可突发呼吸骤停而死亡。

（3）大脑镰下疝：引起患侧大脑半球内侧面受压部的脑组织软化坏死，可出现对侧下肢轻瘫，排尿障碍等症状。

3.脑疝的诊断　脑疝的最大危害是干扰或损害脑干功能，通过脑干受累临床表现进行诊断。由于病程短促，常常无法进行头部CT检查。

4.脑疝的处理原则

（1）关键在于及时发现和处理。对于需要手术治疗的病例，应尽快进行手术治疗。患者出现典型脑疝症状时，应立即选用快速降低颅内压的方法进行紧急处理。

（2）可通过脑脊液分流术、侧脑室外引流术等降低颅内压、治疗脑疝。

（二）饮食指导

1.保证热量、蛋白质、维生素、碳水化合物、氨基酸等摄入。

2.注意水、电解质平衡。

3.保持大便通畅，必要时可使用开塞露通便、服用缓泻剂或给予灌肠。

（三）用药指导

1.遵医嘱按时、准确使用脱水利尿药物，甘露醇应快速静脉滴注，同时要预防静脉炎的发生。

2.补充钾、镁离子等限制输液滴速药物时，要告知患者家属注意事项，合理安排选择穿刺血管。

3.根据病情变化调整抗生素前，详细询问药物过敏史。

（四）日常生活指导

1.意识昏迷、植物生存状态患者应每日定时翻身、叩背，保持皮肤完整性。加强观察与护理，防止压疮、泌尿系感染、肺部感染、暴露性角膜炎及废用综合征等并发症发生。

2.肢体保持功能位，给予康复训练。

第六章 脑积水病人的护理

一、概述

单纯脑积水概念是指脑脊液在颅内过多蓄积。其常发生在脑室内,也可累及蛛网膜下腔。脑脊液动力学障碍性脑积水是指脑脊液的产生或吸收过程中任何原因的失调所产生的脑脊液蓄积。如脑积水是由于脑脊液循环通道阻塞,引起其吸收障碍,脑室系统不能充分地与蛛网膜下腔相通称梗阻性脑积水。如阻塞部位在脑室系统以外,蛛网膜下腔为脑脊液吸收的终点,称为交通性脑积水。

二、临床表现

1.高颅压性脑积水 是由于脑脊液循环通路上的脑室系统和蛛网膜下腔阻塞,引起脑室内平均压力或搏动性压力增高产生脑室扩大,以至不能代偿。主要表现为:

(1)头痛:以双额部疼痛最常见,在卧位及晨起较重。

(2)恶心、呕吐:常伴有头痛。

(3)共济失调:多属躯干性,表现站立不稳、宽足距、大步幅。

(4)视物障碍:视物不清、视力丧失、因外展神经麻痹产生复视。

2.正常颅压脑积水 指脑室内压力正常,有脑室扩大。临床表现为步态不稳、反应迟钝和尿失禁。

三、治疗

对颅压高性脑积水引起视力急剧减退或丧失者,应按急症处理,行脑脊液分流术或行暂时的急症脑室穿刺持续外引流。对于梗阻性脑积水还可以选择第三脑室造瘘术。

四、护理评估

1.评估患者一般情况:评估患者饮食、睡眠、营养状况、生活自理能力、既往史、家族史、过敏史、个人史。

2.评估患者意识状态、记忆力。

3.评估患者头痛的部位、程度以及有无伴随症状。

4.评估患者视力障碍的程度,了解疾病对神经功能的影响。

5.评估患者共济失调的类型、程度。

6.评估患者首发症状,有无合并症。

7.了解相关辅助检查

(1)头颅 CT:是其重要检查方法,可以观察脑室扩大程度。

(2)MRI:对脑脊液动力学检查、对脑积水的诊断和鉴别诊断均有意义。

五、主要护理问题

1.有外伤的危险。

2.舒适的改变。

3.潜在并发症:颅内压增高、感染、癫痫、低颅压、颅内出血。

4.腹胀。

六、护理措施

1.手术前

(1)严密观察生命体征及颅压高症状,发现异常及时报告医生,给予处理。

(2)共济失调及视力障碍病人,加强病房设施的检查,保持地面的清洁、干燥,物品放置有序,并做好安全保护,防止外伤。

(3)做好基础护理,满足病人的基本生活需要。

(4)备好抢救设备、物品及药品。

(5)心理护理:加强与患者的沟通,了解其心理需求,耐心解答患者提出的问题并向其讲解所患疾病相关知识,向患者提供本病成功病例的相关信息,以减轻患者紧张、恐惧心理,增强手术治疗疾病的信心。

(6)认真倾听患者主诉,对于患者出现不适症状时,及时报告医生,给予相应的治疗和护理措施,以减轻症状及不适。

(7)加强营养:告诉病人尽量不偏食,多食用水果蔬菜,增加肉、蛋、奶的食用,并保证充足的水分(1500～2000ml/d),以保证大便通畅及增加机体的抵抗力,适应手术。

(8)做好基础护理工作,防止合并症的发生。

(9)做好手术前准备工作:根据手术要求做好皮肤及用物准备;指导患者练习床上大小便和床上肢体活动、轴位翻身的方法;遵医嘱完成抗生素皮肤试验及手术前备血工作。

(10)病人于手术前一天晚10点禁食,12点禁水,防止麻醉插管时呕吐、窒息。

(11)术前晚沐浴后及早睡觉,如有入睡困难,可以口服镇静药,以保证较好的身体状况。

(12)手术晨,洗漱完毕,排空大小便,摘下首饰、手表、假牙等,更换清洁病服。

2.手术后护理

(1)麻醉清醒前应取枕平卧,头偏向一侧,防止分泌物、呕吐物误吸而引起窒息。麻醉清醒后可取平卧或侧卧位,床头抬高15°~20°,有利于颅内静脉回流,减轻术后脑水肿。

(2)按全麻手术准备吸引器、吸痰用物、吸氧装置及监护仪器等。

(3)与手术室护士和麻醉师认真交接患者手术中的情况;出室生命体征指标;手术切口敷料包扎及有无渗血、渗液;各种管道是否通畅及皮肤受压情况。

(4)遵医嘱观察患者神志、瞳孔、体温、脉搏、呼吸、血压情况,尤其要密切观察有无颅内压增高的症状。

(5)观察手术伤口有无渗血、渗液,发现异常及时报告医生给予处理。

(6)观察患者有无过度引流症状(颅内低压):姿势性头痛,平卧可缓解,恶心、呕吐、嗜睡,经补液、降低头部高度可以缓解。

(7)遵医嘱正确给予抗癫痫药物。

(8)做好基础护理,防止并发症的发生。

七、健康宣教

1.手术前宣教

(1)为了病人能够顺利渡过手术,手术前必须进行各项血生化及心电图、胸透等检查,以便掌握病人的心、肺、肾等重要器官的功能。

(2)为了防止手术后感染需进行抗生素皮肤过敏试验。如果病人既往有过敏史和试验后的不适必须告诉医生护士,防止过敏性休克等情况的发生。

(3)病人于手术前一天晚10点禁食,12点禁水,防止麻醉插管时呕吐、窒息。手术前晚沐浴后及早睡觉,如有入睡困难,可以口服镇静药,以保证较好的身体状况。手术晨,洗漱完毕,排空大小便,摘下首饰、手表、假牙等,更换清洁病服。

(4)术后可能有伤口疼痛,应及时向护士反映,医护人员会根据病人的具体情况给予相应的处理。

(5)在病人麻醉完全清醒前,为了防止病人躁动,影响治疗和观察,需要适当约束。

(6)术后有的1～3天有喉部疼痛症状,此为手术全麻插管造成气管黏膜轻度水肿所致,通过饮水等处理可以很快恢复。

(7)走路不稳者、复视应注意安全。

2.手术后

(1)用药的指导:告诉病人所用药物的主要作用和主要不良反应、注意事项。

(2)康复指导

1)术后病人于术后清醒后就可在护士的协助下进行活动(翻身,肢体的屈伸运动),但过于频繁的翻身和过强的活动会不利于伤口愈合、组织修复。

2)出现头痛等不适症状及时报告,以免发生意外,延误病情。

3)手术后第一天病情平稳可以床上活动,第二天在护士指导下可以下床活动,如无不适可恢复正常生活自理活动。

4)应按时、按量服用抗癫痫药物,否则可诱发癫痫的发生。

5)教会患者使用颈部引流泵,防止引流管梗阻。

3.出院指导

(1)保持伤口清洁干燥,如果伤口有红、肿、热、痛或渗液,说明有感染迹象应及时到医院处理。

(2)如果发现头痛伴恶心、呕吐、视物模糊说明有颅内压增高症状,首先要进行颈部引流泵的按压,如没有好转必须到医院来检查、治疗,以免延误病情。

(3)严格遵医嘱服药,不可随意减量、漏服、停服。

(4)遵医嘱定期复查(3个月)。复查时带好检查结果及其他客观资料。

(5)加强营养:多食用新鲜水果、蔬菜,增加肉、蛋、奶的食用,做到饮食均衡。

第七章　颅脑损伤病人的护理

第一节　概述

颅脑损伤在所有全身损伤中，仅次于四肢伤而居第2位，约占15%～20%，但其死亡率居首位。平时临床多见闭合性损伤和少数锐器、火器所致的开放伤；战时主要为火器性颅脑损伤。颅脑损伤包括头皮损伤、颅骨损伤及脑损伤。

一、颅脑损伤

颅骨损伤即颅骨骨折，系外力直接或间接作用于颅骨所致。其形成取决于外力性质、大小和颅骨结构两方面的因素。颅骨骨折分颅盖骨折和颅底骨折，两者发生率之比为4∶1。颅骨骨折的临床意义主要在于并发脑膜、血管、脑和颅神经损伤。

【颅脑损伤】

(一)颅盖骨折

按骨折形式分为两种情况。

1.线性骨折　可单发或多发，后者可能是多处分散的几条骨折线，也可能是一处多发骨折线交错形成粉碎骨折。骨折多系内板与外板全层断裂，也可为部分裂开。头颅X线摄片可以确诊。单纯的线形骨折无需特别治疗，但当骨折线通过硬脑膜血管沟或静脉窦时，应警惕并发颅内血肿。

2.凹陷骨折　骨折全层或仅为内板向颅腔凹陷，临床表现和影响视其部位范围及深度而有所不同，轻者仅为局部压迫，重者损伤局部的脑膜、血管和脑组织，进而引起颅内血肿。有些凹陷骨折可以触知，但确诊常有赖于X线摄片检查。

(二)颅底骨折

颅底骨折绝大多数是线形骨折，按其发生部位分为三种情况。

1.颅前窝骨折　常累及额骨眶板和筛骨，引起的出血经前鼻孔流出；或流进眶内、眶周皮下及球结合膜下形成淤血斑，即所谓"熊猫"眼征。骨折处脑膜破裂时，脑脊液可经额窦或筛窦由前鼻孔流出，成为脑脊液鼻漏，空气也可经此逆行进入颅腔内形成颅内积气。筛板及视神经管骨折可引起嗅神经和视神经损伤。

2.*颅中窝骨折* 常累及颞骨岩部，脑膜和骨膜均破裂时，脑脊液经中耳由鼓膜裂孔流出形成脑脊液耳漏；如鼓膜完好，脑脊液则经咽鼓管流往鼻咽部，常合并第Ⅶ或Ⅷ颅神经损伤。如骨折累及蝶骨和颞骨内侧，可伤及脑垂体和第Ⅱ、Ⅲ、Ⅳ、Ⅴ及Ⅵ颅神经。如果伤及颈内动脉海绵窦段可形成颈内动脉海绵窦瘘而出现搏动性突眼；颈内动脉如在破裂孔或在颈内动脉管处破裂，则可发生致命性鼻出血或耳出血。

3.*颅后窝骨折* 骨折累及颞骨岩部后外侧时，多在伤后2～3d出现乳突部皮下淤血(Battle征)。骨折累及枕骨基底部时，可在伤后数小时出现枕下部肿胀及皮下淤血；骨折累及枕大孔或岩骨尖后缘，还可出现个别或全部后组颅神经(即Ⅸ～Ⅻ颅神经)受累的症状，如声音嘶哑、吞咽困难。

检查主要依据上述临床症状，颅骨X线平片检查仅30%～50%能显示骨折线，必要时行颅底位片、断层摄片或CT扫描等检查。

【脑损伤及其临床表现】

脑损伤是指脑膜、脑组织、脑血管以及脑神经的损伤。脑损伤根据脑组织是否与外界相通分为开放性脑损伤和闭合性脑损伤，有时虽头皮裂开、颅骨骨折，脑挫伤严重，但只要硬脑膜未破，仍属闭合性脑损伤。高速枪弹伤可产生强大的压力波，除了弹道的损伤之外，还常引起远离弹道的软组织损伤。根据脑损伤病理改变的先后发展又分原发性和继发性脑损伤两种：原发性损伤是指暴力作用于头部立即产生的脑损伤，如脑震荡和脑挫裂伤；继发性损伤指受伤一定时间后出现的脑受损病变，如脑水肿和颅内血肿。

(一)脑震荡

脑震荡是最常见的轻度原发性脑损伤，既无肉眼可见的结构损伤，也没有神经功能废损，以功能性损伤为主。临床表现为伤后立即出现一过性意识障碍，数秒或数分钟，一般不超过半小时，清醒后大多数患者对受伤经过及伤前近期事物想不起来，称为逆行性遗忘。较重者可同时出现短暂的面色苍白、冷汗、脉搏呼吸微弱、血压下降、肌张力减退等症状。神经系统检查无阳性体征，脑脊液中无红细胞，CT或MRI无异常发现。此后可能诉有头昏头痛，活动后可有眩晕、呕吐等。

(二)弥漫性轴索损伤

弥漫性轴索损伤常是旋转力所导致的弥漫性脑损伤，由于脑的扭曲变形，在脑内产生剪切或牵拉作用，造成脑白质广泛性轴索损伤。病变可分布于大脑半球、胼胝体、小脑或脑干，显微镜下所见为轴突断裂的结构改变，可与脑挫伤合并存在。临床表现主要为受伤当时立即出现的昏迷时间较长。昏迷原因主要是广泛的轴索损伤，使皮层与皮层下中枢失去联系。若累及脑干，还可有瞳孔变化等表现。CT扫描可见大脑皮质与髓质交界处、胼胝体、脑干、内囊区或三脑室周围有多个点状或小片状出血灶；MRI能提高小出血灶的检出率。

（三）脑挫裂伤

脑挫裂伤主要是指大脑皮层及脑干的损伤。挫伤时软脑膜下有散在的点状或片状出血灶，软脑膜裂伤时，多伴有脑组织和血管的破裂，故脑挫裂伤周围常有继发性脑水肿及大小不等的出血灶或血肿形成。外伤性脑水肿反应一般约3～7d，第3～4d为高峰，严重的脑水肿亦常因颅内压增高而引发脑疝，脑水肿较轻者在高峰期后可逐渐消退。脑挫裂伤区的病灶日后可形成胶样组织瘢痕、囊肿，并常与硬脑膜内面粘连，有发生外伤性癫痫的可能，尤其是开放性颅脑伤者发生率较高。如果损伤区的病变影响了脑脊液循环，则有形成外伤性脑积水的可能；广泛的脑缺氧及脑挫裂伤可导致弥漫的或局限的外伤性脑萎缩。

临床表现：由于受伤部位各异，轻重悬殊，临床征象差别较大。一般伤后立即出现意识障碍，其深度及昏迷时间取决于损伤的范围和程度，数小时至数月不等。生命体征紊乱及神经系统阳性病征也是脑挫裂伤的主要临床征象。若在意识恢复过程中出现躁动、伤情加重、脉搏呼吸变慢、血压升高等生命体征变化时，应立即进行神经系统检查，了解有无新的神经系统阳性病征或原有体征加重，例如偏瘫、瞳孔变化、偏盲，失语及脑膜刺激征或头痛剧烈、呕吐频繁、意识再度障碍等征象，此时，往往提示颅内存在继发性病变。

脑干损伤常与弥散性脑损伤并存，常因网状结构上行激动系统受损而持久昏迷。脑干是循环、呼吸等生命中枢所在，伤后早期常出现严重的生命体征紊乱，即使轻度脑干损伤，亦多有交感神经系统紊乱的表现，如大汗淋漓、衣被浸湿，重者交感神经麻痹，皮肤干燥，可出现中枢性高热和“去大脑强直”发作，频繁和持续的肌紧张，体温升高，瞳孔时大时小，甚至出现消化道出血，据此可预知后果不良。部分伤者症状随病情稳定逐步好转，但可能遗留部分神经功能残缺，不同程度的智力障碍和（或）癫痫。

（四）颅内血肿

颅内血肿是一种较为常见的、致命的，却又是可逆的继发性病变。由于血肿直接压迫脑组织，常引起局部脑功能障碍占位性病变的症状、体征和颅内压增高的病理生理改变，如不及时处理，可导致脑疝危及生命，因此及早发现及时处理是改善预后的关键。

根据血肿发展的速度，颅内血肿可分为：

急性：3 天内出现症状。

亚急性：3 天至 3 周内出现症状。

慢性：3 周以上始出现症状。

根据血肿的部位又可分为硬脑膜外、硬脑膜下及脑内血肿。由于血肿的范围和受压脑组织的部位不同，局部神经功能受损的症状和体征变化多端。有时一个发展迅速的小血肿可因位于后颅凹或累及脑脊液(CSF)循环而导致患者死亡。反之，一个发展缓慢的硬脑膜下巨大血肿却可能历经数月乃至数年，患者仍能适应。

1.硬脑膜外血肿(EDH)　以急性型最多见，约占 85%，多发生在头部直接损伤部位，因颅骨骨折(约 90%)或颅骨局部暂时变形血管破裂，血液聚积于硬膜外间隙所致。发生率为各种颅脑损伤的 1%～3%，占颅内血肿 25%～30%，多数单发，少数可在大脑半球的一侧或两侧，或在小脑幕上下同时发生，或与其他类型血肿同时存在。出血来源为硬脑膜中动脉和静脉、板障血管及静脉窦等损伤。因此血肿多位于颞部、额顶部和颞顶部。随着血肿扩大，可使硬脑膜自颅骨内板剥离，并撕破一些小血管，出血越来越多，结果形成更大血肿。

临床表现：硬脑膜外血肿可同时存在各种类型的脑损伤，血肿又可以出现于不同部位，故其临床表现也各异。以典型的颞部硬脑膜外血肿为例，具有下列特征：

(1)有轻型急性颅脑损伤病史，颞部可有伤痕、有骨折线跨过脑膜中动脉沟，伤后神经系统无阳性体征。

(2)受伤时曾有短暂意识障碍，意识好转后，因颅内出血使颅内压迅速上升，出现急性颅内压增高症状，头痛进行性加重，烦躁不安，频繁呕吐等。生命体征变化，表现为血压升高、脉搏和呼吸减慢，即“两慢一高”的柯兴(Cushing)征。此时受伤对侧出现锥体束征、轻偏瘫等局灶症状，同时又逐渐转入昏迷。两次昏迷之间的时间称为“中间清醒期”或“意识好转期”，其短者为 2～3h 或更短，大多数为 6～12h 或稍长，24h 或更长者则少见。中间清醒期短，表明血肿形成迅速，反之则缓慢。原发性脑损伤很轻者，伤后无明显意识障碍，到血肿形成后才陷入昏迷。

(3)随血肿增大及颅内压增高，逐渐出现脑疝症状。一般表现为意识障碍加重，血肿侧瞳孔先缩小，后散大，光反应也随之减弱而消失，血肿对侧明显的锥体束征及偏瘫。继之则对侧瞳孔也散大，生命功能随之衰竭，终因呼吸首先停止而死亡。

具有上述典型表现的病例约占小脑幕上硬脑膜外血肿的 1/3 左右，诊断较容易。其余不典型病例，可根据上述规律行脑血管造影或CT脑扫描等作出诊断。

幕下硬脑膜外血肿较为少见，但十分险恶。出血主要来自枕部静脉窦损伤，多为暴力直接作用于枕部，故局部可见头皮损伤、颅骨线形骨折，因后颅凹容量有限，容易造成脑脊液（CSF）循环障碍，出现颅内压增高症状较早，引起剧烈头胀痛、频繁呕吐，伤员烦躁不安，同时因血肿激惹后颅窝硬脑膜，引起颈肌痉挛而出现强迫头位。如果不进行及时正确的处理，患者可能突然呼吸骤停，心跳相继停止后死亡。故幕下硬脑膜外血肿一旦确诊，多须立即手术，清除血肿。如发现、处理及时，预后良好。

2.硬脑膜下血肿（SDH） 常继发于对冲性脑挫裂伤，多见于额颞前部。出血多来自挫裂的脑实质血管损伤。

临床表现：急性硬脑膜下血肿的症状类似硬脑膜外血肿，但一般因脑实质损伤较重，原发昏迷时间长，所以中间清醒期往往不明显。慢性硬脑膜下血肿的出血来源都因大脑皮层汇入上矢状窦的桥静脉撕伤所致，由于致伤外力小，出血缓慢，临床症状波动，有来而复去的头痛、间歇性神经定位体征，患者行为个性多有改变，有时智力下降易被误诊为精神病或颅内肿瘤。

手术方法目前多采用颅骨钻孔冲洗引流清除血肿，术后48h拔管。

3.脑内血肿（ICH） 出血来源均为脑挫裂伤所致的脑实质血管损伤所致，主要发生在额、颞叶的脑内，常与急性硬脑膜下血肿并存。神经系统症状更为突出，术后遗留残缺亦较多见。一般采用清除血肿手术治疗，近年来穿刺引流术取得良好效果。

二、颅脑损伤的治疗

【颅骨骨折治疗】

1.颅盖骨折治疗

线性骨折采用观察保守治疗，但需注意并发急性硬脑膜外血肿的可能。凹陷性骨折治疗的原则是手术复位。手术指征为：

（1）骨折片陷入颅腔的深度在1cm以上；

（2）大面积的骨折片陷入颅腔，因骨性压迫或并发出血等引起颅内压增高者；

（3）因骨折片压迫脑组织，引起神经系统体征或癫痫者。位于大静脉窦部的凹陷骨折如引起神经系统体征或颅内压增高者也应手术，反之则无需手术。术前必须做好充分的输血设备，以防止骨折整复时大出血。

2.颅底骨折治疗 这类骨折多数无需特殊治疗，但要着重处理合并的脑损伤和其他并发损伤。耳鼻出血和脑脊液漏,不可堵塞或冲洗,以免引起颅内感染。多数脑脊液漏能在2周左右自行停止。持续4周以上或伴颅内积气经久不消时,应及时手术,进行脑脊液瘘修补,封闭瘘口。对碎骨片压迫引起的视神经或面神经损伤,应尽早手术去除骨片。伴脑脊液漏的颅底骨折属于开放伤,需给予抗生素治疗。

【脑损伤治疗】

多数脑震荡患者休息2周左右可望完全恢复,故通常无需特殊治疗及护理;少数自觉症状延续时间长者,需加强心理护理。

脑损伤治疗原则为:

1.严密观察病情变化,必要时作CT或MRI检查以了解颅内伤情。

2.保持呼吸道通畅,维持正常的气体交换,必要时作气管切开或气管内插管辅助呼吸。

3.采用过度换气、脱水疗法对抗脑水肿,降低颅内压。用亚低温疗法降低脑代谢率,清除氧自由基,以减轻脑细胞的损害。

4.营养支持,抗感染。

5.对症治疗及时处理并发症。

6.对开放性脑损伤者,应尽早手术清创,使之转为闭合性脑伤。

第二节 颅骨骨折

一、护理评估

1.了解受伤经过,包括暴力大小、方向,患者当时有无意识障碍,初步判断是单纯颅伤还是伴有脑伤。通过阅读病史及X线片,了解骨折线走向。对骨折线跨越脑膜中动脉骨管沟者,应十分警惕继发硬膜外血肿的可能性。

2.有时由于伤情的影响不宜立即作颅底位X线检查,故临床判断极为重要,尤其是伤后随即出现的口鼻出血、外耳道溢血,而局部又无暴力痕迹者,应估计有颅底骨折的可能。

3.后期早期耳、鼻有血性液溢出,应区别是鼻道或外耳道裂伤所致的出血还是混有CSF,以判断是否有CSF外漏。

二、护理诊断

1.PC：颅内出血的危险

护理目标：出血停止。

护理措施：明确是否有 CSF 外漏。可将漏出液滴于吸水纸上，若在血迹外有较宽的淡黄色浸渍圈，且被 CSF 浸湿的手帕没有像被鼻涕或组织渗出液浸湿干后变硬的现象，即可确认有 CSF 外漏；或行 RBC 计数与周围血液比较是否被稀释以明确诊断。有时颅底骨折虽伤及颞骨岩部，且骨膜及脑膜均已破裂但鼓膜仍完整时，CSF 可经耳口因管流至咽部被伤员咽下，故应观察并询问伤员是否经常有腥味液体流至咽部引起吞咽。

2.PC：颅内感染的危险

护理目标：未发生感染。

护理措施：

(1)密切观察有无颅内继发性损害。颅骨骨折可伴有脑组织和血管的损伤，引发癫痫及颅内出血，故应密切观察意识、生命体征、瞳孔及肢体活动的情况。除了脑膜中动脉骨管沟及血管断裂所致的颞区硬膜外血肿外，亦有可能因粉碎性骨折片戳破硬脑膜静脉窦壁而导致出血；或在颅骨变形时硬膜自颅骨内板剥离，硬膜表面至颅骨的小供养血管被撕伤出血。倘若骨折片压迫静脉窦，则可使脑静脉回流受阻，出现颅内压增高征象。

(2)防止颅内感染。脑脊液外漏属隐性开放骨折，防止颅内感染至关重要。对 CSF 漏患者应每日两次清洁、消毒鼻前庭或外耳道口，切忌棉球过湿使液体逆流入颅。清洁消毒后应松置一干棉球于鼻前庭或外耳道口，随湿随换，记录 24h 浸湿的棉球数以估计漏出液是否逐日减少。严禁为 CSF 漏者从鼻腔吸痰或安插胃管，禁止作耳、鼻滴药及冲洗和填塞。根据医嘱，预防性应用抗生素及破伤风抗毒素(TAT)或破伤风类毒素。

(3)促进颅内外漏道尽早闭合。维持特定的体位，藉重力作用使脑组织移向颅底硬脑膜裂缝处，有助于使局部粘连而封闭瘘口。前颅窝骨折且神志清醒者给予半坐位，昏迷者抬高床头 30°，患侧卧位；中、后颅窝骨折者卧于患侧。维持特定体位至停止漏液后 3 天。绝大部分伤员在伤后 1 周内瘘口常能自行愈合，极少数超过 2 周以上者需行手术修补漏孔。

(4)注意颅内低压综合征。大量脑脊液外流可引起剧烈头痛、眩晕、呕吐、厌食、反应迟钝、脉细弱、血压偏低等，患者常诉当抬高头部或端坐时头痛加重；补充大量水分后可缓解。

三、健康教育

1.防止气颅。劝告伤员勿挖耳、抠鼻，勿用力屏气排便、咳嗽、擤鼻或打喷嚏，以免鼻窦或乳突气房内的空气被压入或吸入颅内，导致气颅和感染。

2.指导伤员正确面对颅骨骨折，教导伤员不可因症状轻微而疏忽大意，也勿因颅骨骨折而忧心忡忡。颅骨的愈合多属纤维性愈合，线形骨折后，小儿约需 1 年，成人则需 2～5 年才可望达到骨性愈合。对于颅脑损伤手术后颅骨缺损的患者，一般认为修补时间为第一次手术后 3 个月到半年时间再进行颅骨修补术比较合适，有感染者应延长至半年以上。

第三节 脑损伤

由于脑损伤的程度不同，所采取的处理手段也不同，其中护理的质量对预后有很大影响。脑损伤后影响伤员康复的因素有：

1.原发的脑损伤程度。

2.是否发生继发性病变，如血肿、感染及并发症。

3.伤前健康状况。

4.是否采用有效的支持疗法。其中第二、四两项与护理有密切关系。护理的目的是为脑功能的恢复创造最优良的条件，预防以及治疗并发症，以保全生命，争取最理想的康复。要做好护理记录，通过询问现场目击者正确记录受伤经过、初期检查发现、急救处理经过及意识、瞳孔、生命体征、肢体活动等病情演变，以供进一步处理时作参考。

一、护理评估

颅脑损伤伤员往往伤情危重，要求迅速了解伤史和全面检查后尽快作出正确判断，以便及时给予有效的护理。及时有效地现场急救，不仅可使当时的某些致命性威胁得到缓解，如窒息、大出血、休克等，且为进一步的治疗创造有利条件，如预防或减少感染机会，提供确切受伤经过，并在病情改变时作进一步评估。

1.判断是颅伤还是脑伤　头皮挫伤、裂伤、撕脱伤及头皮下血肿的局部表现均较明显。颅盖骨折除开放性和凹陷性者可经临床检查加以识别外，主要靠颅骨平片确定。头皮上的轻微擦伤也常代表暴力作用部位，可借以推断致伤机制，不可忽略。是否伴有脑伤，可根据伤后有无意识障碍、有无逆行性遗忘、有无神经系统阳性病征、有无颅内压增高征象、有无脑脊液外漏等判定。

2.确定脑伤是开放性还是闭合性　刀斧砍伤、牛角戳伤或火器伤，均有显见的创口，大者可见脑组织外溢，并出现相应的神经功能定位病征。CT扫描可准确定位颅内金属异物、骨折碎片及伴发的血肿。凡有耳、鼻脑脊液漏者，可判断为隐性开放性脑伤。

3.区别脑伤是原发性或继发性

(1)伤后立即出现的意识障碍来源于原发性脑伤，进行性出现来源于继发性损害。

(2)伤后立即出现的一侧瞳孔散大均属原发性损伤。有三种情况：仅伴直接光反应消失者，为前颅窝骨折所致的视神经损伤；伴直接、间接光反应消失者，多系虹膜受伤后的外伤性散瞳；伴直接、间接光反应消失及眼外肌瘫痪，眼球固定于外下方者，为动眼神经损伤。伤后一段时间才出现的进行性一侧瞳孔散大、伴意识障碍加重、生命体征紊乱和对侧肢体瘫痪者，为小脑幕切迹疝的典型改变。

(3)伤后立即出现肢体弛缓性瘫痪和瘫痪程度相对固定者，为对侧脑组织原发性损伤；伤后一段时间渐次出现者，为对侧颅腔内有继发病变。

4.其他　观察有无脑干损伤所致的去大脑强直发作，有无下丘脑损伤所致的中枢性高热，有无癫痫发作，以及伤员是否躁动不安。

二、护理诊断

(一)PC：意识障碍

与脑损伤有关。

护理目标：恢复意识。

护理措施：颅脑损伤伤员的病情变化复杂，如较轻的脑伤可因病情变化未能及时发现而产生严重后果；相反，严重的脑伤也可因观察确切、处理恰当及长期精心护理得到较完全的恢复。动态的病情观察旨在提高警惕，及早发现脑疝。有时病情变化为时短暂，唯有护士在掌握受伤机制及伤情转归的基础上，通过细致的观察才能及时发现，赢得抢救时机。故无论伤情轻重，急救时均应建立观察记录单。观察及记录的间隔时间，根据病情每15～60min一次，稳定后可适当延长。

1.观察意识　意识是人体生命活动的外在表现，反映大脑皮质功能及脑伤的轻重。目前临床对意识障碍的分级方法不一。传统方法根据患者对语言刺激反应、疼痛刺激反应、生理反应、大小便能否自理及能否配合检查分为清醒、模糊、浅昏迷、昏迷和深昏迷5级。

根据病情采用相同种类、相同程度的语言和痛刺激。记录时应作动态分析，判断意识状态是好转或恶化。例如，深昏迷伤员在口腔护理时出现吞咽反射，提示病情好转；清醒伤员突然遗尿，可能有意识障碍；躁动伤员突然安静、昏睡，应怀疑病情恶化。

2.生命体征 伤后可出现持续的生命体征紊乱。伤后初期，由于组织创伤反应，出现中等程度的发热，若累及间脑或脑干，可导致体温调节紊乱，出现体温过低或中枢性高热。先测呼吸，次测脉搏，再测血压、心律。注意呼吸深浅，有无叹息呼吸、呼吸困难和呼吸暂停；注意脉搏是宏大有力还是细弱不整，注意脉压有无波动。单项指标有变化应寻找原因，如气道梗阻引起的呼吸困难、肢体强直引起的血压增高等。几项指标同时变化，须识别是否为颅内血肿引起的颅内压增高所致代偿性生命体征改变。脑脊液外漏推迟了颅内压增高症状的出现，但一旦出现，抢救更为困难，故必须按脑部损伤定时作观察记录，保持高度警惕。

暴力直接作用于枕部的伤员，须警惕后颅窝血肿，如脉搏缓慢、呼吸次数明显下降、强迫体位及呕吐频繁。伤后即有高热者，多系下视丘或脑干损伤，而伤后数日体温增高常提示有感染性合并症。闭合性颅脑损伤者的生命体征呈现休克征象时，应检查有无内脏出血，如迟发性脾破裂、应激性溃疡出血等。

3.神经系统病征观察 神经系统病征有定位意义。须特别重视：①受伤后一段时间出现的症状；②除原有病征外出现的新症状；③逐步加重或发展的症状。这些常提示颅内继发性血肿的存在。

神经系统病征多种多样，以眼征和锥体束征为例：

瞳孔变化对颅脑损伤有重要临床意义。首先观察两侧睑裂大小是否相等，有无上睑下垂。伤后早期常因眼睑水肿，观察瞳孔时每使睑结合膜外翻引起伤员反感，并影响观察。防止的办法是用拇指轻压上睑缘再向上推送。注意对比两侧瞳孔的形状、大小及光反应。电筒光束应从外侧射向瞳孔。正常瞳孔等大、圆形，直径 2.5～4mm，直接、间接光反应灵敏。瞳孔及眼征涉及多对脑神经，其中第Ⅲ、Ⅳ、Ⅵ对脑神经在颅内行程较长容易累及。不同眼征提示颅内相应部位的病变。患者熟睡时双侧瞳孔缩小，光反应迟钝，如伴有中枢性高热、深昏迷则多为桥脑损伤的表现；双侧瞳孔散大。光反应消失、眼球固定伴深昏迷或去大脑强直者，多为原发性脑干损伤或临终前的表现；双侧瞳孔大小形状多变，光反应消失，伴随眼球分离或异位者，多为中脑损伤。观察有异常时需了解是否用过药物，如吗啡、氯丙嗪使瞳孔缩小，阿托品、麻黄碱使瞳孔散大；眼球不能外展，主诉复视者，为展神经受损；双眼同向凝视提示额中回后部损伤；眼球震颤可见于小脑或脑干损伤。伤后即出现的一侧瞳孔散大,光反应消失,有三种情况:①外伤性散瞳,常可在患侧眼眶找到暴力痕迹;②视神经损伤,伴有该侧间接光反应存在,视力下降;③动眼神经损伤,伴有患侧眼外肌瘫痪。需与继发性脑水肿或血肿致脑疝所出现的进行性一侧瞳孔散大相鉴别。

锥体束征亦是需要观察的重要神经系统病征。了解肢体的肌力、肌张力,结合有无感觉障碍及病理反射进行综合分析,对确诊病情有很重要的意义。颅脑损伤伴有四肢损伤者并非少见,单肢活动障碍应在排除骨折、脱臼或软组织损伤后,再考虑对侧大脑皮层运动区的损伤。伤后立即出现的一侧上下肢运动障碍,且相对稳定,多系对侧大脑皮层运动区广泛性原发脑损伤所致。脑干损伤常出现交叉性瘫痪,即一侧脑神经周围性瘫痪,对侧肢体中枢性偏瘫。如伤后一段时间才出现一侧肢体运动障碍者,先经过最初几小时的观察,对伤情有粗略认识后,再根据一般规律找出观察重点。入院早期常因伤情危急,仅作简单的神经系统检查,可于晨、晚间护理时全面观察伤情。注意有无其他部位骨折(尤其是锁骨骨折)以及内脏损伤。如尿色深应排除血尿,痰中带血须排除肺挫伤。对观察所得要进行分析,以得出较正确的判断,只有在认真负责并熟悉业务的医护人员的连续观察下,点滴病情改变才会在正确判断、及时处理的过程中起到巨大作用。对于这种定时的连续的观察,须征得家属的理解和谅解。

4.*躁动的护理* 躁动不安是颅脑损伤急性期的一个常见表现。引起躁动不安有许多因素,首先要考虑的是脑水肿、肿胀或颅内血肿所致的颅内高压状态;其次是颅外因素,如呼吸道不通畅引起缺氧,尿潴留引起膀胱过度充盈,大便干结引起强烈的排便反射,呕吐物或大小便浸渍衣被,卧姿不适和瘫痪肢体受压以及冷、热、痛、痒、饥饿等。

当伤员突然由安静转入躁动,或自躁动转为安静深睡时,应提高警惕,观察是否有伤情恶化,并对躁动原因逐一加以解除。切勿轻率给予镇静剂,以防混淆观察。对躁动伤员不能强加约束,以免其过分挣扎使颅内压进一步增高并消耗能量,可加床档以防坠床,必要时专人守护;注射时需有人相助以防断针;勤剪指甲或戴手套以防抓伤;加强卫生处理,保持床被平整,以防皮肤擦伤。

5.*昏迷护理* 中、重型颅脑损伤者均有不同程度的意识障碍。一方面,突然的暴力打击引起体内各系统的功能紊乱,机体抵抗力骤降;与此同时,颅内出血、脑疝、脑膜炎、支气管炎等继发病变及合并症将进一步威胁伤员生命,任何一种情况的出现,都可能使病情急转直下。具体的护理措施按 GCS 评分进行常规护理。

（二）颅内高压

脑受伤后立即出现应激性的脑血管扩张，动脉血流量增加；出现脑肿胀，使脑的体积增大。随之，由于血管活性物质释放，微循环血管麻痹性扩张，血管内液外渗，从而出现脑水肿。前者对脱水剂及冬眠治疗反应甚小，后者则较为敏感。甘露醇、地塞米松、维生素 C、维生素 E 等药物均具有清除体内过剩氧自由基的作用。麻醉清醒后，头部应抬高 15°～30°，以利于静脉回流，减轻脑水肿。

（三）清理呼吸道无效

与毛细血管通透性增高、丧失正常的咳嗽反射有关。

护理目标：保持呼吸道通畅。

护理措施：脑组织需氧量极大，因此对缺氧的耐受性极差，会因短暂的严重缺氧导致不可逆损害。脑伤伤员既可因意识障碍、气道不通畅出现周围性呼吸障碍；亦可因病情危重，出现中枢性呼吸衰竭。呼吸道阻塞的后果：①引起胸腔内压力增高，致颅内静脉回流受阻；引起脑水肿，使颅内压增高后脑动脉供血不足，脑缺氧更为严重，脑水肿加剧。②因肺换气不足，血内二氧化碳含量增加导致脑血管扩张；毛细血管通透性增高，亦加重脑水肿，形成恶性循环。因此，保持呼吸道通畅，维持正常呼吸功能应居护理首位。

1.防治窒息　颅脑损伤者常有不同程度的意识障碍；正常的咳嗽反射和吞咽功能丧失；呼吸道分泌物不能主动排除，血液、脑脊液及呕吐物可逆流进入呼吸道，下颌松弛、舌根后坠等，都可引起严重的呼吸道梗阻。因此，必须尽快掏出口腔和咽部的血块及呕吐物，将伤员侧卧或放置口咽通气道，若情况仍未见改善，可行气管插管。

2.保持正确体位　抬高床头 20°，将伤员置于侧俯卧位；防止舌后坠阻塞气道，让口角处于稍低位，以使唾液自然引流。上面一侧的肢体需以枕垫支托，以免妨碍呼吸。枕头厚薄应合适，以保持头与脊柱的中枢在同一直线上。头部仰俯或侧屈均会影响呼吸道通畅及颈静脉回流，不利于降低颅压。

3.保持呼吸道通畅　在患者意识状态逐渐转为清醒的过程中，特别是颅内压增高者，容易因舌根后坠而突然阻塞呼吸道。一旦发生这种情况，要立即抬起下颌，插入通气道，清除分泌物，必要时行气管插管或气管切开术。

对于伴有颌面部损伤、气道分泌物难以排除或伤后昏迷估计短期内难以清醒者，以及接受亚低温治疗者，常需作气管切开以维持正常的呼吸功能。气管切开后，便于清除呼吸道分泌物，解除呼吸道梗阻，减轻阻力，使胸内压、颅内压下降。由于减少了呼吸道死腔，增加了有效气体的交换量，使血中二氧化碳含量减少，降低了颅内压，便于气管内滴药或给氧。除气管切开护理常规外，需注意的是：

(1)要根据伤员年龄、体型选择合适的气管套管，及时吸痰，防止分泌物或痰栓堵塞管口。按照Poisulle定律：气体通过管道时，管道直径减半，阻力增加16倍。因此，套管细了或分泌物未及时清除，不但通气量不足，且呼吸阻力增加，影响呼吸困难的改善。有癫痫、抽搐的伤者，为防止抽搐时头部过仰，气管套管前端反复压迫气管前壁，引起局部溃疡、穿孔，甚至纵隔炎症，应选用硅胶套管。

(2)吸痰时，若吸痰管超过套管，可引起呛咳，虽有助于排痰，但剧咳可使颅压增高，宜谨慎对之。

(3)接受气管切开的伤员大多有意识障碍，吞咽咳嗽反应迟钝或消失，唾液容易流入呼吸道，且不能自行排出，因此要防止反流所致窒息。

(4)仰卧时气管分支与水平线成17°～20°倾斜，分泌物以重力作用随呼吸进入各级支气管，造成下呼吸道阻塞，影响气体交换，因此不能平卧。

(5)有时虽然喉头痰鸣并不明显，也须定时抽痰，并每日数次诱发呛咳，以使下呼吸道分泌物能及时排出。为防止干扰正常呼吸功能和颅内压突然增高，每次吸痰不宜超过15s，并避免剧咳。痰液黏稠者，给予雾化后15min吸痰效果较好。

(6)每日检查肺部情况，如局部痰鸣多，可将伤员翻向对侧，雾化吸入、拍背后平卧，深插吸痰管。右支气管短而粗与气管垂线所成夹角仅30°，吸痰管容易进入。

(7)有意识障碍的患者没有自卫能力，也不能诉说疼痛与不适，所以要随时保持头颈与躯干在同一轴线上。

气管切开术在处理神经外科病员的呼吸问题上是一项较为重要的有效措施，但需防止因护理不周给病员增加的很多不安全因素，诸如肺部严重感染、套管脱出窒息等。

【评估】

(1)呼吸困难和缺氧程度。

(2)气管套管是否通畅，分泌物的性质、颜色及量。

(3)气管套管周围皮肤分泌物的量及颜色。

(4)气囊压力。

【症状护理】

(1)根据病人的病情、年龄、性别、身材大小选择合适的气管套管。

(2)准备气管切开用物及急救物品。

(3)气管套管放置前应检查套管气囊有无漏气。

(4)清洁病人颈前手术区域的皮肤。

(5)防止套管脱出，牢固固定气管切开套管，松紧度以能伸进固定带一小指为宜。

(6)密切观察有无出血、皮下气肿、气胸、感染等并发症的发生。

(7)保持呼吸道湿润通畅，遵医嘱给予气道湿化、雾化吸入。套管口处应覆盖1～2层潮湿无菌纱布或使用人工鼻。

(8)保证气囊的正常压力，定时放气、充气、监测压力。充气囊压力应小于2.7kpa(20mmHg)、有的小于4.0kpa (30mmHg)，注气5ml左右，一般4～6h放气一次，每次5～10min，以免误吸入肺或造成窒息。

(9)每日给予气管切开伤口处消毒、换药，保持气切伤口周围皮肤清洁干燥。

(10)病情平稳后，可酌情试堵管，先将气管切开套管堵塞一半，观察24至48小时，若病人呼吸正常且自行排痰可将将气管切开套管全部堵塞，继续观察48小时，如无不适可考虑拔除气管切开套管。

(11)拔管后消毒伤口周围皮肤，用蝶形胶布拉拢粘合，然后再盖以无菌纱布覆盖。

【一般护理】

(1)保持室内空气清新，室温保持在21°左右，湿度保持在60%左右。每日进行空气消毒。地面使用含氯消毒剂(2‰)擦拭。

(2)取平卧位或半卧位。定期做痰培养，若有感染应及时处理。

(3)根据痰液多少选择吸痰时机，吸痰要彻底，吸痰过程严格执行无菌技术操作。

(4)根据病情鼓励病人进食，告知病人进食不可过急，做好口腔护理。

(5)备好纸、笔及提示板，以便与病人进行交流。

【气管切开术后并发症的观察与护理】

(1)出血的观察与护理：经常巡视，重点观察病人伤口出血情况，气管切开术后，伤口及套管内有少许血性物是正常的，一旦观察伤口及气管套管内不断地渗血，咯出鲜血，应及时报告医生，随即将病人送手术室，按气管切开术重新打开伤口，结扎出血部位，防止血液流入气管引起窒息。

(2)皮下气肿的观察与护理：皮下气肿是气管切开术后较常发生的并发症，多是因手术的处理不当或病人剧烈咳嗽所致，一般发生于颈部及胸部，严重的可蔓延致头部、外阴和四肢，临床中注意仔细观察，并做好记录，皮下气肿的范围，有无发展趋势等都要记录清楚，轻度皮下气肿一般24小时内停止发展，35天可自动吸收消退，严重皮下气肿大约要2周左右才自行吸收，护土发现病人出现皮下气种，应及时报告医生，协助病人做胸部透视，排除纵隔气肿，气胸的可能，还要注意随时防止因皮下气肿而发生脱管，当皮下气肿逐渐吸收时，及时调整好管系带，防止因脱管发生窒息。

(3)伤口感染的观察与护理：伤口感染是气管切开术后最常见的并发症之一，它可引起局部组织的破坏，也可引起大血管溃破出现大出血，甚至还可引起下呼吸道感染而造成病人死亡，术后加强抗感染治疗，经常保持伤口清洁，这是防止伤口感染的主要措施，临床护理中要做好以下几点：遵医嘱给强有力的抗生素静脉输入，预防和控制感染，每日晨更换气管导管外的剪口纱布，换时严格无菌操作，并仔细观察伤口情况，保持气管切开护理包的清洁干燥，无菌状态，保持吸引无菌操作，及时更换吸引管，吸引用的无菌水定期更换，一般 8 小时更换一次，气管切开护理包每日晨更换一次，一旦污染随时更换。

(4)内套管堵塞的观察与护理：行气管切开术后，气管造瘘口是病人呼吸的唯一通道，保持气管导管通畅是术后护理的关键环节。

1)注意观察病人呼吸情况，经常倾听病人的呼吸音，发现异常及时处理。

2)术后一周内由于套管刺激，伤口疼痛、剧咳都会使气管内分泌物增多，护士在术后一周内要经常巡视病房，发现痰液及时抽吸，保持气管导管通畅。

3)术后禁用吗啡，可待因、阿托品等镇咳剂或麻醉剂，因吗啡、可待因可抑制病人的咳嗽反射，阿托品可使痰液变粘稠形成干结不易咳出，造成堵管。

4)每日取出内套管清洁煮沸消毒 1～2 次，分泌物粘稠时，可从内套管内滴入生理盐水或 0.05％的 α-糜蛋白酶溶液，也可雾化吸入，每日 2 次。

(5)脱管的观察与护理：造成脱管的原因很多，如套管大小不合，皮下气肿，护理人员操作不熟不慎，外套管系带过松等等都会引起外套管脱落，外套管脱落直接引起喉梗阻，它将危及病人的生命，临床中务必要密切观察脱管现象，及时采取救治措施，保证病人生命安全。

1)脱管现象：①吸痰时吸引管不能深入外套管远端，②原有急性喉梗阻病人又立即出现呼吸困难、烦操、出汗、紫绀等危象，③置棉花丝于套管口不随呼吸上下飘动，④外套管明显向外移动，等等。

2)救治措施：护士发现病人脱管，应立即报告医生并协助处理，将病人超仰位，试行放入原气套管，若不成功，迅速打开气管切开包，拆去伤口缝线，用拉勾对称拉开伤口，在照明及吸引器帮助下撑开原气管切开处，放入合适套管。

(6)纵隔气肿和气胸的观察与护理：纵隔气肿、气胸是气管切开术后最严重的并发症，如果观察处理不及时准确，可在短时间断送病人的生命，在临床护理观察中，如术后病人出现呼吸困难进行性加重，经检查气管导管通畅，分泌物少易抽吸，病人又无脑水肿时，应考虑有纵隔气肿或气胸发生的可能，及时报告医生，协助病人立即做胸透和摄胸片，尽早明确诊断，同时急请内科、胸外科会诊，争分夺秒抢救病人。

【健康指导】

(1)病人及家属说明人工通气的目的及需要病人家属积极配合治疗。

(2)询问病人自我感受，采用语言或非语言的方式与病人沟通。

(3)长期使用呼吸机的病人指导加强自我呼吸锻炼，争取早日脱机，早日拔管。

4.根据血气分析给予氧疗。

(四)PC：水、电解质失衡

与失血、休克、脱水剂应用有关。

护理目标：水、电解质平衡。

护理措施：

1.抗休克。开放性头伤可出现失血性休克，闭合性头伤除小儿外一般不致有严重休克，所以凡出现休克征象者，应协助医生查明有无颅外其他部位的合并伤，如多发性骨折、内脏破裂等。使伤员平卧、保暖、补充血容量，禁用吗啡，以防呼吸抑制或因瞳孔缩小影响观察。

2.颅脑损伤患者常有呕吐、高热、大汗、强直抽搐等表现，容易引起代谢紊乱，加上早期限制水钠摄入、脱水利尿、激素治疗等干扰生理平衡的措施，患者常有不同程度的脱水。但静脉补液仍需谨慎，快速滴注可使颅内压增高。自主神经系统受损者容易引起急性肺水肿。

3.按医嘱、按时按量准确给予脱水剂等药物，以减少脑组织中的水分，缩小脑体积，达到降低颅内压、改善脑供血供氧、防止并阻断脑水肿恶性循环的形成，但补液时须控制液量，注意滴速。

4.妥善处理伤口。头皮撕裂伤或开放性颅脑损伤累及主要动脉或静脉窦时，均可发生严重失血，威胁伤员生命，并因之失去进一步手术的机会。单纯头皮出血可加压包扎止血，开放性颅脑损伤应剪短伤口周围头发，以酒精擦净。注意勿使酒精流入伤口，不冲洗、不用任何外用药，外露的脑组织周围可用纱布卷保护，以防受压，外加干纱布适当包扎。若伤情许可，宜将头部抬高以减少出血量。全身抗感染及破伤风预防注射应尽早进行。

(五)吞咽障碍

与脑损伤有关。

护理目标：保证营养。

护理措施：

1.营养支持　重型脑伤患者，代谢中枢也可能受损，所以机体的代谢改变较之其他部位损伤要严重而持久。高能量代谢一般持续1个月以上，虽然有利于蛋白质转换和组织修复，但大量消耗内源性能源；高分解代谢使重型脑伤患者每日丢失尿氮15～25g，负氮平衡一般要持续2～3周；创伤后急性期的应激反应、血糖升高，在脑外伤患者中也尤为明显，且与伤情密切相关，因血糖增高、乳酸堆积，可加重脑水肿。因此，必须正确补充热能以减轻机体损耗，合理补充蛋白质，同时运用胰岛素将血糖控制在11mmol/L以内。虽然肠内营养较肠外营养更有利于肠黏膜的完整，有利于降低细菌移位，发生感染的问题也远较肠外营养少，但一般伤后10d患者才能耐受全速、全量的胃内营养，故早期需辅以肠外营养。但无论哪种营养支持方式，都应在伤后72h内开始，才可望于7d内达到热能平衡。禁食3d后如果消化道功能趋于正常，可开始鼻饲。对鼻饲饮食的耐受性个体差异很大，开始可小量试喂，根据情况逐步增加，直至每日6餐，每餐300～400ml。管喂内容亦逐步过渡到多种平衡配方。成人每日总热量为8400kJ(2000kCal)，每公斤体重1～1.5g蛋白质。切勿急于求成，一旦腹泻，得不偿失。高糖、高蛋白管喂可导致溶质性利尿，出现脱水或高渗性昏迷，故应补充水分。

2.注意消化功能　当脂肪消化不良时，肠鸣增多，腹泻，粪便中可见脂肪颗粒；蛋白质消化不良时，粪便恶臭，呈碱性反应；糖类消化不良时，腹泻，排气多，粪便呈酸性反应。需根据情况随时调整，定时送检血、尿、粪，了解代谢情况，以判断饮食配方是否恰当。

当意识好转，有吞咽反射时，可耐心地从口试喂。由于吞咽肌组的协调功能尚未完全恢复，故开始时以藕粉、蒸蛋等流质为宜。护理人员离开前，务必检查患者口中饮食是否吞下，以防呛入气道。营养不足部分，仍需管喂补充。

(六)躯体移动障碍

与肢体瘫痪有关。

护理目标：无废用性肌肉萎缩。

护理措施：

1.对伤员作任何护理时，均应轻柔呼唤其姓名，提出配合治疗要求，语言简单扼要，注意其意识有无好转，也为以后的功能训练打下基础。瘫痪在床的患者，枕骨、肩胛部、髋部、骶尾部、足跟部等骨骼突出处易发生压疮，应用软枕或海绵垫保护骨隆突处，每2～3h翻身一次，避免拖拉、推等动作，床铺经常保持干燥清洁，定时温水擦澡按摩，以增进局部血液循环，改善局部营养状况。

2.昏迷患者的挛缩畸形出现较早，尤其是小肌肉、小关节。应每日2～3次做四肢关节被动活动，维护关节功能，以免发生废用性肌肉萎缩。做好五官护理。眼睑闭合不全者，可给予眼膏保护；若无需随时观察瞳孔时，可用纱布卷压住上睑，甚至行眼睑缝合术，以防暴露性角膜炎。

3.每日行四肢向心性按摩，每次10～15min，以促进静脉血回流，防止深静脉血栓形成。一旦发现不明原因的发热、下肢肿痛，应迅速诊治。

4.保持功能位：保持瘫痪肢体功能位是保证肢体功能顺利康复的前提。仰卧或侧卧位时，头抬高15°～30°，下肢膝关节略屈曲，足与小腿保持90°，脚尖向正上；上肢前臂呈半屈曲状态，手握一布卷或圆形物。

5.功能锻炼每日3～4次，幅度、次数逐渐增加。

上肢功能锻炼：护理人员站在患者患侧，一手握住患肢手腕，另一手置肘关节略上方，将患肢行上、下、左、右、伸曲、旋转等关节全范围运动；护理人员一手握住患肢手腕，另一手做各指的运动。

下肢功能锻炼：护理人员一手握住患肢的踝关节，另一手握住膝关节略下方，使髋膝关节伸、屈、内外旋转、内收外展；护理人员一手握住患肢的足弓部，另一手做各趾的活动。

此外，每日定时帮助患者翻身拍背4～6次，每次拍背10min左右。

6.昏迷患者常有排尿功能紊乱，短暂尿潴留后继以溺床。导尿，尤其是留置尿管极易导致尿路感染，尽量少用。留置过程中，应定时放尿，以保持膀胱贮尿功能，并在每次放尿时告诉患者，帮助其用手轻压膀胱区加速尿液排放，训练定时排尿功能。使用强力脱水剂期间，应缩短放尿间隔。晨、晚间护理时，注意清洗龟头及冠状沟或大小阴唇间的积垢。

三、健康教育

重症颅脑损伤患者，在意识逐渐恢复过程中，常出现遗尿、失语、失读、肢体活动障碍等，即患者在不同程度上丧失了独立生活的能力，影响其个人卫生、仪容仪态，有的甚至难以进行正常学习和工作。不能顺利回归社会，会给患者造成很大的心理负担，往往出现烦躁、焦虑、自卑乃至抗拒等心态。护士作为健康指导者，对患者废损功能的再训练应非常耐心，应教育和指导家属务必让患者随时感到被关怀、支持和鼓励对患者康复的重要性，通过暗示、例证及权威性疏导，增强患者的信心。

1.不能翻身者，应协助翻身以防褥疮，同时防止碰伤、跌伤和烫伤等意外。

2.对留置导尿者,定时开放夹管,并注意尿量及性状。对意识已恢复者及早作膀胱功能训练,拔除导尿管。鼓励患者多饮水,以达到清洁尿路的目的。并注意会阴部的清洁,预防交叉感染。如发现尿液混浊、发热,是泌尿系感染的征兆,应及早治疗。瘫痪患者多有便秘,有的可因为用力排便致使脑出血再次发生,因此,应定时定点给便器排便,必要时应用通便药物、灌肠。

3.加强营养的摄入,注意饮食结构,多给患者吃低脂、高蛋白、高能量饮食及含粗纤维的蔬菜、水果等,并给予足够水分。

4.注意口腔卫生及护理。

5.鼓励患者自行功能锻炼的同时配合针灸、理疗、按摩,由完全照顾过渡到协助照顾,直至生活自理,如自行吃饭、穿衣、洗漱、如厕及做一些室外活动,加快康复。

6.患者常有忧郁、沮丧、烦躁、易怒、悲观失望等情绪反应。因此,护理人员和家属应从心理上关心体贴患者,做好心理护理,多与患者交谈,安慰鼓励患者,创造良好的家庭气氛,耐心解释病情,消除患者的疑虑及悲观情绪,使之了解自己的病情,建立和巩固功能康复训练的信心和决心。

第四节　硬膜下血肿

【概述】

硬脑膜下血肿是颅脑损伤常见的继发损害。根据出血来源的不同又分为复合型硬脑膜下血肿与单纯型硬脑膜下血肿。硬膜下血肿根据病情发展的时间,可分急性、亚急性硬膜下血肿和慢性硬膜下血肿。

1.急性和亚急性硬膜下血肿都是由脑挫裂伤皮质血管破裂引起出血,仅是病程急缓上略有差异而已,多见于额部,常继发于对冲性脑挫裂伤。

2.慢性硬脑膜下血肿的出血来源及发病机制尚不完全清楚,好发于老年人,绝大多数都有轻微头部外伤史,有的患者伴有脑萎缩、血管性或出血性疾病。

【临床表现】

1.*颅内压增高症状*　急性者主要表现为意识障碍加深,生命体征变化突出,同时,较早出现小脑幕切迹疝的征象;亚急性者则往往表现为头痛、呕吐加剧、躁动不安及意识进行性恶化,至脑疝形成时即转入昏迷。

2.*局灶性体征*　伤后早期可因脑挫裂伤累及脑功能区,伤后即有相应体征,如偏瘫、失语、癫痫等。

3.慢性硬膜下血肿 主要表现为慢性颅内压增高,神经功能障碍及精神症状,多数人有头痛、乏力、智力下降、轻偏瘫及眼底水肿,偶有偏瘫及卒中样发作。老年人则以痴呆、精神异常和锥体束征阳性为多。小儿常有嗜睡、头颅增大、顶骨膨隆、囟门凸出、抽搐、痉挛及视网膜出血等特点。

4.辅助检查

(1)CT扫描:是首选,既可了解脑挫裂伤情况,又可明确有无硬脑膜下血肿;急性硬膜下血肿CT检查示颅骨内板与脑组织表面之间有高密度、等密度或混合密度的新月形或半月形影。慢性硬膜下血肿CT检查示颅骨内板下低密度的新月形、半月形或双凸镜形影。

(2)颅骨X线片检查:约有50%患者可出现骨折,但定位意义只能用作分析损伤机制的参考。

(3)磁共振成像(-MRI):不仅能直接显示损伤程度与范围,同时对处于CT等密度区的血肿有独到的效果,T_1和T_2均显示高信号,故有其特殊优势。

【治疗原则】

急性硬脑膜下血肿病情发展快,伤情重,一经诊断,刻不容缓,应争分夺秒,尽早施行手术治疗。常用的手术方法包括:开颅血肿清除术十去骨瓣减压术、颞肌下减压术和钻孔冲洗引流术。亚急性硬脑膜下血肿,因原发性脑损伤较轻,病情发展较缓,主要采用以控制血压、降颅压、止血及对症处理为主的非手术治疗。但非手术治疗过程中,如有病情恶化,应立即改行手术治疗。

【护理评估】

了解与现患疾病相关的外伤史;暴力大小、方向、性质、速度;患者当时有无意识障碍,其程度及持续时间,有无中间清醒期、逆行性遗忘;受伤当时有无脑脊液漏发生;是否出现头痛、恶心、呕吐等情况;了解现场急救情况。

【护理要点及措施】

1.术前护理

(1)按神经外科术前护理常规。

(2)密切观察患者意识变化:急性硬膜下血肿伤后意识障碍较为突出,原发昏迷时间长且进行性加重,无明显的中间清醒期,慢性患者常有轻微的头部外伤史,常因当时无明显症状而被忽略。

(3)饮食营养护理:非手术治疗者给予高热量、高蛋白、高维生素、易消化吸收的饮食,改善患者营养。手术治疗者禁食水。

(4)对有头痛症状的患者,观察疼痛的性质、部位及程度,必要时遵医嘱给予镇痛治疗。

(5)有癫痫病史者按癫痫护理常规,同时床旁备好地西泮等急救药品,并做好安全防护措施,以防止自伤、坠床等意外的发生。

(6)对有语言障碍的患者,应仔细耐心倾听与患者沟通,了解患者需求,教会患者用手势等肢体语言进行非语言交流。

(7)肢体偏瘫的患者应尽量避免患侧卧位,患肢摆放功能位,颅内压增高患者呕吐时给予侧卧位或平卧位头偏向一侧,以免引起误吸或窒息。

(8)做好术前准备。

2.术后护理

(1)按神经外科一般护理常规及全身麻醉手术后护理常规护理。

(2)意识、瞳孔、生命体征的监测。严密观察意识、瞳孔、生命体征、SPO2 的变化,特别是全麻患者术后 6h 内易出现呼吸抑制,患者也可因意识障碍,咳嗽排痰差而影响肺的氧合功能。持续氧气吸入,协助患者翻身叩背,保持呼吸道通畅,以利患者更快的渡过危险期。

(3)麻醉未醒时,去枕平卧位,麻醉清醒后抬高床头 30°,减轻脑水肿,但钻孔冲洗引流术后宜采用头低位,卧向患侧。

(4)再出血的观察。无论是钻孔引流还是开颅手术切除,都有血肿复发的问题。发现引流不畅或有较大的血凝块流出时,应注意患者的意识状况和瞳孔以及引流情况。

(5)引流管的护理。保持引流管通畅,操作及翻身时,应妥善固定引流管,避免拖拉,注意观察引流管有无扭曲、打折等现象,准确记录 24h 的引流量及引流液的颜色,常规引流 48～72h,拔除引流管前,复查 CT,了解颅内情况,作为拔管的依据。

(6)对躁动患者仔细分析引起躁动的原因,特别要考虑颅内再出血、脑水肿等颅内因素,应及时通知医生,复查 CT 确诊,对躁动患者加强护理,防止坠床。

【健康教育】

1.对轻型患者,应鼓励其尽早自理生活,对恢复过程中出现的头痛、耳鸣、记忆力减退者应给予适当解释和宽慰,使其树立信心。

2.康复训练:脑损伤遗留的语言、运动或智力障碍,在伤后 1～2 年有部分恢复的可能,应提供患者自信心,同时制订康复计划,指导患者进行功能训练,以改善自理生活能力以及社会适应能力。

3.应告知家属营养支持的重要性,指导摄入高热量、高蛋白、高维生素等富有营养的食物,预防感冒,保持个人卫生。

4.告知患者及家属出院后 3～6 个月进行复查,有不适症状及时就诊。

第八章　颅内肿瘤病人的护理

第一节　神经胶质瘤

神经胶质瘤是颅内最常见的恶性肿瘤，发生于神经外胚层。神经外胚层发生肿瘤包括两类，分别为神经间质细胞形成的胶质瘤和神经元形成的神经细胞瘤。神经胶质瘤占全部脑肿瘤的33.3%～58.6%，以男性较多见，特别在多形性胶质母细胞瘤、髓母细胞瘤中男性明显多于女性。各类型胶质瘤各有其好发年龄，如星形细胞瘤多见于壮年，多形性胶质母细胞瘤多见于中年，室管膜瘤多见于儿童及青年，髓母细胞瘤大多发生在儿童。

一、专科护理

（一）护理要点

在观察患者病情变化的同时，针对患者情绪状态的变化给予心理护理，对癫痫持续状态的患者给予安全护理，同时对长期卧床的患者应避免压疮的发生。

（二）主要护理问题

1.有皮肤完整性受损的危险与患者意识障碍或肢体活动障碍长期卧床有关。

2.慢性疼痛与肿瘤对身体的直接侵犯、压迫神经及心理因素有关。

3.有受伤害的危险与术前或术后癫痫发作有关。

4.有窒息的危险与癫痫发作有关。

5.营养失调：低于机体需要量与患者频繁呕吐及术后患者无法自主进食有关。

6.活动无耐力与偏瘫、偏身感觉障碍有关。

7.无望感与身体状况衰退和肿瘤恶化有关。

（三）护理措施

1.*一般护理*　将患者安置到相应病床后，责任护士向患者进行自我介绍，并向患者介绍同病室的病友，以增强患者的安全感和对医护人员的信任感。进行入院护理评估，为患者制订个性化的护理方案。

2.对症护理

(1)有皮肤完整性受损的危险的护理：由于长期卧床，神经胶质瘤患者存在皮肤完整性受损的危险，易发生压疮。护士应使用压疮危险因素评估量表进行评估后，再采取相应的护理措施，从而避免压疮的产生。出现中枢性高热的患者应适时给予温水浴等物理降温干预；营养不良或水代谢紊乱的患者在病情允许的情况下给予高蛋白质和富含维生素的饮食；保持床铺清洁、平整、无褶皱。

(2)慢性疼痛的护理：对疼痛的时间、程度、部位、性质、持续性和间断性、疼痛治疗史等进行详细的评估，做好记录并报告医生。当疼痛位于远端或躯干的某些部位时，应遵医嘱给予止痛药物。注意观察药物的作用和副作用并慎用止疼剂和镇静剂，以免掩盖病情。神经外科患者应慎用哌替啶，因其可导致焦虑、癫痫等。引起慢性疼痛的原因不仅包含患者的躯体因素，还有其心理方面的因素，护士应运用技巧分散患者的注意力以减轻疼痛，如放松疗法、想象疗法、音乐疗法等。

(3)有受伤害的危险的护理：术前对有精神症状的患者，适当应用镇静剂及抗精神病药物如地西泮、苯巴比妥、水合氯醛等，病床两侧加护栏以防止患者坠床；对躁动的患者要避免不良环境的刺激，保持病室安静，适当陪护，同时加强巡视，防止患者自伤及伤人；对皮层运动区及附近部位的手术以及术前有癫痫发作的患者，术后要常规给予抗癫痫药物进行预防用药。

(4)有窒息危险的护理：胶质瘤患者在癫痫发作期间可对呼吸产生抑制，导致脑代谢需求增加，引起脑缺氧。若忽视对癫痫持续状态的处理，可产生窒息或永久性神经功能损害。在癫痫发作时，应迅速让患者仰卧，将压舌板垫在其上下牙齿间以防舌咬伤。将患者头偏向一侧，清理口腔分泌物，保持气道通畅。

(5)营养失调的护理：患者由于颅内压增高及频繁呕吐，可导致营养不良和水电解质失衡，从而降低患者对手术的耐受力，并影响组织的修复，增加手术的危险性。因此，术前应给予营养丰富、易消化的高蛋白、高热量饮食，或静脉补充营养液，以改善患者的全身营养状况。鼓励其多进食富含纤维素的食物，以保持大便通畅，对于术后进食困难或无法自主进食的患者应给予留置胃管，进行鼻饲饮食，合理搭配，制订饮食方案。

(6)活动无耐力的护理：胶质瘤术后患者可能产生偏瘫、偏身感觉障碍等症状，从而导致患者生活自理能力部分缺陷。护士应鼓励患者坚持自我照顾的行为，协助其入浴、如厕、起居、穿衣、饮食等生活护理，指导其进行肢体功能训练，提供良好的康复训练环境及必要的设施。

(7)无望感的护理：对于恶性胶质瘤的患者，随着病程的延长及放疗、化疗，病痛的折磨常让患者产生绝望。护士应对疾病为患者带来的痛苦表示同情和理解，并采用温和的态度和尊重患者的方式为其提供护理，帮助其正确应对。鼓励患者回想过去的成就，从而证明他的能力和价值，增强其战胜疾病的信心。

（四）护理评价

1.患者未发生压疮。

2.患者疼痛有所缓解，能够掌握缓解疼痛的方法。

3.患者在住院期间安全得到保障。

4.患者癫痫症状得到控制。

5.患者营养的摄入能够满足机体的需要。

6.患者肢体能够进行康复训练。

7.患者情绪稳定，能够配合治疗与护理。

二、健康指导

（一）疾病知识指导

1.概念　神经胶质瘤又称胶质细胞瘤，简称胶质瘤，是来源于神经上皮的肿瘤。可分为髓母细胞瘤、多形性胶质母细胞瘤、星形细胞瘤、少突胶质瘤、室管膜瘤等。其中，多形性胶质母细胞瘤恶性程度最高，病情进展很快，对放、化疗均不敏感；髓母细胞瘤也为高度恶性，好发于2～10岁儿童，多位于后颅窝中线部位，常占据第四脑室、阻塞导水管而引发脑积水，对放射治疗较敏感；少突胶质细胞瘤占神经胶质瘤的7%，生长速度较慢，分界较清，可手术切除，但术后往往复发，需要进行放疗及化疗；室管膜瘤约占12%，术后需放疗及化疗；星形细胞瘤在胶质瘤当中最常见，占40%，恶性程度比较低，生长速度缓慢，呈实质性者与周围组织分界不清，常不能彻底切除，术后容易复发。

2.临床表现　可表现为颅内占位性病变引起的颅内压增高症状，如头痛、呕吐、视神经盘水肿等，或者因为肿瘤生长部位不同而出现局灶性症状，如偏瘫、失语、感觉障碍等。部分肿瘤患者有精神及癫痫症状，表现为性格改变、注意力不集中、记忆力减退、癫痫大发作或局限性发作等。

3.神经胶质瘤的辅助诊断　主要为颅脑CT、MRI、EEG等。

4.神经胶质瘤的处理原则　由于颅内肿瘤浸润性生长，与脑组织间无明显边界，难以做到手术全部切除，一般给予综合疗法，即手术后配合以放疗、化疗、分子靶向治疗及免疫治疗等，通常可延缓肿瘤复发，延长患者生存期。对于复发恶性胶质瘤，局部复发推荐再次手术或者放疗、化疗；如果曾经接受过放疗不适合再放疗者，推荐化疗；化疗失败者，可改变化疗方案；对于弥漫或多灶复发的患者，推荐化疗和（或）分子靶向治疗。

（1）手术治疗：胶质瘤患者以手术治疗为主，即在最大限度保存正常神经功能的前提下，最大范围安全切除肿瘤病灶。但对不能实施最大范围安全切除肿瘤的患者，酌情采用肿瘤部分切除术，活检术或立体定向穿刺活检术，以明确肿瘤的组织病理学诊断。胶质瘤手术治疗的目的在于：①明确诊断；②减少肿瘤负荷，改善辅助放疗和化疗的结果；③缓解症状，提高患者的生活质量；④延长患者的生存期；⑤为肿瘤的辅助治疗提供途径；⑥降低进一步发生耐药性突变的概率。

（2）放射治疗：放射线作用于细胞后会将细胞杀死。高级别胶质瘤属于早期反应组织，对放射敏感性相对较高，同时又由于肿瘤内存在部分乏氧细胞，较适合进行多次分割放疗使得乏氧细胞不断氧化并逐步被杀死。目前美国国立综合癌症网络发布的胶质瘤指南、欧洲恶性胶质瘤指南及国内共识均将恶性胶质瘤经手术切除后 4 周开始放射治疗作为恶性胶质瘤综合治疗的标准方法。

（3）化学治疗：利用化疗可以进一步杀死实体肿瘤的残留细胞，有助于提高患者的无进展生存时间及平均生存时间。

（4）分子靶向治疗：即在细胞分子水平上，针对已经明确的致癌位点（该位点可以是肿瘤细胞内部的一个蛋白分子，也可以是一个基因片段），来设计相应的治疗药物。药物进入体内会特异地选择致癌位点相结合发生作用，使肿瘤细胞特异性死亡，而不会波及肿瘤周围的正常组织细胞的一种治疗方法。

（5）免疫治疗：免疫疗法可以通过激发自身免疫系统来定位和杀灭胶质瘤细胞。目前在胶质瘤免疫治疗方面虽然取得了一些进展，但所有的免疫治疗方案在临床试验中均不能完全清除肿瘤。尽管这种治疗方法有各种不足，但由于免疫治疗可以调动人体自身的免疫系统，产生特异性抗肿瘤免疫反应，其理论上是较理想的胶质瘤治疗方法。

5.神经胶质瘤的预后　随着影像诊断技术的发展、手术理念和设备的进步、放疗技术的日益更新以及化疗药物的不断推出，胶质瘤患者的预后得到了很大的改善。但神经胶质瘤侵袭性很强，目前仍无确切有效的治愈手段，特别是恶性胶质瘤，绝大多数患者预后很差，即使采取外科手术、放疗及化疗等综合疗法，五年生存率约 25％。

（二）饮食指导

1.合理进食，保持良好的饮食习惯。注意低盐饮食，防止由于钠离子在机体潴留而引起血压升高,进而导致颅内压升高。

2.增加纤维素类食物的摄入,如蔬菜、水果等,减少便秘发生,必要时可口服缓泻剂,促进排便。

3.对胶质瘤术后的患者,除一般饮食外,可多食营养脑神经的食品,如酸枣仁、桑椹、白木耳、黑芝麻等。避免食用含有致癌因子的食物,如腌制品、发霉的食物、烧烤、烟熏类食品等。

(三)预防指导

1.通过向患者提供有关疾病的康复知识,以提高患者自我保健的意识。

2.为预防胶质瘤患者癫痫发作,应遵医嘱合理使用抗癫痫药物。口服药应按时服用,不可擅自减量、停药。若患者以往没有接受过化疗,可给予替莫唑胺口服,防止肿瘤复发。剂量为 200mg/(m^2 · d),28 天为一个周期,连续服用 5 天;若患者以往接受过其他方案化疗,建议患者起始量为 150mg/(m^2 · d),28 天为一个周期,连续服用 5 天。

(四)日常生活指导

1.指导患者建立良好的生活习惯,鼓励患者日常活动自理,树立恢复健康的信心。

2.指导患者要保持心情舒畅,避免不良情绪刺激。家属要关心体贴患者,给予生活照顾和精神支持,避免因精神因素引起病情变化。

第二节　脑膜瘤

【定义】

脑膜瘤是起源于脑膜及脑膜间隙的衍生物。它们可能来自硬膜成纤维细胞和软脑膜细胞,但大部分来自蛛网膜细胞,也可以发生在任何含有蛛网膜成分的地方,如脑室内脑膜瘤来自于脑室内的脉络丛组织。好发部位依次为:①矢状窦旁,约占 50%;②鞍结节;③筛窦;④海绵窦;⑤桥小脑角;⑥小脑幕等。

【术前护理】

1.协助患者完善各项相关检查。

(1)做好血、尿、便常规及肝、肾、心、肺等检查。

(2)做好 CT、MRI 影像学检查。

2.加强安全防护措施。

(1)癫痫为患者的首发症状,避免癫痫发作时发生意外,并及时遵医嘱使用抗癫痫药物。

(2)对有视力下降、视野缺损及肢体运动障碍患者,外出应有专人陪伴。

3.严密观察患者病情变化,防止因颅内压增高而发生脑疝。

4.遵医嘱做好术前准备。

【术前健康指导】

1.介绍疾病及手术的相关知识,鼓励患者树立战胜疾病的信心。

2.解释术前准备的必要性,尤其是女性患者剃头,取得患者的配合。

3.训练患者床上排便、深呼吸、翻身,目的是预防术后并发症。

4.对有癫痫症状、视力下降、视野缺损及肢体运动障碍患者,应加强安全防护措施,外出应有专人陪伴。

【术后护理】

1.麻醉未清醒前取去枕平卧位,头偏向健侧,以防止呕吐物吸入呼吸道;清醒后取头高位,以利静脉回流,减轻脑水肿;较大脑膜瘤切除术局部留有较大腔隙时,应禁止患侧卧位,以防脑组织移位及脑水肿发生。

2.术后应保持呼吸道通畅,对全麻未清醒或带气管插管者应注意吸痰,待患者完全清醒有吞咽反射,充分吸痰后方可拔管。对于痰液黏稠不易咳出者,必要时给予雾化吸入,术后应定时协助翻身,拍背,以利于痰液排出。

3.麻醉清醒后6h,如无吞咽障碍即可进食少量流质饮食。术后早期胃肠功能未完全恢复时,应尽量少量进食牛奶、糖类食物,防止其消化时产气过多,引起肠胀气。以后可逐渐过渡到高热量、高蛋白、易消化饮食。

4.严密观察病情变化,准确监测并记录神志、瞳孔、生命体征、肢体活动变化情况,发现异常及时报告医师。

(1)患者出现意识加深、瞳孔散大、对侧肢体活动障碍提示有颅内出血征象,应及时处理。

(2)术后3～5d为脑水肿高峰期,及时使用脱水药、激素、人血清蛋白等治疗,以降低颅内压,缓解脑水肿,严格控制输液量和速度,避免加重脑水肿,并且注意纠正电解质紊乱。

(3)观察头部伤口渗出情况,及时更换敷料,防止引起伤口感染。

5.观察引流管是否通畅,有无扭曲、脱落,引流液的颜色、性状和量。留有脑室引流管的患者,严格掌握引流管的高度,引流液出口距离脑室15～20cm,不可过高或过低。

6.观察有无癫痫发作，分辨发作类型，及时应用抗癫痫药物，防止发生意外。

7.出现精神症状者，遵医嘱对症用药，并使用约束带，注意保护患者。

【术后健康指导】

1.饮食合理，加强营养，少食多餐，防止低蛋白及营养不良而引起的并发症。

2.对有肢体活动障碍者，加强肢体功能锻炼，户外活动需有专人陪护，防止意外发生。

3.有癫痫病史的患者，遵医嘱按时、定量口服抗癫痫药物，不得自行减量或停药。

4.对有语言障碍患者，采用有效的沟通方式与患者交流，并进行语言训练。

5.需定期复查，可能存在肿瘤复发。

6.适当休息与活动。

第三节　垂体瘤

【概述】

垂体腺瘤是一种颅内良性肿瘤，好发于青壮年。近年垂体腺瘤的发病率明显增加，已占颅内肿瘤的第2位，有报道占15%～20%。其危害有垂体激素过量分泌引起一系列的代谢紊乱和脏器损害；肿瘤压迫使其他垂体激素低下，引起相应靶腺的功能低下；压迫蝶鞍区结构，如视交叉、视神经、下丘脑等，导致相应功能低下。手术切除肿瘤是基本的治疗。对于微腺瘤及中等大小的肿瘤多采用显微手术方法，经鼻蝶窦，通过鞍底切除腺瘤。放疗对垂体腺瘤有一定效果。对肿瘤不能全切除或术后内分泌学检查表明仍有激素过度分泌的患者，应常规予以术后放疗。

【术前护理】

1.同是垂体瘤，其临床表现、用药、治疗效果不尽相同。护理重点也不同，应根据患者不同临床表现给予护理。

2.早期约2/3的患者有头痛，主要位于眶后、前额和双颞部，程度轻，间歇性发作，多系肿瘤直接刺激或鞍内压增高，观察头痛情况，遵医嘱正确有效使用脱水药。

3.视力视野障碍患者做好生活护理和安全防护，避免患者单独外出，以防意外发生。

4.观察有无其他神经和脑损害症状，如尿崩症和下丘脑功能障碍、颅内压增高、精神症状、癫痫、嗅觉障碍、昏迷、鼻出血、脑脊液漏并发颅内感染等。

【术前健康指导】

1.术前检查患者视力视野状况并记录,以便术后对比。

2.术前要配合检查各种激素含量,以便术后对比。

3.做好术前准备,如剪鼻毛,按时用滴鼻液清洁鼻腔,按时使用激

4.术前加强营养,予以呼吸功能训练等。

【术后护理】

1.术后由于鼻腔已在术中被填塞,应注意保持呼吸道通畅,及时清除口腔内分泌物,保持平卧头高15°,手术当日禁食水,术后24h进热流食,多饮用淡盐水或含钾丰富的果汁(如橙汁),做好口鼻护理。

2.视丘下部的损害的观察。

(1)视力视野观察:术后应注意观察患者的视力情况,与术前视力情况比较;如患者突然视力下降或瞳孔散大伴有意识障碍时,应及早报告,以查明原因。

(2)水电解质糖代谢紊乱和尿崩症的观察:导致尿量增多乃至尿崩。准确记录出入量,同时观察患者的皮肤颜色、性质、潮湿度来评价患者是否有脱水状态。禁止摄入含糖液体,防止渗透性利尿,加重尿崩。

(3)中枢性高热护理:出现中枢性高热多发生于术后12～48h,体温达40℃以上,常伴有意识障碍、瞳孔缩小、脉搏快速、呼吸急促等神经功能紊乱症状。需采取物理和药物降温,如冰敷大动脉处等,降温过程中防止冻伤、低温寒战和血管痉挛。据医嘱给予复方氨基比林等降温药物,必要时行人工冬眠亚低温治疗以控制体温,协助患者做好口腔护理,防止口唇干裂,嘱患者卧床休息,多饮水。

(4)观察血压和心率的变化。

(5)急性下丘脑损害可伴有急性肺水肿、肺出血。

3.鼻腔分泌物的观察。严密观察鼻腔渗血情况,包括鼻腔分泌物量、性状,有无活动性出血,对以血性分泌物为主的活动性出血,应及时向医师汇报,及时处理。同时避免剧烈咳嗽和用力擤鼻涕,以防脑脊液鼻漏。

4.脑脊液鼻漏。按脑脊液漏指南护理。

5.颅内出血。观察患者有无意识、瞳孔、生命体征、视力、视野变化。如发现患者视物不清,视野缺损加重,同时伴有意识障碍,应及时通知医师,并做好再次手术止血的准备。

6.垂体功能低下。患者表现为嗜睡、表情淡漠、少言懒语、食欲缺乏等。可口服地塞米松或静脉滴注氢化可的松。

7.安全护理。患者多有视力障碍,外出活动或检查要有专人陪伴,病区布局合

理，物品摆放整齐，无障碍物。将物品放置在患者视力好的一侧，并详细告知患者，以方便其拿取，防止碰伤或烫伤。保持病房地面干燥、清洁、无水迹，防滑、防摔伤。

【术后健康指导】

1.手术后3d、1个月、3个月、6个月、1年复查头颅CT 1次，观察手术区域的动态变化，评价手术疗效。

2.一般垂体瘤，不需做放疗，一些侵袭性垂体瘤，术后有残留或复发，要放疗或伽马刀治疗。

3.用药指导。垂体瘤手术容易影响皮质醇激素的分泌，因此手术前后要补充激素（泼尼松）。一般手术后服泼尼松5mg，每日3次，2周后改成5mg，每日2次，激素用量要遵医嘱调整，不能擅自更改剂量或突然停药。服药过程中定期监测体内激素水平。

第四节　颅咽管瘤

【概述】

颅咽管瘤是最常见的先天性颅内良性肿瘤，占先天性颅内肿瘤60%，主要见于小儿，占小儿颅内肿瘤的5%。约在胚胎第2周即在原始口腔顶出现一向上突起，逐渐伸长的盲囊，即Rathke囊，Rathke囊与原始口腔相连部分逐渐变细形成一管道，即颅咽管，正常情况下，在胚胎7～8周时逐渐退化消失。颅咽管瘤是发生在与Rathke囊有关的垂体前叶、垂体柄、漏斗、乳头体、灰结节视交叉及第Ⅲ脑室前部的肿瘤。

【临床表现】

1.颅内压增高症状　约80%患者临床表现有头痛、呕吐、视盘水肿以及展神经一侧或双侧麻痹。晚期可出现意识嗜睡乃至昏迷。

2.视力视野障碍　肿瘤位于鞍上常因直接压迫视神经、视交叉及视束，有70%～80%的患者出现视力、视野障碍，如双颞侧偏盲，部分偏盲或左右不对称的视野缩小。

3.垂体功能低下　因肿瘤压迫，特别是鞍内型肿瘤，垂体前叶受压导致生长激素及促性腺激素分泌不足，而出现生长发育障碍，儿童表现为身材矮小；成年患者表现为倦怠，少动，食欲减退，皮肤苍白细腻，男性阳萎，女性月经失调或停经。

4.下丘脑损害症状　体温偏低，意识嗜睡，尿崩症。

5.辅助检查

(1)CT:平扫时为较均匀的低密度灶。

(2)MRI:实质性颅咽管瘤 T_1 像为等信号,T_2 像为高信号;囊性颅咽管瘤内含较高浓度蛋白、胆固醇、正铁血红蛋白或同时含有以上两种或两种以上成分,在 T_1 和 T_2 加权像均显示高信号。

【治疗原则】

根据肿瘤的具体位置,选择不同的手术入路切除肿瘤,术后根据切除情况适当行放射治疗。

【护理评估】

了解患者的起病方式或首发症状,是否出现视力、视野障碍,头痛,多饮,多尿,身体体重异常;评估患者有无神经功能受损、下丘脑损害及精神异常。

【护理要点及措施】

1.头痛、呕吐　密切观察并评估头痛的程度、性质、部位、发作特点及持续时间,观察呕吐是否为喷射性,观察意识、瞳孔和生命体征,抬高床头15°～30°,对于疼痛剧烈者,遵医嘱给予镇痛药或脱水药,观察用药后症状是否缓解,必要时行CT检查,以排除颅内血肿形成。

2.体位　应抬高床头15°～30°,以利颅内静脉回流,减轻术后脑水肿;防止头部突然移位或扭转;术后3～4d即鼓励患者下床活动,促进胃肠蠕动,改善进食障碍。活动方法为先坐在床沿,双腿下垂,适应后下床边活动,以后逐渐增大活动范围。

3.并发症的护理

(1)尿崩症:观察患者有无烦渴等表现及准确记录每小时尿量和24h出入量,若患者尿量超过300ml/h或24h尿量>4000ml(应用脱水药时除外),表明水分排出过多;同时注意尿色、尿比重,尿的颜色呈浅黄绿或近乎无色,亦提示尿崩的发生,应及时检测尿比重及血清离子分析。一旦发生尿崩及时补充水分以防脱水,如果尿量<5000ml/d,神志清醒者嘱多饮水,神志恍惚或昏迷者,术后2～3h给予留置胃管,经胃管补充水分,如果尿量>5000ml/d、尿比重<1.005,应及时报告医师,遵医嘱给予口服弥凝片剂或垂体后叶素皮下注射。

(2)水电解质紊乱:最常见的电解质紊乱是低钠血症和高钠血症,与术后抗利尿激素(ADH)分泌不足、甘露醇脱水、尿崩症等原因有关;术后3～5d每12小时测电解质1次,动态了解水电解质平衡情况,根据电解质情况指导患者饮食,及时调整水、电解质平衡。对于高钠和高氯患者应严格限制钠和氯的摄入,不可饮用各种苏打饮料，只可进大量白开水；低钠低氯患者补充高浓度氯化钠液以防脑水肿，补钠速度不宜过快过浓，以防引起高钠血症。

(3)高热：要采用物理降温，一般的冰敷、酒精浴降温不下，则使用亚低温机的冰毯和冬眠药物联合降温。

【健康教育】

1.委婉告知患者遗留的视力障碍、生长迟缓、性器官发育不全等不能完全恢复，但通过药物治疗可部分改善，多鼓励患者进行康复训练。

2.指导患者多进食高蛋白、富含营养饮食以增强机体抵抗力，促进康复。

3.视力障碍者，注意防止烫伤。垂体功能障碍患者应遵医嘱坚持激素替代治疗，切不可随意漏服、更改剂量及间隔时间，不可因症状好转而自行停药。

4.患者如出现原有症状加重或头痛、呕吐、抽搐、肢体麻木、尿崩等异常，应及时就诊。

5.教会患者记录出入量的方法，出现多饮、多尿时，及时就诊；定期检查患者的血清电解质情况。

6.术后3～6个月到门诊复查。

第五节　听神经鞘瘤

【概述】

听神经鞘瘤起源于听神经，多数发生于听神经的前庭部，少数发生于该神经的耳蜗部。肿瘤形成后缓慢增大，首先压迫内耳道内的耳蜗神经、面神经及内听动脉，由此产生前庭、耳蜗的功能障碍；进一步发展可压迫临近的三叉神经、脑干、小脑及后组脑神经(第Ⅸ～Ⅺ对脑神经)，产生相应结构的功能障碍；肿瘤压迫第四脑室可引起脑脊液循环受阻，产生脑积水，颅内压增高。属颅内良性肿瘤，全切除可以治愈，预后良好。

【临床表现】

1.早期症状　多由听神经的前庭神经及耳蜗神经损害开始，表现为眩晕、进行性单侧听力减退伴以耳鸣。首发症状多为耳鸣及耳聋，耳鸣往往持续时间较短，而耳聋症状发展缓慢，可持续数年或十数年，大多数不被患者所注意。

2.肿瘤邻近脑神经损害表现　一般以三叉神经及面神经损害多见，表现为患侧周围性面瘫，或患侧面部麻木、咬肌无力或萎缩。

3.共济失调　出现走路不稳，动作不协调等小脑性共济失调症状或一侧锥体束征表现。

4.颅内压增高 出现头痛、恶心、呕吐、视盘水肿等症状以及吞咽困难、饮水呛咳。

5.辅助检查

(1)神经耳科检查:由于患者早期仅有耳鸣、耳聋,常在耳科就诊,常用的是听力检查及前庭神经功能检查。

(2)CT 及 MRI 检查:目前听神经鞘瘤诊断的金标准是 Gd-DTDA 增强的 MRI,特别是当肿瘤很小(<1cm)或在内听道内,CT 扫描阴性又高度怀疑肿瘤存在时,应该进行 GD-DTPA 增强的 MRI。CT 与 MRI 两种检查有相辅相成的作用,如 CT 发现有病侧内听道扩大时,增强 CT 可发现肿瘤,对于估计颅中窝入路时颞骨的气化程度及高颈静脉球与后半规管及底的距离有帮助。肿瘤较大时,MRI 可提供对脑干压迫的范围、第四脑室是否通畅、脑积水是否存在的情况。对可疑听神经鞘瘤或 CT 检查难以确定时,全序列的 MRI 可作出鉴别诊断。

(3)脑干听觉诱发电位或脑干电反应听力测定:该检查方法为一种无创伤性电生理检查,阳性所见为 V 波延迟或缺失,约 95%以上的听神经鞘瘤有此表现,现已广泛用于本瘤的早期诊断。

【治疗原则】

1.显微外科手术治疗 大中型肿瘤经枕下乳突后开颅手术肿瘤切除术,小型肿瘤经迷路手术,经枕下入路手术肿瘤切除术。

2.立体定向放射治疗(γ-刀、X-刀) 无颅内压增高,肿瘤直径<3cm 者可考虑,肿瘤较大者亦可先部分切除和(或)脑室分流术缓解颅高压后再行 γ-刀、X-刀治疗。

【护理评估】

了解患者起病方式或主要症状,评估有无剧烈头痛、呕吐、复视及视盘水肿,评估有无邻近脑神经受损,评估有无动作不协调,走路不平衡。

【护理要点及措施】

1.术前护理

(1)按神经外科疾病术前护理常规。

(2)做好安全管理:注意保护患者,有神经麻痹者应注意饮食、饮水温度、洗脸水温度以免烫伤患者、有耳聋及动作不协调者应协助患者日常生活(包括如厕、洗漱、进食等)以免摔伤患者。

(3)密切观察病情:主要观察患者头痛情况,有无颅内压增高症状、如头痛加剧、呕吐、复视等报告医师及时处理。

2.术后护理

(1)按神经外科术后护理常规护理。

(2)病情观察：密切观察患者的意识、瞳孔、生命体征及四肢活动情况，并准确记录。如出现头痛、头晕、呕吐及视力障碍，共济失调、烦躁不安、癫痫发作等症状，伴有血压升高，脉搏呼吸变慢，应及时通知医生。准备脑室穿刺包，密切观察意识状态的改变，防止脑疝的发生。

(3)做好管道护理：正确设置引流袋高度，保持引流通畅，避免扭曲、受压、脱落，观察引流液量、性质。每班记录并交接班，如引流量短时间大量增多，引流液颜色加深，且有分层现象，提示有颅内出血，应立即通知医师处理。躁动患者要适当约束四肢。

(4)饮食护理：术后患者意识完全清醒后，检查无后组脑神经损伤时，方可经口进食。对吞咽困难、呛咳的患者应给予留置胃管，给予鼻饲饮食，并注意观察胃液，以便及时发现并处理应激性溃疡。

(5)心理护理：及时告知患者手术效果，传达有利信息，以增强康复的信心，帮助患者缓解疼痛不适，使其减轻恐惧、抑郁反应。主动向患者解释可能存在的并发症、后遗症及其发生的原因和预后情况，同时鼓励患者积极对待人生，坦然接受现实。

3.并发症护理

(1)角膜炎、角膜溃疡：眼睑闭合不全，角膜反射减弱或消失，瞬目动作减少及眼球干燥为面神经、三叉神经损伤所致，如护理不当可导致角膜溃疡，甚至失明。故护理上需注意：眼睑闭合不全可用眼罩保护患侧眼球，或用蝶形胶布将上下眼睑粘合在一起，必要时做眼睑缝合术。白天定时滴入重组牛碱性成纤维细胞生长因子滴眼液，晚间睡前予重组牛碱性成纤维细胞生长因子眼用凝胶涂于上下眼睑之间，并给予蝶形胶布固定。

(2)面瘫的护理：观察能否完成皱眉、上台前额、闭眼、露齿、鼓双颊等动作，并注意观察双侧颜面是否对称，正确评估患者面瘫程度。对于患者因口角歪斜、进食不便流涎而表现的不良心理做好耐心解释和安慰工作。加强口腔护理，保持口腔清洁，可鼓励患者嚼口香糖，既锻炼面部肌肉又可防止发生口腔感染。指导患者进行自我按摩、表情动作训练，并配合物理治疗，以促进神经功能恢复。

(3)脑脊液漏：与硬脑膜不缝合或缝合不严密，乳突小房封闭不严有关。患者可出现脑脊液耳漏或伤口处皮下积液。给予枕下垫无菌治疗巾，保持清洁、干燥、头部敷料如有渗湿，应及时报告医师给予更换，防止感染。嘱患者卧床休息，抬高床头15°～30°，头偏向患侧，维持到脑脊液漏停止后3～5d，目的是借重力使脑组织贴近硬脑膜漏孔处，促使粘连封闭，必要时行腰大池引流，或行脑脊液漏修补术。

【健康教育】

1.指导患者及家属给予高热量、高蛋白、富含纤维素、维生素饮食，避免食用过硬、不易咬碎或易致误咽的食物，以免误入气管引起呛咳、窒息。

2.长期鼻饲患者出院前教会家属鼻饲操作方法和注意事项，合理调配饮食，并注意饮食卫生，防止腹泻和便秘。

3.教会面瘫患者手法按摩，鼓励患者坚持进行康复训练，防止面肌萎缩。

4.听力障碍者尽量不单独外出，以免发生意外，必要时可配备助听器，或随身携带纸笔。

5.术后3～6个月门诊复查。

第九章　脑血管疾病病人的护理

第一节　颅内动脉瘤

一、概述

颅内动脉瘤是由于局部血管异常改变产生的脑血管瘤样突起，是一种神经外科常见的脑血管疾病。主要见于成年人（30～60岁），青年人较少。其主要症状多由于动脉瘤破裂出血引起，部分是由于瘤体压迫脑血管痉挛及栓塞造成。动脉瘤破裂出血死亡率很高，初次出血占15％，最多出血可达6次，再次出血的40％～65％死亡，而且再次出血最多出现在7天之内。动脉瘤的发病原因是感染、创伤、肿瘤、颅内合并动静脉畸形、颅底血管网发育异常、出血的诱发因素，如各种运动、情绪激动、排便用力、分娩等。出血与动脉瘤直径大小呈负相关。

二、临床表现

动脉瘤小而未发生破裂者，可不出现临床症状。

1.颅内出血　多数病人呈单纯性蛛网膜下腔出血，突发头疼、呕吐、意识障碍、癫痫样发作及脑膜刺激症。Willis动脉环后的动脉瘤出血时，枕部病变可出现眩晕、复视、一过性黑矇、共济运动失调及脑干症状。

2.局灶体征　大动脉瘤常产生压迫症状，偏瘫、动眼神经麻痹及梗阻性脑积水。

3.脑缺血及脑动脉痉挛　动脉痉挛是颅内动脉瘤破裂后造成脑缺血的重要原因。此外，瘤血栓脱落或蔓延到载瘤动脉会出现脑梗死和一过性脑缺血。病人可出现不同程度的神经功能障碍，如偏瘫、失语、深浅感觉减退、失明、精神症状等。

三、诊断

1.腰穿　怀疑蛛网膜下腔出血时，行腰穿检查。

2.X线平片　对巨型动脉瘤有一定诊断价值。

3.CT　靶环征是巨型动脉瘤的特征表现。

4.MRI　显示动脉瘤的全部及其与周围的关系，神经关系、瘤蒂的部位及大小。

5.脑血管造影　显示动脉瘤的部位、大小、形态、数目或有无血栓、动脉硬化及动脉痉挛的范围、程度、有无颅内血肿。术后脑血管造影显示动脉瘤夹闭及血流情况。

四、治疗

1.非手术治疗

(1)降低颅内压：静脉输入20%甘露醇、固力压、地塞米松。

(2)控制血压：目的是预防和减少动脉瘤出血。用尼莫地平持续静脉泵入，如有头晕、意识恶化等缺血症状可适当回升血压。

(3)控制及预防癫痫的发作：口服德巴金500mg，2次/日，或持续静脉泵入德巴金1200～2400mg/d。

2.手术治疗　动脉瘤栓塞及动脉瘤夹闭术。

五、护理要点

1.病人在出血后或有动脉瘤破裂的危险时绝对卧床休息。

2.严密观察神志、瞳孔、生命体征的变化，及时发现出血及再出血体征。

3.密切观察癫痫症状发作的先兆、持续时间、类型，遵医嘱给予抗癫痫药。

4.避免不良刺激。避免用力咳嗽或情绪过分激动。

5.给予缓泻剂，防止因大便干燥，增加腹压，导致动脉瘤破裂出血的发生。

6.给予清淡、易消化的饮食。

7.病人术后加强肢体活动、穿弹力袜。

8.遵医嘱给予丹参、脉通输入，防止深静脉血栓、肺栓塞、脑栓塞等并发症的发生。

六、主要护理诊断/护理问题

1.有受伤的危险。

2.自理能力缺陷：沐浴/卫生。

3.焦虑。

4.知识缺乏(特定的)。

5.有出血的危险。

6.潜在并发症:脑梗死。

7.潜在并发症:颅内出血(再出血)。

(1)危险因素:①病人活动(剧烈);②高血压;③情绪波动;④排便用力;⑤癫痫发作;⑥咳嗽剧烈。

(2)预期目标:护士严密观察病情,及时发现出血体征,积极配合医生抢救。

(3)护理评估:①评估动脉瘤破裂出血(再出血)的危险因素;②评估癫痫发作的频率程度;③评估有无便秘;④评估咳嗽程度;⑤评估病人活动范围及活动量;⑥评估病人情绪状态;⑦评估头痛、恶心、呕吐的程度。

(4)护理措施:①严密观察意识、瞳孔、血压的变化;②嘱病人绝对卧床休息;③密切观察癫痫发作情况,及时采取措施控制并预防癫痫的发作;④血压升高时,应遵医嘱给予降压药,并观察用药后的效果;⑤多与病人交流,消除病人焦虑,甚至恐惧的不良情绪,保持情绪平稳,必要时遵医嘱给予镇静剂;⑥鼓励病人多饮水、多食蔬菜、水果,保持大便通畅,必要时可遵医嘱给予缓泻剂;⑦集中治疗护理的时间,保证病人充足的睡眠;⑧条件允许时安排病人住单人房间,并限制探视,减少各种不良刺激;⑨保持病房的安静,工作人员做到"四轻";⑩预防感冒、咳嗽,严重时可遵医嘱给予止咳药。

8.护理诊断:有出血的危险。

(1)相关因素:①脑血管造影术后;②动脉穿刺部位按压时间短;③凝血机制差;④过早活动。

(2)预期目标:病人局部伤口不发生出血,患侧下肢活动正常。

(3)护理评估:①评估出血的危险因素;②评估患侧下肢的血液循环。

(4)护理措施:①严密观察股动脉伤口敷料情况;②拔管后按压局部伤口 60 分钟,压力要适度,以不影响下肢血液;循环为宜,必要时压沙袋;③遵医嘱观测双侧足背动脉搏动,每 1～2 小时一次,连续四次;④密切观察患侧足背皮肤温度及末梢血运情况;⑤嘱病人穿刺侧肢体伸直,不可弯曲 8 小时;⑥导管造影后嘱病人平卧 6 小时。

第二节 脑动静脉畸形

【概述】

脑动静脉畸形(AVM)是一种胚胎时期发育异常所致的先天性血管畸形,病变部位脑动脉与静脉之间缺乏毛细血管,致动脉与静脉直接相通,形成短路,产生一系列脑血流动力学紊乱。AVM是出血性脑血管病的主要类型之一,通常以癫痫、脑内或蛛网膜下腔出血、盗血以及头痛发病。

【临床表现】

脑动静脉畸形通常以出血或癫痫发病,伴或不伴有头痛、颅内杂音及进行性神经系统功能障碍。

1.出血　50%以上的AVM患者以颅内出血为首发症状,表现为头痛、呕吐、严重者意识丧失,颈项强直。

2.癫痫　是AVM最为常见的症状,可发生在出血前或出血后,也可发生在出血时,顶叶发生频率最高,其次为额叶和颞叶,再次为枕叶,大脑深部和颅后窝AVM很少发生癫痫。

3.头痛　较为常见,头痛性质可为偏头痛、局限性头痛或全头痛,无明显定位意义。如出血大量时,可出现剧烈头痛、呕吐、甚至出现意识障碍。

4.神经系统功能障碍　部分患者可出现一过性或进行性神经功能障碍,可表现为肢体麻木或无力、偏盲、失语、共济失调等。

5.其他症状　精神症状、眼球突出、颅内血管杂音。

6.辅助检查

(1)DSA是诊断脑血管畸形的金标准。

(2)磁共振成像(MRI)和磁共振血管成像(MRA),MRI诊断脑AVM的正确率几乎可达到100%。

(3)头颅CT扫描。

(4)经颅多普勒超声(TCD),利用TCD技术,不仅可以检测脑AVM的血流方向,同时还可检测到有无盗血现象。

【治疗原则】

1.血管内栓塞治疗。

2.手术治疗。

(1)供血动脉结扎术。

(2)动静脉畸形切除术。

3.立体定向放射外科治疗,使病灶缩小后再考虑手术切除。

【护理评估】

了解患者主要症状及症状出现时间、诱发因素;评估神经功能障碍程度及自理程度。

【护理要点及措施】

1.术前护理

(1)倾听主诉,了解病史及畸形发病特点,是以癫痫发病还是以脑出血发病。

(2)按癫痫护理常规,床旁备地西泮,按时服用抗癫痫药物,大发作时防止受伤,观察记录意识瞳孔变化及发作情况。

(3)已出血发病者观察意识瞳孔变化,遵医嘱给予止血、脱水等治疗。头痛者观察记录头痛性质,遵医嘱对症处理。

(4)心理护理:针对患者及家属不同心理反应予以心理疏导和心理支持,提供疾病相关读物以减轻患者及家属的焦虑情绪。指导患者学会放松的方法,避免情绪过于波动,防止因情绪的大起大落而导致脑出血的发生。

(5)饮食护理:指导患者进食低盐、低脂、低胆固醇、富含纤维素饮食,保证营养供给,防止便秘。

(6)了解患者基础血压情况,定时监测血压,遵医嘱服用降压药物,防止因血压过高引起脑出血。

2.术后护理

(1)按神经外科术后护理常规。

(2)体位:开颅全身麻醉手术患者术后返回病房,麻醉清醒后去枕平卧 6h 后取头高位,抬高床头 15°～30°;介入手术后平卧,术肢保持伸直位。

(3)严密观察意识、瞳孔、生命体征及肢体活动变化并做好记录。密切监测血压,遵医嘱准确给药,维持血压稳定并避免不良刺激;严密观察神经系统症状,及时发现脑水肿症状,避免发生正常灌注压突破综合征;对于有肢体功能障碍的患者给予正确的功能锻炼,病情允许时及早康复训练。

(4)按医嘱定时输入脱水药物,脑室引流者保持引流通畅,保持血压在基础血压下限,防止正常灌注压突破综合征发生。

(5)饮食:开颅全麻患者返回病房后禁食水 24h,介入治疗局麻患者返回病房后即可饮水及进食,饮食宜清淡易消化,避免进食过于刺激食物。

【健康教育】

1.向患者讲解动、静脉畸形出血的诱发因素，避免诱发再次出血。保持乐观心态，避免情绪波动。

2.指导正确服用抗癫痫、抗缺血、神经功能修复等药物，切勿漏服及擅自停药。

3.鼓励患者坚持进行康复训练，无功能障碍或轻度功能障碍的患者，尽量从事一些力所能及的工作，避免患者角色的强化，尽早回归社会。

4.教会患者及家属血压自我监测方法，减少再出血诱发因素。

5.告知患者若再次出现头痛、呕吐、神经功能障碍等症状，及时就诊，无症状者3～6个月后复查。

第三节　颈动脉狭窄

【概述】

由于各种原因造成颈动脉管腔变窄，脑血液供应减少引起一系列脑缺血表现称为颈动脉狭窄。颈动脉狭窄是缺血性卒中的重要原因之一，卒中患者中，约2/3的脑梗死与颈部动脉狭窄有关，颈动脉狭窄＞70%的患者年卒中率可高达13%，多发生于颈总动脉分叉和颈内动脉起始段。病因包括：动脉粥样硬化斑块形成、动脉夹层分离、肌纤维发育不良、大动脉炎、放疗等。

【临床表现】

1.脑缺血症状

(1)短暂性脑缺血发作(TIA)：局灶性脑缺血导致的短暂性神经功能障碍，临床表现为头晕、突发上肢或(和)下肢无力、暂时性肢体麻木、一过性意识丧失，一般在24h内能够恢复。约70%的患者能在10～15min缓解，恢复后不留任何症状。

(2)可逆性缺血性神经功能障碍：局灶性脑缺血导致短暂性神经功能障碍超过24h，可在数日至3周恢复。

(3)脑梗死：局灶性脑缺血引起脑组织缺血性坏死，导致不可逆的神经功能障碍，如偏瘫、偏身感觉障碍和失语等。

2.体征　体检时可发现颈动脉血管杂音。

3.辅助检查

(1)颈部血管超声：彩色多普勒超声是一种可重复且安全无创的检查方法，简单易行，检查成本低，不仅可观察到血流动力学的改变，而且可对血管管壁、管腔直径、狭窄程度及管腔内是否有斑块等进行综合分析，常用于颈动脉狭窄的筛查。

(2)CT 血管成像(CTA)：可从不同角度、方向、层面显示血管狭窄程度和部位，可直接清楚的显示血管壁钙化及软斑块，并可对不稳定性斑块做出初步评价。

(3)磁共振血管成像(MRA)：非损伤性的检查方法，高分辨 MRA 不仅可显示血管狭窄程度，而且可显示斑块的形态、溃疡、出血、钙化、脂质、纤维组织，但有可能过高估计管腔狭窄的程度。

(4)全脑血管数字减影血管造影(DSA)：是目前诊断颈动脉狭窄的最准确方法，能显示动脉内径，内膜是否光滑，斑块的形态及长度，是否有溃疡血栓，并能判断颈动脉分叉的位置，动脉粥样硬化的程度，同侧半球侧支循环程度及其他颅内血流动力学指标。但由于它是一种有创检查，并存在着 1%的诱发卒中的危险性，因而其使用受到限制。

【治疗原则】

1.*药物治疗* 抗血小板聚集药物降低血栓形成的风险，他汀类降脂药减慢粥样硬化斑块形成的速度，适合于没有手术指征的颈动脉粥样硬化狭窄患者以及围术期患者。

2.*颈动脉内膜剥脱术* 是经典的外科手术方式，国内外广泛开展，手术效果肯定，堪称治疗颈动脉狭窄的"金标准"。沿胸锁乳突肌前缘做纵向皮肤切口，暴露颈动脉，在阻断颈外动脉、颈内动脉和颈总动脉后，切开颈内动脉、颈总动脉，剥离其内的粥样斑块，然后缝合颈动脉，解除阻断，恢复颈动脉血流。如果在阻断血流后脑电图、体感诱发电位显示有脑缺血，可用分流管做颈动脉分流措施保持脑部有连续血流。

3.*颈动脉支架置入术* 创伤小、恢复快，是近年来广泛开展的微创治疗方法。采用狭窄段颈动脉内置入支架的方法恢复颈动脉血流。但开展时间相对较短，手术效果有待大规模临床试验进一步评价。

【护理评估】

详细了解患者年龄、病史、既往史、自理能力、TIA 发作史及生活习惯，了解有无伴有高血压、冠心病、糖尿病、脑梗死等疾病及相关术前检查结果。了解患者心电图、心脏功能，评估患者心脑功能。

【护理要点及措施】

1.*病情观察* 术前每天观察患者 TIA 发作情况，有无频繁发作或卒中发生，观察患者的意识、瞳孔的改变，观察患者有无头痛、呕吐、失语、偏瘫等表现。术后给予持续低流量吸氧，严格控制血压在(14.7～17.3)/(8.0～10.7)kPa，心率控制 60～

80/min。因为本手术可能会影响颈动脉压力感受器及迷走神经，患者血压、心率可能高或低，术后24～48h血压常有波动，是神经系统并发症的好发时间。血压过高易引起脑过度灌注综合征甚至脑出血，血压偏低可造成脑灌注过低，导致脑缺血甚至脑梗死。严密观察患者有无失语，注意有无肢体活动障碍，特别是对侧肢体有无偏瘫，观察同侧视力、视野，判断有无视力障碍，定时检查眼底功能，及时发现不良先兆。

2.*切口护理*　术后均放置皮下引流管，应保持引流管通畅，定时挤管，观察引流液的量、颜色、性状，如24h引流量＜50ml，则可拔管；手术切口应用冰袋和沙袋加压制动，冰袋一般放置8h，沙袋一般放置24h；注意患者颈部有无肿胀，敷料有无渗血，患者打喷嚏或咳嗽时应协助患者按压颈部，防止压力过高诱发出血。

3.*抗凝护理*　有效的抗凝治疗可防止血栓形成，对防止颈动脉闭塞和脑梗死非常重要。术后6h常规应用抗血栓形成药物肝素2500U静脉注射，每6小时1次，共4次，术后第2天开始口服肠溶阿司匹林100mg/d，用药期间应密切观察患者牙龈、穿刺点、切口等部位有无出血倾向，皮肤黏膜有无出血点，定时检测患者出、凝血时间及血气分析，注射及拔针后延长压迫时间，以免出血。同时，观察有无颅内出血征象如头痛、呕吐及意识、瞳孔的改变。

4.*并发症的观察与护理*

(1)高灌注综合征：颈动脉狭窄患者颅内长期处于缺血状态，术后血流通道突然打通，致使血流加速，血流量增加可超过100%以上，多数患者可出现额部头痛。坐位时受重力影响，脑血流量会减少，当患者坐位时头痛减轻，头痛可能是继发于血流增加，反之，坐位时头痛严重，提示可能有脑动脉或颈动脉再闭塞，如果头痛进行性加重，伴有颅内压增高表现，要排除脑出血所形成的颅内血肿。观察头痛的性质、部位、程度以及与体位的关系，注意意识及瞳孔变化，及时发现颅高压症状。

(2)颈动脉窦反应：颈动脉严重狭窄引起术后颅内出血可能与颅外狭窄病变突然去除后颅内灌流量迅速增加，毛细血管床被破坏有关，也可能由于颈动脉窦压力感受器反射的消失，致使术中血压波动，术后突发严重的高血压，升高的血压更增加了颅内的灌注，从而出现头痛、反射性的呕吐等颅内压增高症状，最终导致颅内出血。因而术前应高度重视控制血压，特别是对于颈动脉严重狭窄同时伴有高血压的患者，术后严密监测，维持血压的稳定，以防发生颅内出血，收缩压维持在100～120mmHg，遵医嘱严格控制血压，术中术后收缩压控制在100～120mmHg在一定程度上可避免脑高灌注的发生。

(3)切口血肿：由于术中肝素化，术后抗凝治疗，血液处于持续低凝状态，切口易出血及形成皮下血肿。术后伤口局部压沙袋24～48h，术后24h内密切观察引流量及患者状况，嘱患者不能用力咳嗽、打喷嚏，以免增加颈部的压力而诱发出血。伤口局部疼痛、吞咽困难，是血肿发生的早期标志，应及时处理。如果血肿发生，可导致疼痛、气管移位和气道受阻致呼吸困难，较大或急剧增大的血肿需行血肿清除术，必要时行气管切开。

【健康教育】

1.患者术后需长期口服阿司匹林，告知患者定期复查血常规和凝血酶原时间，并经常观察有无牙龈出血和鼻出血，以及时调整用药剂量。

2.对于伴有高血压、糖尿病、冠心病患者，应告知每位患者的血压、血糖范围及降压药、降糖药物的名称、用量、使用时间、使用方法及高血压、高血脂、糖尿病的合理饮食。

3.指导患者进低盐、低脂、清淡饮食，向患者交代饮食的有关知识，使其理解饮食在治疗中的作用，告知患者适度活动，经常进行锻炼，避免劳累。让患者了解饮食在治疗中的作用，如不饱和脂肪酸与血小板的功能有关，可降低血黏稠度，降低血胆固醇和三酰甘油的含量，防止血栓形成等。

4.鼓励戒烟：烟中尼古丁和烟碱可引起血管痉挛，加重脑缺血，且可使Co进入血液减少循环氧，促进血小板聚集，增加血黏度。因此，应鼓励患者戒烟。

5.教会患者肢体、语言等康复训练方法，要循序渐进，由简到难，坚持训练。

6.嘱患者术后1个月、1年、3年各复查彩色多普勒1次，发现异常及时就诊。

第四节 大脑中动脉狭窄

【概述】

大脑中动脉(MCA)是颈内动脉两个终支中较大的血管。它供血给大脑半球外侧面广泛区域，占整个脑血液供应的80%，缺血及脑梗最先累及此区。大脑中动脉狭窄或闭塞是导致缺血性脑卒中的主要原因之一，其临床表现与缺血性脑损伤有关，根据颅内是否存在有效的侧支循环及侧支循环的类型不同而存在很大的差异。

【临床表现】

大脑中动脉狭窄引起相应脑区灌注不足，或栓子脱落造成的脑栓塞，表现为对侧肢体无力、麻木，言语障碍或其他高级皮质功能障碍。可分为前驱期、急性发作期、恢复期和后遗症期。

1.前驱期　如头痛、头晕、眩晕、短暂性记忆力障碍，肢体感觉异常和无力及言语障碍等。有些患者发病前无前驱期。

2.急性发作期　发病缓慢，可发生于任何时间，常于睡眠时发生，睡眠时发作的患者并不一定惊醒，往往在早晨觉醒时发现瘫痪等。

3.恢复期和后遗症期　患者的症状逐渐好转，偏瘫肢体的运动功能逐渐恢复，功能恢复下肢较上肢、近端较远端为快，瘫痪下肢成痉挛状步态，膝关节伸直，在地上画圈曳行，手指成屈曲，前臂前旋，上臂内收，患者皮肤呈运动血管性变化，早期为皮肤温度升高，以后变为干燥和发冷，有时手腕部和手指有水肿现象，许多患者在1～4周出现肩关节疼痛，称为肩手综合征。患者性格方面的改变如记忆力减退、情绪不稳定、嗜睡、强哭、强笑等症状。

4.辅助检查

(1)经颅多普勒(TCD)：血管杂音及大脑中动脉平均流速、收缩期流度是诊断大脑中动脉狭窄最有价值的参数。

(2)磁共振血管成像(MRA)：非损伤性的检查方法，高分辨MRA不仅可显示血管狭窄程度，而且可显示斑块的形态、溃疡、出血、钙化、脂质、纤维组织，但有可能过高估计管腔狭窄的程度。

(3)血管造影(DSA)：DSA检查是诊断脑血管病的金标准，可为血管内介入治疗提供直接依据。

【治疗原则】

1.药物治疗　无论患者是否有临床症状，一旦被确诊为MCA就应及时进行抗凝和抗血小板治疗的内科治疗。

2.球囊扩张血管成形术　目前认为血管内治疗只适用于MCA的M1段治疗。

3.血管搭桥和支架术　当脑血流低灌注作为症状性MCA狭窄的惟一或是主要的病因时应考虑血管重建。

【护理评估】

了解患者缺血症状特点及症状出现时间、持续时间，了解基础血压水平及症状出现时血压情况；了解辅助检查结果；评估神经功能障碍程度及自理程度。

【护理要点及措施】

1.术前护理

(1)严密监测血压：测血压每日2次，头晕明显者，测血压每日4次，观察降压药效果，重度狭窄者降压不宜过低，应在正常高限。

(2)心理护理：针对患者及家属不同心理反应予以心理疏导和心理支持，提供疾病相关读物以减轻患者及家属的焦虑情绪。

(3)饮食护理:指导患者进食低盐、低脂、低胆固醇、富含纤维素饮食,保证营养供给,防止便秘,鼓励多饮水。

(4)用药护理:遵医嘱输注抗凝、改善微循环药物,控制滴速,观察用药反应,使用抗凝药物期间,穿刺点拔针后延长按压时间;抗血小板药物饭后服用,询问有胃部不适,观察大便颜色。

2.术后护理

(1)按神经外科术后护理措施。

(2)病情观察:严密观察意识、瞳孔、生命体征、肢体活动的变化,尤其是血压、心率的变化,有异常及时报告医师处理。

(3)体位:患者术后返回病房,术肢保持伸直位。

(4)饮食:全身麻醉患者返回病房后禁食水及去枕平卧 6h,局部麻醉患者返回病房后即可饮水及进食,饮食宜清淡易消化,避免进食过于刺激食物。

(5)专科护理:口服降压药物或静脉滴注降压药物,密切监测血压,使血压维持在基础血压下限,避免影响血压的不良刺激,做好抗凝治疗的护理,建立两条静脉通道,定时定量给药并监测凝血指标,备齐鱼精蛋白、维生素 K_1 等药品。

(6)术后活动:根据术后止血方法及病情决定下床活动时间。

(7)功能训练:术前肢体功能障碍者,观察术后肌力变化,讲解术后的康复及神经功能恢复的知识,给予肢体功能锻炼,保持良肢位,防止足下垂等并发症,鼓励患者坚持进行锻炼,逐步达到生活自理。

【健康教育】

1.对于伴有高血压、糖尿病、冠心病患者,应告知每位患者的血压、血糖范围及降压药、降糖药物的名称、用量、使用时间、使用方法及高血压、高血脂、糖尿病的合理饮食。

2.指导患者进低盐、低脂、清淡饮食,向患者交代饮食的有关知识,使其理解饮食在治疗中的作用,告知患者适度活动,经常进行锻炼,避免劳累。让患者了解饮食在治疗中的作用(不饱和脂肪酸与血小板的功能有关.可降低血黏稠度,降低血胆固醇和三酰甘油的含量,防止血栓形成)。

3.鼓励戒烟:烟中尼古丁和烟碱可引起血管痉挛,加重脑缺血,且可使一氧化碳进入血液减少循环氧,促进血小板聚集,增加血黏度。因此,应鼓励患者戒烟。

4.教会患者肢体、语言等康复训练方法,要循序渐进,由简到难,坚持训练。

5.嘱患者术后 1 个月、1 年、3 年各复查彩色多普勒 1 次,发现异常及时就诊。

第五节 椎基底动脉狭窄

【概述】

椎基底动脉系统血液供应延髓、小脑、脑桥、中脑、丘脑和枕叶皮质，该系统大血管闭塞会严重致残或导致死亡。血管内支架成形术是近年来治疗颅内外动脉狭窄的一项新技术，可有效预防脑缺血发作，大大降低脑血管病的病死率和伤残率。

【临床表现】

椎基底动脉狭窄引起相应脑区灌注不足，或栓子脱落造成的脑栓塞造成短暂性脑缺血发作及脑梗死。

1.短暂性脑缺血发作(TIA) 是短暂性、局灶性神经功能缺损。临床症状一般持续 10～15min，多在 1h 左右，不超过 24h，不遗留神经功能缺损症状和体征。

2.脑梗死 椎基底动脉系统病变无论是短暂性脑缺血发作还是脑梗死都是较严重的脑血管事件，短暂性脑缺血发作若不经过有效的治疗，会进一步发展为脑梗死，出现眩晕、呕吐、四肢瘫痪、共济失调、意识障碍、高热、肺水肿、消化道出血甚至中枢性呼吸循环衰竭。

3.辅助检查 CT、经颅多普勒脑血流图检查、磁共振平扫＋增强、全脑血管数字减影血管造影、CTP(脑血容积、脑血流量、造影剂平均通过时间、达峰时间)等方法可协助诊断。

【治疗原则】

1.口服抗凝药物。

2.外科手术：由于椎基底动脉位置深，毗邻结构复杂，故目前极少采用外科手术治疗椎基底动脉狭窄。

3.支架成形术：近年来，血管介入治疗，尤其是支架成形术在椎基底动脉狭窄治疗方面的应用逐渐普及和规范。

【护理评估】

了解患者缺血症状特点及持续时间、加重或减轻因素；评估有无神经系统功能障碍，是否影响生活自理能力，有无意外伤害的危险；了解辅助检查结果。

【护理要点及措施】

1.术前护理

(1)做好眩晕护理。

(2)用药护理:遵医嘱给予抗凝、抗血小板聚集、改善微循环等药物治疗,观察用药反应,使用抗凝药物期间,穿刺点拔针后延长按压时间;抗血小板药物饭后服用,询问有胃部不适,观察大便颜色。

(3)饮食护理:指导患者进食低盐、低脂、低胆固醇、富含纤维素饮食,保证营养供给,防止便秘。有饮水呛咳、吞咽困难等后组脑神经功能障碍者给予鼻饲饮食,防止吸入性肺炎的发生。

(4)血压监测:测量血压每日 2 次,监测降压药物效果,为术后血压控制提供理论依据。

2.术后护理

(1)按神经外科术后护理常规。

(2)严密观察生命体征变化:尤其是血压、心率的变化,有异常及时报告医师处理。

(3)体位:术后术肢保持伸直位,在保证术肢伸直情况下可适当变换体位。

(4)饮食:全身麻醉患者返回病房后禁食水 6h,局部麻醉患者返回病房后即可饮水及进食,饮食宜清淡易消化,避免进食过于刺激的食物。

(5)专科护理:口服降压药物或静脉滴注降压药物,密切监测血压,使血压维持在基础血压下限,避免影响血压的不良刺激,做好抗凝治疗的护理,严格控制抗凝药物滴速,监测凝血指标,备齐鱼精蛋白、维生素 K_1 等药品。有饮水呛咳,吞咽困难的患者,药物和食物应捻碎,以利吞咽,尽量进糊状食物,必要时可给予鼻饲流质,并按鼻饲要求做好相应护理。

3.并发症观察及护理

(1)栓塞:由于导管、导丝操作,球囊扩张、支架膨胀等均可造成斑块脱落,造成远端血管的栓塞。表现为头晕、恶心、一过性意识障碍等短暂性脑缺血症状,需立即报告医师,尽快采用微导管技术进行机械开通或血栓内药物溶栓。

(2)血管痉挛:脑血管受机械刺激易发生痉挛,一般不需要特殊处理,但如果患者出现明显的血管痉挛症状,头痛、恶心、血压增高等可按医嘱静脉泵入血管解痉药尼莫地平,或给予对症处理。

(3)高灌注损伤:支架置入后使原来狭窄、闭塞的血管恢复血流,血液重新分配,病灶周围组织自动调节功能丧失,导致血液过度灌注引发脑肿胀、广泛渗血等并发症。应严密观察患者血压、意识、瞳孔、头痛的变化。如出现高灌注损伤,应快速静脉输入 20%甘露醇减轻脑水肿,降低颅内压。

(4)穿刺点并发症:因肥胖或术侧下肢过早活动、加压绷带松脱而致皮下出血等原因会引起皮下血肿,压迫止血后予以重新包扎,严格控制抗凝药输注速度,积极抗感染治疗,并监测血肿的变化,1周后血肿和淤血逐渐吸收。

【健康教育】

1.指导患者在适当的范围内逐渐增大活动量,但不可剧烈活动,避免重体力劳动,要合理安排日常生活,保证睡眠。保持情绪稳定,劳逸结合。保持大便通畅,戒烟少饮酒。

2.指导患者科学进食,以低盐低脂饮食为主,调节进餐规律。每餐不宜过饱,避免进食维生素 K 含量高的食物。

3.向患者说明术后使用抗凝药对预防再狭窄及血栓形成的重要性。一般口服阿司匹林 100mg/d,同时口服氯吡格雷 75mg/d,一共 3 个月,3 个月后停用氯吡格雷,终身服用阿司匹林肠溶片。告知患者遵医嘱按时坚持服药,不得自行减量或停药。教会患者自我观察有无出血倾向,及时就医。

4.定期随访。

第六节 高血压脑出血

【定义】

高血压脑出血(HICH)是脑血管病中病死率和致残率都很高的一种疾病,通常在发病后 20～30min 即形成血肿。主要病因为高血压动脉硬化性脑内小动脉破裂出血。所发生的症状与出血部位有密切联系,一般症状为急骤发病,病初为头痛、呕吐、眩晕,继之意识模糊,陷入昏迷;面色潮红或苍白,呼吸深沉,鼾声重;脉搏缓慢有力或细数;血压大多升高,后期则降低,大小便失禁或潴留。

【术前护理】

1.心理护理。高血压脑出血均为急性发作,患者出现偏瘫、失语等神经功能症状时缺乏足够的精神准备,突然遭受到如此严重的打击,清醒的患者极易出现烦躁、焦虑的情绪,意识障碍患者的家属也易产生无助,甚至迁怒情绪。因此,患者入院后护士要多与患者及家属进行沟通,关心体贴患者,做好心理护理。

2.饮食。需手术的患者严格禁食、禁水,以防止术中误吸。非手术治疗患者且意识清楚、吞咽状况好的患者可给予半流食,吞咽障碍的患者应给予鼻饲饮食。

3.部分患者因丘脑下部体温调节中枢受损,可出现持续高热,应及时给予物理降温(冰袋冰敷大动脉搏动处、电子降温毯降温及 35%乙醇擦浴)和药物降温,并注意监测和记录体温的情况。

4.密切观察病情变化,每15～30min监测并详细记录1次意识、瞳孔及生命体征的变化。若出现头痛、喷射性呕吐、一侧瞳孔散大、对光反射迟钝、呼吸深慢而不规则,提示有脑疝发生,应立即报告医师及时处理。

5.持续低流量吸氧,或面罩高浓度间断吸氧,以保证脑组织的供氧,改善缺氧,消除脑水肿。

6.预防肺部感染,头偏向一侧,每2h翻身叩背;鼓励清醒患者咳嗽、咳痰,保持口腔清洁,每日行口腔护理4次,痰液黏稠不易吸出者给予雾化吸入,必要时行气管切开术。

7.脑出血患者易出现躁动不安,根据病情遵医嘱使用镇静药物,必要时约束四肢,对血压升高者,应及时通知医师调节降压药剂量或改用其他降压药,防止再次出血。严格控制输液速度,防止因输液太快增加心脏负担,影响颅内压。

8.消化道出血观察护理。脑出血并消化道出血大多数发生在病后7d内,常以突发呕血或血便为主要表现。应及时给予药物止血,如去甲肾上腺素8mg加入冰盐水150ml中口服或胃管注入,每6h 1次。病情严重时禁食24～72h,待病情稳定,出血停止后,逐渐给予高热量、高维生素、易消化、富含营养的流质饮食,忌食刺激性及酸、硬食物。

9.术前准备。由于高血压脑出血大多为急性发作,手术前需要进行快速的准备,应立即采血进行交叉配血、凝血四项检查。清理呼吸道分泌物,备皮,禁食、禁水。

【术前健康指导】

1.绝对卧床休息,限制探视人员,保持病房安静及患者情绪稳定,告诫家属不要刺激患者。

2.肢体偏瘫的患者,应尽量避免患侧卧位,患肢摆放功能位,定时翻身,活动患肢,防止压疮形成。

3.颅内压增高的患者,呕吐时侧卧位或平卧位头偏向一侧,以免引起误吸、窒息。

【术后护理】

1.麻醉未清醒前应去枕平卧,头偏向健侧,以防呕吐物误入呼吸道。清醒后,血压平稳者,可抬高床头15°～30°,以利于颅内静脉回流。

2.注意保持呼吸道通畅,吸氧,及时清除口鼻分泌物,并协助患者轻叩背部,以促进痰痂的脱落排出,但急性期应避免刺激咳嗽,必要时给予吸痰、定时雾化吸入。

3.密切观察病情变化,每15～30min监测并详细记录1次意识、瞳孔及生命体征。若出现头痛、喷射性呕吐、一侧瞳孔散大、对光反射迟钝、呼吸深慢而不规则，提示有脑疝发生，应立即报告医师，及时处理。

4.引流管的护理。术后患者去枕平卧，引流管要妥善固定，防止脱出、受压、扭曲；引流袋不可高于头部，以防引流液反流。每日由近颅端向外挤压引流管数次，以预防堵塞，切勿将引流管内液体挤压回颅内，以避免造成颅内感染。引流袋每24h更换1次，且严密观察引流液的量、颜色、性状并准确记录。搬动患者时，注意保持引流袋低于引流部位的高度或暂时夹闭引流管，防止逆行感染。引流管口处敷料保持清洁、干燥，若有渗出及时更换。引流管拔管前先夹闭24h，如无异常再拔管；拔管当日注意观察管口处有无渗血、渗液，如有即行缝合处理。

5.饮食护理。术后24h意识清楚的患者给予清淡、低脂、低钠饮食。有吞咽障碍的患者，喂饭喂水时不宜过急，遇呕吐或呛咳时应暂停喂食，防止食物呛入气管引起窒息或吸入性肺炎，昏迷患者予以留置胃管，早期鼻饲有利于维持胃肠道功能，减轻胃酸对胃黏膜的刺激，预防应激性溃疡的发生，有利于疾病的康复。每次鼻饲前应检查胃管是否在胃内、是否通畅。

6.有尿失禁、尿潴留者应给予留置尿管。要保持尿管通畅，定时开放；用0.2%呋喃西林液冲洗膀胱；每日早晚行会阴擦洗。保持大便通畅，必要时给缓泻药。胃管和尿管每周定时更换。

7.基础护理。保持床单位干燥、整洁，按时翻身，保持皮肤清洁卫生，预防压疮的发生；如有闭眼障碍的患者，应涂眼膏，并用凡士林纱布盖眼，保护角膜；昏迷和鼻饲患者应做好口腔护理，每日4次；有大小便失禁的患者，应注意及时用温水擦洗外阴及臀部，保持皮肤清洁干燥。

【术后健康指导】

1.注意保持瘫痪肢体功能位置，防止足下垂，被动运动关节和按摩患肢，防止手足挛缩、变形及神经麻痹。

2.指导患者加强功能锻炼。康复训练应在病情稳定后早期开始，包括肢体的被动和主动练习，语言能力及记忆力的恢复；教会患者及家属自我护理方法，加强练习，最快和最大限度地恢复功能，以逐渐恢复自理和工作能力，尽早回归社会。

3.嘱患者应注意气候变化，有规律地服药，将血压控制在适当水平，切忌血压忽高忽低，一旦发现异常及时就诊。

4.控制不良情绪，保持心态平稳，尽量避免情绪波动。

第十章　脊柱脊髓疾病病人的护理

第一节　急性脊髓损伤

一、概述

急性脊髓损伤分为闭合性脊髓损伤、脊髓火器伤、脊髓钝器伤。闭合性脊髓损伤是由于暴力直接或间接作用于脊柱并引起骨折或脱位，造成脊髓、马尾受压损伤。脊髓火器伤是由枪弹或弹片造成的脊髓开放性损伤。脊髓刀器伤是由尖锐、锋利的器械戳伤脊髓造成开放性损伤，脊髓受伤的方式分为两种：①直接损伤，刀器或骨折片直接刺伤脊髓神经根或血管。②对冲性损伤，刀器进入椎管一侧，将脊髓挤向对侧，造成对侧的撞击伤。

二、临床表现

1.闭合性脊髓损伤　伤后立即出现损伤水平以下运动、感觉和括约肌功能障碍，脊柱骨折的部位可有后突畸形，伴有胸、腹脏器伤者，可有休克等表现。

(1)神经系统表现

1)脊髓震荡：不完全性神经功能障碍，持续数分钟至数小时后恢复正常。

2)脊髓休克：损伤水平以下感觉完全消失，肢体迟缓性瘫痪、尿潴留、大便失禁、生理反射消失、病理反射阴性，一般 24 小时后恢复。完全渡过休克期需 2～4 周。

3)完全性损伤：休克期过后表现为肌张力增高，腱反射亢进，出现病理反射，无自主运动，感觉完全消失等。

4)不完全性损伤：可在休克期过后，亦可在伤后立即表现为感觉、运动和括约肌功能的部分丧失，病理征可阳性。

(2)常见特殊类型的不完全损伤

1)Brown-Sequon 综合征，即脊髓半侧损害综合征。

2)脊髓前部综合征。

3)脊髓中央损伤综合征。

2.脊髓火器伤

(1)伤口情况:多位于胸段,其次位于腰、颈段及骶段,伤口污染较重,可有脑脊液或脊髓组织流出。

(2)脊髓损伤特征:呈完全或不完全性、进行性或非进行性运动,感觉和括约肌功能障碍,截瘫平面可高出数个脊髓节段。

(3)合并伤:颈部可伴有大血管、气管和食管损伤;胸、腹部有半数合并血胸、气胸、腹腔内脏损伤和腹膜后血肿。因此,休克发生率高。

3.脊髓刀器损伤

(1)伤口几乎均在身体背侧,1/3 在中线处或近中线处。

(2)脑脊液漏:4%~6%有伤口脑脊液漏,多在 2 周内停止。

(3)神经系统症状:不完全损伤 70%,表现为典型或不典型 Brown-Sequard 综合征,有动脉损伤者,症状多较严重,损伤平面以下可因交感神经麻痹,血管扩张而致体温升高。

(4)合并损伤:多伴有其他脏器的损伤。

三、诊断

1.X 线片 检查脊柱损伤的水平和脱位情况,较大骨折位置及子弹或弹片在椎管内的滞留位置及有无骨折,并根据脊椎骨受损位置估计脊椎受损的程度。

2.CT 可显示骨折部位,有无椎管内血肿。

3.MRI 可清楚显示脊髓损伤的程度、性质、范围,出血的部位及外伤性脊髓空洞。

4.肌力 由于脊柱及脊髓疾病会造成脊髓或马尾神经受损则表现为肌力下降。

0 级:肌肉完全不收缩。

Ⅰ级:肌肉收缩但无肢体运动。

Ⅱ级:肢体可在床面做自主移动,但不能克服地心引力的动作。

Ⅲ级:能做克服地心引力的随意运动。

Ⅳ级:能做抵抗外加阻力的运动,但比正常肌力弱。

Ⅴ级:正常肌力。

0~Ⅰ级为完全性瘫,Ⅱ~Ⅲ级为不完全性瘫,Ⅳ级为轻瘫,Ⅴ为正常。

四、治疗

1.闭合性脊髓损伤的治疗原则　早治疗、综合治疗、复位、固定解除压迫，防止并发症和进行康复训练。

2.非手术治疗　颅骨牵引、颈胸支架、手法整复、姿势复位。

3.药物治疗　大剂量的甲泼尼龙、20%甘露醇，防止脊髓水肿及继发性损伤。

4.手术治疗　切开复位和固定、椎板切除、脊髓前后减压术。

5.脊髓火器伤、脊髓刀器伤的治疗原则　先处理合并伤，积极抗休克，早期大剂量应用抗生素，TAT预防破伤风感染，及早实施清创术，必要时行椎板切除术。

五、护理要点

1.脊髓损伤后的病人给其提供硬板床。

2.脊髓外伤后，翻身时应轴式翻身，保持脊柱呈直线，两人动作一致，防止再次脊髓损伤。

3.严密观察四肢活动情况，观察感觉平面是否有上升。

4.根据损伤的部位不同而进行重点观察：颈髓损伤的病人注意观察呼吸的改变，胸部损伤的病人注意观察有无血气胸；骶尾部损伤的病人应注意有无大小便失禁。

5.高颈髓损伤的病人，体温调节中枢失调，发生中枢性高热可达39～40℃，最好用物理降温或冰毯，效果较好。

6.高颈髓损伤的病人，由于呼吸肌麻痹，呼吸道分泌物排不出、咳嗽、吞咽反射消失，造成呼吸困难，因此要加强吸痰，保持呼吸道通畅，防止肺部感染。

7.注意观察病人有无排泄障碍。

8.防止腹胀，脊髓外伤患者可引起胃肠功能紊乱，腹胀严重。

9.防止烫伤，因神经麻痹、瘫痪，病人对冷、热、疼痛感觉会消失。

10.有脑脊液漏者注意伤口清洁，及时更换敷料。

六、主要护理诊断/护理问题

1.潜在并发症：脊髓休克。

2.有感染的危险。

3.低效性呼吸型态。

4.有受伤的危险。

5.体温过高。

6.尿潴留。

7.尿失禁。

8.腹胀。

9.大便失禁。

10.皮肤完整性受损危险。

11.有废用综合征的危险。

(1)脊髓休克

危险因素:①脊髓震荡;②脊髓挫裂伤;③脊髓压迫伤。

护理目标:①通过护士严密监测病人,及早发现异常情况,积极配合抢救;②病人不因脊髓休克而发生继发损伤。

护理评估:①评估四肢肌力;②评估大小便排泄情况;③评估四肢感觉程度。

护理措施:①严密观察意识、血压的变化;②每2小时监测四肢肌力、感觉并记录;③注意翻身搬动病人时动作轻揉,两人以上搬运,采用轴式翻身,不使损伤加重;④病人出现尿潴留时及时给予处理,先刺激排尿,效果不佳时给予导尿;⑤如有便失禁要及时清理,并保护肛周皮肤清洁、干燥无破损;⑥保持静脉通路畅通,保证液体摄入;⑦遵医嘱准确及时给予药物治疗。

(2)腹胀

相关因素:①脊髓受压及术后脊髓功能未恢复造成肠蠕动减弱;②便秘;③术后卧床、活动少,肠蠕动减弱。

预期目标:①病人腹胀缓解,主诉舒适感增加;②病人能叙述预防发生腹胀的方法;③病人能有效的实施缓解腹胀的方法。

护理评估:①评估腹胀的程度;②评估排便情况;③评估活动情况。

护理措施:①给予病人脐周顺时针按摩;②可遵医嘱给予肛管排气或胃肠减压;③保持排便通畅,必要时遵医嘱给予缓泻剂;④饮食中避免进产气过多的食物,少食或不食甜食、豆类食品;⑤指导病人食用含纤维素多的食物;⑥鼓励病人多饮用热果汁;⑦病情允许情况下,鼓励病人在床上或床下活动;⑧使用热水袋热敷腹部,但要注意不要发生烫伤;⑨讲解腹胀的原因;⑩教会病人及家属缓解腹胀的方法。

(3)有受伤的危险

相关因素:①椎板切除术后脊柱稳定性差;②脊髓手术后。

预期目标:病人在住院期间脊髓不发生继发损伤。

护理评估：①评估病人活动状况；②评估四肢肌力；③评估病人使用的保护措施是否有效。

护理措施：①给予病人舒适体位，脊柱术后病人最好使用硬板床；②给病人轴式翻身，使病人头、颈、肩、腰成为直线；③嘱病人活动时避免牵拉躯体；④颈椎术后病人应戴颈托，至少3个月，以保护颈椎；⑤胸腰椎术后病人应戴腰围3个月，以增加腰椎的稳定性；⑥肌力减退的病人应给予肢体被动锻炼，每日3次，10～20分钟/次，以防止肌萎缩；⑦卧位时保持肢体功能位，预防关节畸形；⑧根据病人具体病情，制定肢体功能锻炼计划。

第二节　脊髓空洞症

一、概述

脊髓内由于多种原因的影响，形成管状空腔称为脊髓空洞症。在空洞周围常有神经胶质增生，本病发病缓慢，临床表现为受累的脊髓节段神经损害症状，以痛、温觉减退与消失而触压感觉保存的分离性感觉障碍为特点，兼有脊髓长束损害的运动障碍及神经营养障碍：确切病因不明，可能与某些先天性发育畸形因素及后天继发因素如损伤、肿瘤有关，脊髓空洞最常发生于颈段及胸段的中央管附近，靠近一侧后角形成管状空洞。

二、临床表现

有三方面症状的程度与空洞发展早晚有很大关系，早期病人症状比较局限和轻微，晚期则发展至截瘫。

1.感觉症状　以节段性分离感觉障碍为特点，痛、温觉消失或消退症状，触压感觉存在。

2.运动症状　颈胸段脊髓空洞出现一侧或两侧上肢弛缓性部分瘫痪，症状表现为肌无力、肌张力下降，尤以两手鱼际肌、骨间肌萎缩最为明显，严重者呈爪形手，一侧或两侧下肢发生上运动元性部分瘫痪、肌张力亢进，病理反射阳性。

3.自主神经损害症状　空洞累及脊髓侧角的交感神经脊髓中枢出现霍纳综合征(病变相应节段的肢体与躯干皮肤少汗、温度降低、指端、指甲角化过度，萎缩、失去光泽)。晚期病人出现大小便障碍。

三、诊断

1.根据慢性发病和临床表现特点,有节段性分离性感觉障碍,上肢发生下运动神经元性运动障碍,下肢发生上运动神经元性运动障碍,多能做出初步诊断。

2.MRI 能够显示脊髓空洞以及其伸展范围和大小。

四、治疗

鉴于本病为缓慢进展性,以及常合并环枕部畸形及小脑扁桃体下疝畸形,因此,在明确诊断后趋向于采取手术治疗。

五、护理要点

1.病人翻身时要呈直线,采用"轴式"翻身法。

2.严密观察四肢活动情况和感觉平面,早期发现脊髓血肿的发生。

3.高颈位的脊髓空洞,术后注意观察呼吸。

4.讲解戴"颈托"的方法及注意事项。

5.有痛、温感觉消失的病人使用冰、热水袋时注意防止烫伤、冻伤。

6.有肢体活动障碍的病人,应按时翻身,按摩受压部位,防止压疮的发生,同时给予肢体功能锻炼,防止肌萎缩。

7.注意观察病人排泄情况,出现异常应及时处理。

六、主要护理诊断/护理问题

1.肢体移动障碍。

2.有皮肤完整性受损的危险。

3.有外伤的危险。

4.有废用综合征的危险。

5.便秘。

6.尿潴留。

7.潜在并发症:感染。

8.知识缺乏(特定的)。

第三节　脊髓血管疾病

脊髓血管畸形是一种少见病，平均发病年龄20岁左右，主要表现为蛛网膜下腔出血或脊髓出血，进行性运动感觉障碍和疼痛，并常伴有括约肌功能障碍。脊髓血管畸形可发生于脊髓各节段，但以颈段和腰段最多见。从治疗角度分类为：椎管内动静脉畸形、海绵状血管瘤、复合性动静脉畸形。

一、概述

椎管内动静脉畸形根据畸形血管部位、机制不同可分为髓内动静脉畸形、硬脊膜下髓周动静脉瘘、硬脊膜动静脉瘘等其他复杂的动静脉畸形。海绵状血管瘤为边界清楚的良性血管错构瘤由不规则的厚和薄的窦状血管性腔道组成。50%为多发，可能发生出血、钙化后栓塞，少见于脊髓。

1.临床表现

(1)椎管内动静脉畸形

1)髓内动静脉畸形：多见于40岁以下发病，男女发病率相等，主要表现为蛛网膜下腔出血、根性疼痛、进行性运动感觉障碍，常见于颈、上胸或胸腰段。

2)硬脊膜下髓周动静脉瘘：常见于14～40岁，性别无差异；主要表现为不对称性根一脊髓综合征，呈进行性加重；位于颈至马尾的任何节段，以圆锥和马尾居多。

3)硬脊膜动静脉瘘：男性多发，男∶女为7∶1，40岁以上多见。主要表现为进行性运动、感觉和括约肌功能障碍。开始表现为单一的运动、感觉或括约肌功能障碍，也有以大小便及性功能障碍为首发症状。疾病主要位于胸腰段。

(2)海绵状血管瘤：男女发病无明显差异，除10岁以内极少见外，可发生于任何年龄。主要表现为出血、进行性脊髓功能障碍。疾病主要见于胸段。

2.治疗原则　由于血管造影技术及血管栓塞手术技术的发展，目前椎管内动静脉畸形的治疗首选血管栓塞。海绵状血管瘤手术切除是其唯一最有效的手段，手术前的栓塞可明显减少手术中出血。

二、护理评估

1.评估患者一般情况：评估患者饮食、睡眠型态及营养状况、生活自立能力；家族史、既往史、过敏史、个人史。

2.患者起病时的首发症状、病程长短、有无合并症，以了解疾病对病人的身心影响程度。

3.评估患者有无疼痛,疼痛的部位、性质、强度、时间及有无诱发因素。

4.评估患者肌力、肌张力及各种反射情况,了解疾病造成运动障碍和反射异常的程度。

5.评估患者有无感觉障碍,测试患者感觉情况、患者感觉平面部位,了解疾病造成神经损伤的部位、程度。

6.评估患者有无括约肌功能障碍,不同部位的疾病对括约肌的影响不同。

7.评估患者有无呼吸频率、节律以及呼吸肌的运动情况,了解疾病对呼吸中枢和呼吸肌的影响程度。

8.了解相关辅助检查

(1)脊柱X线平片:椎体血管瘤可见椎体有栅状疏松,髓内动静脉畸形可见椎管及椎弓间隙增宽。

(2)CT检查:可见病变延伸范围。

(3)MRI检查:可以从三维图像认识脊髓血管疾病的部位、血管团的大小。

(4)脊髓血管造影:是目前确诊和分类脊髓血管疾病的唯一方法,同时也可为治疗提供极有价值的信息。

9.评估患者的文化程度、对所患疾病的认识、现存的心理状态及社会、家庭、经济情况等。了解患者对疾病的认识程度和对治疗的配合条件。

三、护理问题

1.焦虑。

2.疼痛。

3.睡眠型态改变。

4.有外伤的危险。

5.尿潴留。

6.压力性尿失禁。

7.便秘。

8.便失禁。

9.低效性呼吸型态。

10.腹胀。

11.有皮肤完整性受损的危险。

12.有废用综合征的危险。

13.潜在并发症：下肢静脉血栓、脊髓压迫症、感染。

14.进食/饮水自理缺陷。

15.如厕自理缺陷。

16.沐浴/卫生自理缺陷。

17.穿戴/修饰自理缺陷。

18.知识缺乏。

四、护理措施

1.手术前后护理。

2.栓塞术治疗

(1)术前护理

1)注意病情的观察：及时发现病情变化，及时报告医生给予妥善处理。

2)心理护理：加强与患者的沟通，了解其心理需求，耐心解答患者提出的问题，并向其讲解所患疾病及栓塞治疗的相关知识，向患者提供本病成功病例的相关信息，以减轻患者紧张、恐惧心理，增强治疗疾病的信心。

3)满足患者基本生活需要，肢体活动障碍者给予帮助，防止合并症的发生。

A.卧床病人1～2小时翻身、叩背一次，防止发生压疮及坠积性肺炎。

B.卧床病人每日冲洗会阴部1～2次，保留尿管的病人每日消毒尿口并更换尿袋，保证每日饮水量在2000～2500ml/d，减少泌尿系感染和结石的发生。

C.加强肢体主动和被动锻炼。护士指导协助患者功能锻炼，每日2次，每次30分钟，进行关节的屈伸和肌肉的收张运动，防止肌肉萎缩和关节僵直。

4)认真倾听患者主诉，对于患者出现不适症状时，及时报告医生给予相应的治疗和护理措施，以减轻症状及不适。

5)做好手术前准备工作：根据栓塞术要求做好皮肤及用物准备；指导患者练习床上大小便和床上肢体活动。

6)病人于术前4～6小时禁食水，防止呕吐、窒息。术前晚沐浴后及早睡觉，如有入睡困难，可以口服镇静药，以保证较好的身体状况。

7)手术晨，患者洗漱完毕，排空大小便，摘下首饰、手表、假牙等，更换清洁病服。

(2)术后护理

1)与手术室护士和麻醉师认真交接患者手术中的情况；出室生命体征指标；血管穿刺部位伤口有无血肿、出血及敷料包扎情况。

2)术后应压迫局部伤口30分钟至1小时，防止局部出血及皮下血肿的发生。

3)密切观察术侧足背动脉搏动情况及皮肤色泽、温度变化，注意术侧下肢有无肿胀、疼痛，及时发现下肢血栓，立即报告医生给予处理。

4)遵医嘱观察患者神志、瞳孔、体温、脉搏、呼吸、血压情况，尤其要密观察四肢肌力、肌张力及感觉障碍改善情况。

5)当栓塞术后患者出现下列情况时有可能发生出血、水肿或梗死，如：

A.病人术后背部及躯体、四肢疼痛难忍、烦躁。

B.感觉障碍加重平面上升，肢体瘫痪及括约肌功能障碍加重。发现以上情况及时报告医生给予相应处理。

6)术后卧床6～8小时，防止穿刺点出血及栓塞球囊脱落而出现危险。

7)加强基础护理防止压疮、坠积性肺炎、泌尿系感染的发生。

8)指导患者进行早期康复锻炼。

3.健康教育

(1)栓塞术前宣教

1)向患者讲解所患疾病的相关知识及栓塞术的一般方法。

2)向患者讲解应做哪些手术前准备工作，根据栓塞术要求需进行备皮、抗生素皮试及各项化验标本的留取；指导患者练习床上排便和床上肢体活动。

3)患者需要于术前4～6小时禁食水，防止呕吐、窒息。术前晚沐浴后及早睡觉，如有入睡困难，可以口服镇静药，以保证较好的身体状况。

4)术当日早晨，患者洗漱完毕，应排空大小便，摘下首饰、手表、假牙。

(2)栓塞术后宣教

1)向患者讲解术后为了防止穿刺部位出血等并发症的发生，术后应压迫局部伤口30分钟至1小时并需要卧床6～8小时，尽量减少穿刺侧下肢的活动强度。

2)于术后第2天开始进行肢体功能锻炼，以防肌肉萎缩，保持运动功能。在进行肢体功能锻炼时不仅是患侧肢体，健侧也要进行。要循序渐进，从弱到强。

3)对于排尿障碍留置尿管的患者，每日用碘伏棉球消毒尿道口一次，试夹尿管2～3天拔除尿管。夹尿管期间每四小时开放尿管一次，一般认为膀胱储尿在300～400ml时有利于膀胱自主收缩功能的恢复，也可以通过记录入量来判断放尿的时间。为避免发生泌尿系感染，应争取早日去除导尿管。若患者仍不能自行排尿时，则仍需留置导尿，留置尿管期间应注意保持导尿管的正常方向和固定方法，导尿管方向应朝向腹部，以防止出现耻骨前弯的压疮和突然的尿道拉伤。每日进水量必须保证在2000～2500ml，达到冲洗膀胱的作用，以防膀胱尿液中细菌的繁殖增长。尿袋应注意及时排空，以免造成尿液反流膀胱引起感染。

4)向患者讲解由于疾病和栓塞术的特点，有些患者需要进行多次栓塞术方能达到良好的治疗目的，使其做好下次栓塞的思想准备。

(3)栓塞术后出院指导

1)保持穿刺部位伤口清洁干燥，如果伤口有红、肿、热、痛或渗液，说明有感染迹象，应及时到医院处理。

2)如果发现肢体活动障碍加重、感觉障碍加重或原有症状加重，必须到医院来检查、治疗，以免延误病情。

3)严格遵医嘱服药，不可随意减量、漏服或停服。

4)遵医嘱定期复查(3个月)。复查时带好检查结果及其他客观资料。

5)加强营养。多食用新鲜水果、蔬菜，增加肉、蛋、奶的食用，做到饮食均衡。

6)肢体功能锻炼。每日主动被动肢体活动各30分钟，主要进行关节的屈伸运动、肌肉的收张运动。病人自己要主动完成力所能及的活动，尽量不依赖别人，争取早日恢复生活自理。

第四节　神经鞘瘤

神经鞘瘤是由周围神经的神经鞘所形成的肿瘤。主要来源于背侧神经根，腹侧神经根多发神经纤维瘤。神经鞘瘤占成人硬脊膜下肿瘤的25%，绝大多数肿瘤表现为单发，在椎管各节段均可发生。发病高峰期为40～60岁，性别无明显差异。约2.5%的硬脊膜下神经鞘瘤是恶性的，其中至少一半为神经纤维瘤。恶性神经鞘瘤预后较差，存活期常不超过一年。

一、专科护理

(一)护理要点

密切观察患者生命体征及心理变化，注意做好患者皮肤护理及康复功能锻炼。

(二)主要护理问题

1.有误吸的危险与疾病引起的呕吐、饮水呛咳等有关。

2.营养失调：低于机体需要量与患者头痛、呕吐、进食呛咳、吞咽困难等因素引起的营养摄入不足有关。

3.体像紊乱与面肌瘫痪、口角歪斜有关。

4.感知觉紊乱：听觉与长期肿瘤压迫有关。

5.慢性疼痛与长期肿瘤压迫有关。

6.潜在并发症：角膜溃疡、口腔黏膜改变、面部出现带状疱疹、平衡功能障碍等。

(三)护理措施

1.一般护理 嘱患者取头高位，床头抬高 15°～30°，保持室内环境安静、室温适宜，尽量减少不良因素刺激，保证患者充足睡眠。在住院期间，保证患者安全，并指导进行适当的功能锻炼。

2.对症护理

(1)有误吸危险的护理

1)定时为患者进行翻身叩背，促进痰液排出。痰液黏稠者，可进行雾化吸入治疗，稀释痰液。不能自行排出痰液者，应及时给予气管插管或气管切开术，必要时给予机械辅助通气。

2)为防止误吸，在患者床旁准备吸引装置；对于昏迷患者应取下义齿，及时清除口腔分泌物及食物残渣；患者进食时宜采取端坐位、半坐卧位或健侧卧位，并根据吞咽功能的评定选取适宜的食物如糊状食物，以防误咽、窒息。

3)出现呛咳时，应使患者腰、颈弯曲，身体前倾，下颌抵向前胸，以防止食物残渣再次进入气管；发生窒息时，嘱患者弯腰低头，治疗者在肩胛骨之间快速连续拍击，使残渣排出。

4)如患者吞咽、咳嗽反射消失，可给予留置胃管。

(2)营养失调的护理

1)提供良好的进食环境，食物营养搭配合理，促进患者食欲。

2)可选择质地均匀，不宜松散，易通过咽和食道的食物。舌运动受限、协调性欠佳者，应避免高黏稠度食物；舌力量不足者，应避免大量糊状食物；营养失调者，必要时给予静脉补充能量，改善全身营养状况，以提高患者对手术的耐受能力。

(3)体像紊乱的护理

1)患者由于出现面肌痉挛或口角歪斜等症状，担心疾病影响自身形象，易出现焦虑、抑郁等负性情绪，护士应鼓励患者以积极的心态面对疾病。巨大神经鞘瘤术后并发症包括面瘫、失明、吞咽困难等，护士应支持和鼓励患者，针对其顾虑问题进行耐心解释。嘱患者放松，进行深呼吸，减缓紧张感。

2)了解患者的心理状态及心理需求，有针对性地因人施教，告知患者疾病的相关知识及预后效果，使患者对治疗过程充满信心。护理人员操作时要沉着冷静，以增加患者对医护人员的信任感，从而配合医疗和护理措施的顺利进行。

3)为患者提供安静的休养环境。根据国际噪音标准规定,白天病区的噪音不应超过38分贝。医护人员应做到走路轻、说话轻、操作轻、关门轻。对于易发出响声的椅脚应钉橡胶垫,推车的轮轴、门窗铰链应定期滴注润滑油,夜间护理操作时尽量集中进行,减少接打电话、使用呼叫器次数,加强巡视病房,认真执行患者探视陪护管理制度。

4)护理人员在护理过程中,态度和蔼可亲,贯穿服务人性化、操作规范化、语言温馨化、关怀亲切化、健教个性化、沟通技巧化、满意最大化的护理理念,使患者身心愉悦,消除消极情绪。护理人员能够以幽默诙谐、通俗易懂的语言与患者及家属进行沟通,对于情绪低落、抑郁的患者,应鼓励患者树立战胜疾病的信心。

(4)感知觉紊乱的护理

1)患者出现听力下降或失聪时,护士应教会患者自我保护听力功能的方法,如避免长时间接触监护仪器、人员话语、人员流动等各种噪声,尽量减少噪声的干扰,指导患者学习唇语和体语。

2)使患者能够保持轻松愉快的良好心态。如果经常处于急躁、恼怒的状态,会导致体内自主神经失去正常的调节功能,使内耳器官发生缺血,出现水肿和听觉障碍,加重病情。

3)按摩耳垂前后的处风穴(在耳垂与耳后高骨的凹陷处)和听会穴(在耳屏前下方,下颌关节突后缘凹陷处),可增加内耳的血液循环,起到保护听力的作用。

4)用药时应尽量避免使用耳毒性药物,如庆大霉素、链霉素、卡那霉素、新霉素等,易引起耳中毒而损害听力。

5)指导患者不宜用耳勺等挖耳朵,易碰伤耳道而引起感染。耳道有痒感时,可用甘油棉签擦拭或口服维生素B、C和鱼肝油。

6)减少使用耳机、电子产品等。

7)听神经鞘瘤手术治疗后,患者听力会逐渐好转,与患者沟通时宜站在听力较好的一侧,并掌握沟通音量。必要时使用肢体语言,如眼神、手势等进行沟通。

(5)慢性疼痛的护理

1)评估患者的行为、社会交往方面、经济方面、认知和情绪、对家庭的影响等方面的表现,及时了解患者思想动向,找出其受困扰问题,有针对性地进行帮助解决。

2)指导患者使用合适的无创性镇痛措施,如松弛术、皮肤刺激疗法(冷敷、热敷、按摩、加压、震动)、分散注意力的方法等,还可介绍一些其他的技术,如气功、生物反馈等。

3)选用止痛剂时,评估并决定最佳的用药途径,如口服、肌注、静脉给药或肛门推注等；观察用药后反应及止痛效果，可对服药前的疼痛程度与服药后进行对比，选择合适药物。

4)对于慢性疼痛，应鼓励患者及家属勿过分担心和焦虑，树立战胜疾病的信心。

5)协助患者在疼痛减轻时，进行适量运动。

(6)潜在并发症的观察与护理

1)角膜炎、角膜溃疡：由于面神经、三叉神经损伤而致眼睑闭合不全、角膜反射减弱或消失、瞬目动作减少及眼球干燥，如护理不当可导致角膜炎、角膜溃疡，严重者甚至失明。护士应检查患者面部的痛、温、触觉是否减退或消失，观察角膜反射有无减弱或消失；对于眼睑闭合不全者可使用棉质、透气性好的眼罩保护眼球，或者用蝶形胶布将上、下眼睑黏合在一起，必要时行上、下眼睑缝合术；白天按时用氯霉素眼药水滴眼，晚间睡前用四环素或金霉素眼膏涂于上、下眼睑之间，以保护角膜；指导患者减少用眼和户外活动，外出时戴墨镜保护。

2)面部出现带状疱疹：是由于潜伏在三叉神经内的病毒被激发，活化后可沿感觉神经通路到达皮肤，引起该神经区病毒感染所致面部带状疱疹。感染部位为鼻部、口角、唇边等处，应予镇痛抗病毒处理，局部保持干燥。患处涂抹抗病毒药膏，保持未破水疱干燥清洁，禁止用手搔抓，以免并发细菌感染及遗留瘢痕；加强消毒隔离，防止交叉感染；遵医嘱使用抗病毒及增强免疫力的药物，疱疹一般可在2周内消退。

带状疱疹患者饮食须注意少吃油腻食物；禁止食用辛辣食物，如酒、生姜、羊肉、牛肉及煎炸食物等；少吃酸涩、收敛制品，如豌豆、芡实、石榴、芋头、菠菜等；多进食豆制品、鱼、蛋、瘦肉等富含蛋白质的食物及新鲜的瓜果蔬菜，增强机体抵抗能力。

3)平衡功能障碍：患者术后易出现步行困难或行走偏向等感觉异常症状，护理人员在护理过程中应嘱患者勿单独外出，防止摔伤；给予必要的解释和安慰，加强心理护理；保持病区地面清洁，如地面潮湿应设置警惕标识，清除障碍物；指导患者进行平衡功能训练时应循序渐进，从卧位开始，站立平衡及行走训练，增进患者康复的信心。

3.围术期的护理

(1)术前练习

1)咳嗽训练：指导患者做深呼吸，吸气时间长于呼气时间，要自然、缓慢，闭声门，然后缓缓用力咳嗽，避免用力过猛引起疼痛；进行有效咳嗽可增加肺通气量，预防术后坠积性肺炎的发生。

2)排尿训练:让患者放松腹部及会阴部,用温热毛巾敷下腹部或听水声,用温开水清洗会阴等,反复练习,直至可床上排尿。

3)翻身训练:为患者讲解轴线翻身的方法、操作程序及注意事项,使患者能够术后良好配合。

(2)术前准备:术前常规头部备皮并检查头部是否有皮囊炎、头皮是否有损伤,修剪指甲,更换衣裤,条件允许情况下进行沐浴。术前睡眠差及心理紧张者,遵医嘱给予镇静剂。

(3)术后体位:术后6小时内取去枕平卧位,搬动患者时注意保持脊柱水平位。每1～2小时翻身一次,注意保持头与身体的水平位。

(4)营养和补液:为增强机体抵抗力,鼓励多食蔬菜及水果,多饮水,保持大便通畅。

(5)伤口护理:巡视病房过程中注意观察伤口有无渗出、感染征象,保持伤口敷料完整,进行交接班记录。如术后3～7天出现局部搏动性疼痛,皮肤潮红、肿胀、压痛明显,并伴有体温升高,应及时通知医生,提示有感染征象。

(6)创腔引流管护理:肿瘤切除后常需在创腔内放置引流管,以便引流脑内的血性液体及组织碎屑、小血细胞凝集块等。应保持引流管通畅,准确观察量、颜色并及时记录。

二、健康指导

(一)疾病知识指导

1.概念　神经鞘瘤是发生于硬膜下各段椎管的单发肿瘤。起源于神经膜细胞,电镜下大体上表现为光滑球形肿物悬挂于脊神经上且与之分离,而不是使神经增粗。

2.主要的临床症状　神经鞘瘤系局部软组织包块,病程发展缓慢,早期可无症状,待包块长大后,局部有酸胀感或疼痛。触摸或者挤压包块时有麻痹或触电感,并向肢体远端放射。

3.神经鞘瘤的诊断　临床上可综合特殊染色体和免疫学检查、凝血象、血常规、尿常规、生化、电测听、CT、MRI、电生理检查等进行确诊。

4.神经鞘瘤的处理原则

(1)手术治疗:一旦定位诊断明确,应尽早手术切除。

(2)放射治疗:凡病理回报为恶性肿瘤者均可在术后行放射治疗,以提高治疗效果和生存质量。

(3)化学治疗：脂溶性烷化剂如卡莫司汀治疗有一定的疗效，转移癌(腺癌、上皮癌)则应用环磷酰胺、甲氨蝶呤等。

5.神经鞘瘤的预后　由于手术入路的不断改进和显微外科技术的普遍应用，进入20世纪以来，神经鞘瘤的手术效果显著提高。至20世纪90年代，神经鞘瘤的手术全切除率已达90%以上，死亡率已降至0～2%左右，直径2cm以下的神经鞘瘤面神经功能保留率达86%～100%，2cm以上的肿瘤面神经保留率在36%～59%。

(二)饮食指导

1.高蛋白(鸡、鱼、蛋、奶等)、高维生素、高热量、高纤维素(韭菜、芹菜等)饮食。

2.鼓励患者少量多餐，制订饮食计划，保持进餐心情愉快，增强机体耐受能力。

(三)用药指导

1.患者服用化疗药物期间，注意观察患者有无恶心、头痛、疲乏、体位性低血压、脱发等副作用。

2.静脉输注化疗药物时，不可随意调节滴速。

3.经常巡视病房，观察输液部位血管、皮肤情况，防止药液外渗。

(四)日常生活指导

1.鼓励患者保持乐观向上态度，加强自理能力。

2.根据气温变化增减衣物，注意保暖。

第五节　室管膜瘤

室管膜瘤是一种少见的肿瘤，它来源于脑室与脊髓中央管的室管膜细胞或脑内白质室管膜细胞巢的中枢神经系统。其发生率约占颅内肿瘤的2%～9%，约占胶质瘤的12%，好发于儿童及青年人，男性多于女性。目前，幕上室管膜瘤手术死亡率降至0～2%，幕下室管膜瘤手术死亡率为0～3%。

一、专科护理

(一)护理要点

密切观察生命体征、瞳孔、意识、肌力及病情变化，保障患者安全，同时给予疾病相关健康指导，加强患者的心理护理。

（二）主要护理问题

1.急性疼痛与术后切口疼痛及颅内压增高有关。

2.营养失调：低于机体需要量与恶心、呕吐有关。

3.有受伤害的危险：与神经系统功能障碍引起的视力障碍、肢体运动障碍有关。

4.焦虑：与脑肿瘤的诊断及担心手术效果有关。

5.潜在并发症：颅内出血、颅内压增高、脑疝、感染等。

6.知识缺乏：缺乏相关疾病知识。

（三）护理措施

1.*一般护理*　病室环境舒适、安静、整洁，空气流通，温度以 18～20℃为宜。将患者妥善安置在指定床位，进行更换病服，佩戴身份识别的腕带，并向患者做好入院指导。按照护理程序进行护理评估，制订合理、切实的治疗及护理方案。

2.*对症护理*

（1）急性疼痛的护理：术后切口疼痛一般发生于术后 24 小时内，可遵医嘱给予一般止痛剂。颅内压增高所致的头痛，多发生在术后 2～4 日，头痛的性质多为搏动性头痛，严重时可伴有恶心、呕吐，需给予脱水、激素等药物治疗，降低颅内压，从而缓解头痛症状。也可通过聊天、阅读等分散其注意力，播放舒缓的音乐，进行有节律的按摩，深呼吸、沉思、松弛疗法或积极采取促进患者舒适的方法以减轻或缓解疼痛。

（2）营养失调的护理：因颅内压增高而导致频繁呕吐者，应注意补充营养，维持水、电解质平衡。指导患者每日进食新鲜蔬果，少食多餐，适当限制钠盐摄入。

（3）有受伤害的危险的护理：病室内应将窗帘拉开，保持光线充足、明亮，地面洁净、干燥，物品按照五常法管理，以避免发生跌倒、烫伤等危险情况。嘱患者静卧休息，活动、如厕时应有人陪伴。

（4）焦虑的护理：根据患者及家属的具体情况提供正确的心理指导，了解患者的心理状态以及心理需求，消除患者紧张、焦虑等情绪。鼓励患者正视疾病，稳定情绪，增强战胜疾病的信心。护理人员操作时要沉着冷静，增加患者对医护人员的信任感，从而积极配合治疗。

（5）潜在并发症的观察与护理

1）出血：颅内出血是最危险的并发症，一般多发生在术后 24～48 小时以内。表现为意识的改变，意识清醒后逐渐转为模糊甚至是昏迷。因此应严密观察病情，一旦发现患者有颅内出血的倾向，立即报告医生，同时做好再次手术的准备工作。

2)感染:术区切口感染多于术后3～5天发生,局部可有明显的红肿、压痛以及皮下积液。肺部感染多于术后一周左右发生,若不及时控制,可致高热、呼吸功能障碍而加重脑水肿,甚至发生脑疝。应遵医嘱合理使用抗生素,严格执行无菌技术操作,加强基础护理,提高患者机体免疫力。

3)中枢性高热:多出现于术后12～48小时内,同时伴有意识障碍、呼吸急促、脉搏加快等症状,可给予一般物理降温或冬眠低温疗法。

3.围术期的护理

(1)术前练习与准备:鼓励患者练习床上大小便,练习正确的咳嗽和咳痰方法,术前2周开始停止吸烟。进行术区备皮,做好血型鉴定及交叉配血试验,备血等。指导患者术前6小时开始禁食,术前4小时禁水,以防因麻醉或手术过程中呕吐引起误吸、窒息或吸入性肺炎。择期手术最好在术前1周左右,经口服或静脉提供充分的热量、蛋白质和维生素,以利于术后组织的修复和创口的愈合,提高防御感染的能力。在手术前一天或手术当日早晨,如发现患者有发热、高血压或女患者月经来潮,应延迟手术日期;手术前夜可给予镇静剂,保证其充分睡眠;进手术室前排空尿液,必要时留置导尿管。

(2)术后体位:全麻未清醒患者,取侧卧位,保持呼吸道通畅。意识清楚、血压较平稳后取头高位,抬高床头15°～30°。幕上开颅术后的患者应卧向健侧,避免头部切口处受压;幕下开颅术后的患者早期宜取无枕侧卧或侧俯卧位。

(3)营养和补液:一般术后第1日可进流质饮食,第2、3日可逐渐给半流质饮食,以后可逐渐过渡到软食和普通饮食。如患者有恶心、呕吐、消化道功能紊乱或出血,术后可禁食1～2日,同时给予静脉补液,待病情平稳或症状缓解后再逐步恢复饮食。术后1～2周为脑水肿期,术后1～2天为水肿形成期,4～7天为水肿高峰期,应适当控制输液量,成人以1500～2000ml/d为宜。脑水肿期间需使用高渗脱水剂而导致排出尿液增多,应准确记录24小时液体出入量,维持水、电解质平衡。

(4)呼吸道的护理:术后要密切观察患者有无呼吸困难或烦躁不安等呼吸道梗阻情况,保持呼吸道通畅。鼓励患者进行深呼吸及有效咳嗽。如痰液黏稠,可进行雾化吸入疗法,促进呼吸道内黏稠分泌物的排出及减少黏液的滞留,从而改善呼吸状况。痰液多且黏稠不易咳出时,可给予气管切开后吸痰。

(5)病情观察及护理:密切观察患者生命体征、意识状态、瞳孔及反射、肢体活动情况等。注意观察手术切口的敷料以及引流管的引流情况,使敷料完好、引流管通畅。注意观察有无颅内压增高症状,避免情绪激动、用力咳嗽、用力排便及高压灌肠等。

二、健康指导

(一)疾病知识指导

1.概念　室管膜瘤是一种中枢神经系统肿瘤,约有65%的室管膜瘤发生于后颅窝。其肿瘤常分布在幕上、幕下、脊髓和圆锥-马尾-终丝四个部位。在美国,年龄<15岁的儿童中,室管膜瘤的发病率为3/10万人。室管膜瘤5年生存率为62%。

2.主要的临床症状　由于肿瘤所在部位的不同,室管膜瘤患者表现的临床症状有很大的差别,典型的室管膜瘤见于侧脑室、第三脑室、第四脑室及脑内。其中第四脑室室管膜瘤较常见,肿瘤的主体多位于脑室内,少数肿瘤的主体位于脑组织内。

(1)第四脑室室管膜瘤的临床症状

1)颅内压增高症状:肿瘤位于脑室内堵塞室间孔或压迫导水管,从而影响脑脊液循环,致使脑脊液滞留,从而引起脑室扩大和颅内压增高。其特点是间歇性发作,与头位的变化有关。晚期一般常呈强迫头位,头多向前屈或侧屈,可表现为剧烈的头痛、眩晕、呕吐、脉搏、呼吸改变,意识突然丧失及由于展神经核受影响而产生复视、眼球震颤等症状,称为Brun's征。

2)脑干症状与脑神经系统损害症状:脑干症状较少见。可出现脑桥或延髓神经核受累症状,一般多发生在颅内压增高之后,少数也有以脑神经症状为首发症状。

3)小脑症状:可表现为步态不稳,眼球震颤,小脑共济失调和肌张力减低等。

(2)侧脑室室管膜瘤的临床表现

1)颅内压增高症状:当脑肿瘤体积增大引起脑脊液循环障碍时,可出现持续剧烈头痛、喷射状呕吐、视神经盘水肿等颅内压增高症状。

2)肿瘤的局部症状:早期由于肿瘤对脑组织的压迫,可出现对侧轻偏瘫、感觉障碍和中枢性面瘫等症状。

(3)第三脑室室管膜瘤的临床表现:第三脑室室管膜瘤极为少见,位于第三脑室后部。早期可出现颅内压增高并呈进行性加重,同时可伴有低热。

(4)脑内室管膜瘤的临床表现:部分室管膜瘤不长在脑室内而位于脑实质中,幕上者多见于额叶和顶叶内,肿瘤位于大脑深部临近脑室,也可显露于脑表面。

3.室管膜瘤的诊断

(1)室管膜瘤的分级:室管膜瘤根据恶性程度的不同分为4级。1级室管膜瘤包括黏液乳头型及室管膜下瘤型，常见于脊髓和Ⅳ脑室侧脑室；2级室管膜瘤包括乳头型常见于桥小脑角，蜂窝型常见于Ⅳ脑室和中线部位，透明细胞型常见于Ⅳ脑室中线部位；3级室管膜瘤间变型常见于大脑半球；4级室管膜瘤室管膜母细胞瘤型好发于各个部位。其中第4级是恶性程度最高的肿瘤。

(2)室管膜瘤的检查：颅骨X线平片、CT、MRI。

4.室管膜瘤的处理原则

(1)手术治疗：手术全切肿瘤是室管膜瘤的首选方案，首选手术全切除或次全切除肿瘤。

(2)放射疗法：对未能行肿瘤全切除的患者，术后应行放射治疗。对于成年患者，手术全部切除肿瘤，结合术后颅脑脊髓联合放射疗法已经成为治疗的金标准。

(3)化学药物治疗：成年患者术后化学药物治疗无显著效果，但对于复发或幼儿不宜行放射线治疗的患者，化学药物治疗是重要的辅助治疗手段。由于患者肿瘤所在部位难以达到而不能获得全切除，所以化学药物治疗的作用就变得更加明显和确定。

5.室管膜瘤的预后　肿瘤的恶性程度越高，其增殖指数越高，越容易转移。基质金属蛋白酶活性越高，血管内皮的生长因子的表达也越高。因此，虽然当前对室管膜瘤这类少见肿瘤的认识和治疗已经有了一些进展，但仍需要更多临床和基础学科团队共同协作，才能真正改善患者的预后。

（二）饮食指导

1.以高热量、高蛋白、高维生素、低脂肪、易消化饮食为宜，如鲜鱼、肉、豆制品、新鲜蔬菜及水果等。进食时要心情愉快，不偏食。为防止化疗引起的白细胞、血小板等下降，宜多食动物内脏、蛋黄、黄鳝、鸡、桂圆、阿胶等食物。

2.食物应尽量做到多样化。可采取更换食谱、改变烹调方法、增加食物的色、香、味等方法增强患者的食欲。

3.应避免进食过热、过酸、过冷、过咸、辛辣的食物，少吃熏、烤、腌泡、油炸类食品，主食粗细粮搭配，以保证营养平衡。

4.腹泻者在服用止泻剂的同时，应给予易消化、营养丰富的流食或半流质食物，以补充人体所需的电解质，待腹泻症状好转后可适当添加水果和蔬菜，但应少食油腻及粗纤维的食物，避免加快胃肠蠕动而不利于恢复。可多吃富含钾的食物如菠菜、香菇、香蕉、鲜枣、海带、紫菜等。

5.便秘者可多进食维生素丰富的水果、蔬菜及谷类。

（三）预防指导

1.避免有害物质侵袭(促癌因素)，避免或尽可能少接触有害物质。如周围环境中的致癌因素，包括化学因素、生物因素和物理因素等；自身免疫功能的减弱、激素的紊乱、体内某方面代谢异常及遗传因素等。

2.要进行适当的体育锻炼。患者可根据自身情况选择散步、慢跑、打太极拳、习剑、游泳等活动项目，运动量以不感到疲劳为度，以增强机体免疫力。

3.勿进食陈旧、过期、变质、刺激性、产气的食物。

（四）日常生活指导

1.保持积极、乐观的心态，避免家庭、工作、社会等方面的负性影响。培养广泛的兴趣爱好，作息时间规律。

2.在体位变化时动作要缓慢，转头不宜过猛过急。洗澡水温不宜过热，时间不宜过长，有专人陪伴。

3.气候变化时注意保暖，适当增减衣物，防止感冒。

第六节　椎管内感染性疾病

一、概述

椎管内感染性疾病是椎管内各相关组织的急慢性感染性疾病的总称。这里主要介绍脊髓蛛网膜炎、椎管内脓肿、椎管内结核病的相关问题。

二、临床表现

1.脊髓蛛网膜炎　为蛛网膜的一种慢性炎症过程，它可使蛛网膜逐渐增厚引起脊髓和神经根损害等导致脊髓功能障碍。年龄多在30～60岁，男性多于女性，可有感冒发热或外伤史，有些无明显原因而出现脊髓刺激或麻痛症状。常在发热、受惊、劳累后症状加重，在休息、理疗或应用抗炎治疗后症状得到缓解。主要表现为典型的神经根痛，是最常见的首发症状；进行性感觉、运动障碍以及较晚出现的括约肌功能障碍。胸段最多见，颈段和腰骶段较少。

2.椎管内脓肿　脊髓是指发生于硬脊膜外间隙，硬脊膜下间隙或脊髓内的急性化脓性感染。可发生于任何年龄，男性多于女性，男∶女为3∶1，硬脊膜外脓肿最为常见，硬脊膜下和脊髓内脓肿极罕见，多呈急性疾病。主要临床表现为神经根刺激症——神经根痛，肢体运动、感觉障碍及合并括约肌功能障碍(多继发于全身其他部位感染）。

3.椎管内结核病　是十分少见的疾病，主要由身体其他部位的结核病灶经血运播散而致。多见于青少年，病程发展快，平均1～8个月，很少超过一年者。主要表现为神经根痛，病灶以下平面运动、感觉障碍和括约肌功能障碍。

三、治疗

1.脊髓蛛网膜炎：首选应为非手术治疗，主要为抗生素、激素、理疗、针灸按摩及神经营养药物等综合治疗。当发生局限性粘连及囊肿形成时可采取手术治疗，术后进行综合治疗。

2.椎管内脓肿应在确诊后立即行椎板切除、脓液清除、脓肿引流术。手术后给予抗生素、激素、神经营养药物等综合治疗。

3.椎管内结核球：诊断确定后应积极手术治疗，术后给予系统的全身抗结核治疗。

四、护理评估

1.评估患者一般情况：评估患者饮食、睡眠、营养状况、生活自理能力、既往史、家族史、过敏史、个人史。

2.评估患者起病首发症状、病程长短、有无合并症。

3.评估患者神经根痛，运动、感觉障碍及括约肌功能障碍的部位、程度，了解疾病对神经功能的影响。

4.了解相关辅助检查

(1)腰椎穿刺脑脊液常规及生化检查，有利于疾病诊断的定性和治疗用药。

(2)CT和MRI检查，有利于疾病诊断的定位、手术治疗的入路的指导及节段范围的选择。

(3)血常规、血沉化验检查，可以了解感染的性质。

5.评估患者的文化程度、对所患疾病的认识程度、现存的心理状态以及社会、家庭、经济情况等。

五、主要护理问题

1.焦虑。

2.疼痛。

3.睡眠型态改变。

4.有外伤的危险。

5.尿潴留。

6.压力性尿失禁。

7.便秘。

8.便失禁。

9.低效性呼吸型态。

10.腹胀。

11.有皮肤完整性受损的危险。

12.体温过高。

13.有废用综合征的危险。

14.潜在并发症:下肢静脉血栓、脊髓压迫症。

15.进食/饮水自理缺陷。

16.如厕自理缺陷。

17.沐浴/卫生自理缺陷。

18.穿戴/修饰自理缺陷。

19.营养失调:低于机体需要量。

六、护理措施

1.椎管内感染性疾病患者特殊护理

(1)防止交叉感染:椎管内结核球合并全身结核感染活动期及有脓腔引流者,必须进行隔离,有明显隔离标志。严格执行消毒隔离制度,防止发生交叉感染。

(2)心理护理:因此类疾病手术后还需较长时间的综合治疗,患者易发生思想波动出现焦虑、恐惧心理。护士要多与患者沟通,耐心倾听患者的倾诉,用温和、鼓励的语言进行有效心理疏导,帮助其建立治疗的信心。

(3)脓腔引流的护理:妥善固定引流管,引流管连接处要连接紧密并用无菌治疗巾包裹。引流袋必须低于引流口,搬动患者时应先夹闭引流管,防止逆流感染。保持引流通畅,避免引流管受压、扭曲、脱出。严密观察引流液的量、色、性质,发现异常应及时报告医生给予相应处理。保持引流口敷料清洁、干燥,发现渗血、渗液及时报告医生处理。更换后的引流袋及敷料必须按感染性医疗垃圾进行处理。

2.高热护理　加强体温监测。椎管内感染疾病的患者可由于自主神经功能障碍造成病变支配区的少汗或无汗而出现高热症状;也可由于感染造成机体应激反映而出现高热症状。对于前者主要应用物理降温的方法处理,后者可应用物理或药物进行降温处理,严密观察降温效果。

七、健康教育

除同椎管内肿瘤患者手术前后健康教育及出院指导外，对于椎管内结核球患者应特别进行结核病健康指导，包括：

1.向患者及家属普及结核病相关知识，有利于解除焦虑遵医嘱积极主动进行合理、系统、全程化疗。

2.讲解抗结核药物的药理作用、毒副作用，服药时间、方法、注意事项。

3.叮嘱患者定期随访、复查。

第七节　脊柱脊髓先天性疾病

一、概述

中枢系统的先天性畸形发生率很高，其中64%为神经管与椎管闭合的发育异常。脊柱裂最多见，还有脊膜膨出脊膜脊髓膨出、脊髓分裂症、脊髓空洞症等，可发生于颈、胸、腰、骶各节段，但以腰骶段最多见。

二、临床表现

因先天因素导致椎板闭合不全，同时存在脊膜、脊髓、神经向椎板缺损处膨出。65%以上的患者与先天性脑积水并存。主要表现有：

1.局部包块　背部中线颈、胸或腰骶部可见一囊性肿物，大小不等，呈圆形或椭圆形，发生破溃时可有脑脊液流出，表面呈肉芽状或合并感染。

2.神经受损表现　单纯脊膜膨出1/3有神经功能缺失，脊髓脊膜膨出并有脊髓末端发育畸形变性形成脊髓空洞者，症状多较重，出现不同程度的下肢瘫痪、畸形及大小便失禁。

3.颅内压增高症状　当脊膜膨出与脊髓脊膜膨出合并脑积水时，可见颅内压增高症状，如小儿头围增大、落日征、视力障碍、头痛头晕及恶心、呕吐等症状。

4.脊髓分裂症　是一脊髓双干或脊髓纵裂为特征的畸形，分为两类：一类为双半侧脊髓位于各自独立的硬脊膜管内，中间有一个硬脊膜包绕的骨与软骨分隔。另一类是双半侧脊髓位于同一硬脊膜管内，由纤维组织中隔分开。此病极少见，可无症状。但部分病人有脊髓栓系综合征类似表现：下肢感觉、运动障碍，疼痛和大小便功能障碍。

5.脊髓栓系综合征 为异常的圆锥低位，伴有终丝增粗、变短，蛛网膜囊肿或硬脊膜脂肪瘤等。主要临床表现：

(1)皮肤改变：多毛症、皮下脂肪瘤、血管瘤样变色、皮毛窦等。

(2)运动障碍：行走困难伴下肢无力，甚至瘫痪。

(3)神经营养性改变：下肢远端发凉、发绀，甚至出现营养性溃疡、肌萎缩、短肢或踝畸形。

(4)感觉障碍：下肢感觉明显减退或感觉消失。

(5)括约肌功能障碍：尿失禁，甚至大小便失禁。

(6)脊柱异常：脊柱侧凸或脊柱后凸，脊柱后裂(腰骶段)。

6.脊髓空洞症 由于先天肿瘤或脊柱外伤后的影响，脊髓形成管状囊腔。发病缓慢，常发生于颈段及上胸段中央管附近，腰段以下较少见。主要临床表现为受累的脊髓节段神经损害症状：

(1)感觉障碍：以节段性分离性感觉障碍为特点，痛温觉减退或消失，深感觉存在。

(2)运动障碍：上肢弛缓性部分瘫痪、肌无力、肌张力下降，大小鱼际肌、指间肌萎缩呈爪形手，而下肢发生痉挛性肌力下降。

(3)自主神经损害症状：病变相应节段肢体和躯干皮肤少汗、温度下降，指端、指甲角化过度。严重者可出现膀胱、直肠括约肌功能障碍。

三、治疗

1.脊膜膨出与脊膜脊髓膨出 主张早期脊膜膨出切除修补及脊髓栓系松解术，合并脑积水先行脑积水分流术。

2.脊髓分裂症 无症状可不治疗，引起脊髓栓系综合征者行脊髓栓系松解术。

3.脊髓栓系综合征 主张尽早行脊髓栓系松解术。

4.脊髓空洞症 非手术神经营养药物支持治疗；合并寰枕畸形、小脑扁桃体下疝者行枕后减压术；空洞明显者行空洞切开分流术。

四、护理评估

1.评估患者一般情况：评估患者饮食、睡眠、营养状况、生活自理能力、既往史、家族史、过敏史、个人史。

2.评估患者起病先天畸形的部位、程度以及首发症状、病程长短、有无合并症。

3.评估患者运动、感觉障碍及括约肌功能障碍的部位、程度，了解疾病对神经功能的影响。

4.了解相关辅助检查

(1)X线:显示骨性畸形的部位、大小。

(2)CT与MRI:显示脊柱裂、脊髓、神经的畸形、局部粘连的情况、脊髓空洞及其伸展范围的大小。

五、主要护理问题

1.焦虑。

2.疼痛。

3.睡眠型态改变。

4.有外伤的危险。

5.压力性尿失禁。

6.便失禁。

7.低效性呼吸型态。

8.营养缺乏:低与机体需要量。

9.有皮肤完整性受损的危险。

10.体温过高。

11.有废用综合征的危险。

12.潜在并发症:下肢静脉血栓、感染、脊髓压迫症。

13.进食/饮水自理缺陷。

14.如厕自理缺陷。

15.沐浴/卫生自理缺陷。

16.穿戴/修饰自理缺陷。

17.知识缺乏。

18.自我形象紊乱。

六、护理措施

1.手术前的护理

(1)注意病情的观察:及时发现病情变化及时报告、妥善处理。

(2)心理护理:加强与患者的沟通,了解其心理需求,耐心解答患者提出的问题,并向其讲解所患疾病相关知识,向患者提供本病成功病例的相关信息,以减轻患者紧张、恐惧心理,增强手术治疗疾病的信心。

(3)满足患者基本生活需要,肢体活动障碍者给予帮助。

(4)认真倾听患者主诉,对于患者出现不适症状时,及时报告医生给予相应的治疗和护理措施,以减轻症状及不适。

(5)加强营养:告诉病人不偏食,多食用水果蔬菜,增加肉、蛋、奶的食用,并保证充足的水分,以保证排便通畅及增加机体的抵抗力,适应手术。

(6)做好基础护理工作,防止合并症的发生。

1)卧床病人1～2小时翻身、叩背一次防止发生压疮及坠积性肺炎。

2)卧床病人每日冲洗会阴部1～2次,尿失禁和尿潴留患者给予保留导尿管,保留导尿管的病人每日消毒尿道口并更换尿袋,保证每日饮水量2000～2500ml/d,减少泌尿系感染和结石的发生。

3)加强肢体主动和被动锻炼:护士指导协助进行关节的屈伸和肌肉的收张运动,2次/日,每次30分钟,防止肌肉萎缩加重和关节僵直。

(7)做好手术前准备工作:根据手术要求做好皮肤及用物准备;指导患者练习床上排便和床上肢体活动、轴位翻身的方法;遵医嘱完成抗生素皮肤试验及手术前备血工作。

(8)病人于手术前一天晚10点禁食,12点禁水,防止麻醉插管时呕吐、窒息。

(9)术前晚沐浴后及早睡觉,如有入睡困难,可以口服镇静药,以保证较好的身体状况。

(10)手术晨,洗漱完毕,排空大小便,摘下首饰、手表、假牙等,更换清洁病服。

2.手术后护理

(1)因手术需要切开或切除椎板势必造成脊柱稳定性差,故手术后患者需要卧硬板床,要保持床单位清洁、平整、干燥。麻醉清醒前应取枕平卧,头偏向一侧,防止分泌物、呕吐物误吸而引起窒息。枕下减压及脊髓空洞分流手术麻醉清醒后采取平卧或侧卧位,腰骶段脊髓栓系松解及硬脊膜膨出修补术后采取俯或侧卧位并应抬高床位20°～30°,必要时给予沙袋压迫伤口,防止脑脊液漏的发生。

(2)按全麻手术准备吸引器、吸痰用物、吸氧装置及监护仪器等。

(3)与手术室护士和麻醉师认真交接患者手术中的情况;出室生命体征指标;手术切口敷料包扎及有无渗血渗液;各种管道是否通畅及皮肤受压情况。

(4)遵医嘱观察患者神志、瞳孔、体温、脉搏、呼吸、血压情况,尤其要密切观察四肢肌力、肌张力及感觉情况。合并脑积水者要观察有无颅内压增高症状,床旁需要准备脑室穿刺引流物品。

(5)枕下减压手术后的患者床旁备好气管切开包、气管插管等急救物品,注意密切观察患者呼吸的频率、节律及呼吸肌的运动状态，护士协助患者摆好最有效的呼吸姿势，必要时监测血氧指标了解患者的呼吸功能，根据血气分析情况调节氧疗的浓度、流量。

(6)对术后的病人翻身时要头、颈、肩在同一水平线“轴式”翻身法，两人动作协调，以防脊髓再损伤。一般需 1～2 小时翻身一次并按摩受压部位，防止压疮的发生。

(7)注意观察病人排泄情况，有无大小便失禁或便秘、尿潴留，若出现时应及时对症处理。

(8)仔细观察术后伤口情况，若发现渗液、渗血过多，通知医生换药。

(9)患者术后常因活动量及进食量减少、神经功能受损引起胃肠功能紊乱、弛缓性胃肠麻痹而出现腹胀，严重时可行胃肠减压或肛管排气。

(10)因神经麻痹、瘫痪病人对冷热、疼痛感觉消失，用热水袋等热敷时要防止烫伤，使用冰袋等降温时防止冻伤。

(11)如患者因自主神经功能障碍造成少汗、无汗、高热时，应给予物理降温。

(12)有肢体功能障碍者，应于手术后第二天开始协助患者进行床上肢体功能锻炼，防止废用综合征及下肢静脉血栓的发生。根据患病椎管节段的长短决定患者起床活动的时间，一般为 4～5 天，超过三个节段和腰骶段手术者应适当延长卧床时间，在患者起床前根据手术节段不同应先给予颈托、胸托及腰托保护，以免影响脊柱稳定性。

(13)留置尿管的患者每日消毒尿道口 1～2 次，定期更换尿袋，鼓励患者每日饮水 2000～2500ml。注意观察尿液颜色、性质，当出现沉淀物、结晶物、颜色深黄，报告医生处理；尿袋维持低体位引流状态，防受压、打折；当患者活动时应夹闭尿管，防止逆流增加感染机会；定期夹闭尿管，帮助患者建立膀胱功能。

3.健康教育

(1)手术前准备指导

1)为了病人能够顺利渡过手术，手术前必须进行各项血生化及心电图、胸透等检查，以便掌握病人的心、肺、肾等重要器官的功能。

2)为了防止手术后感染需进行抗生素皮肤过敏试验。如果病人既往有过敏史和试验后的不适必须告诉医生护士，防止过敏性休克等情况的发生。

3)病人于手术前一天晚 10 点禁食，12 点禁水，防止麻醉插管时呕吐、窒息。手术前晚沐浴后及早睡觉，如有入睡困难，可以口服镇静药，以保证较好的身体状况。手术晨，洗漱完毕，排空大小便，摘下首饰、手表、假牙等，更换清洁病服。

4)术后可能有伤口疼痛和肢体感觉疼痛,应及时向护士反映,医护人员会根据病人的具体情况给予相应的处理。

5)在病人麻醉完全清醒前,为了病人躁动拔管影响治疗和观察,需要适当约束病人。

6)术后有的病人1～3天有喉部疼痛症状,此为手术全麻插管造成气管黏膜轻度水肿所致。通过饮水等处理可以很快恢复。

7)术中需要切开椎板或切除椎板,故术后病人脊柱稳定性差,病人不可自行随便翻身,必须在护士协助下轴位翻身,避免脊髓损伤的发生。

(2)手术后指导

1)用药的指导:告诉病人所用药物的主要作用和主要不良反应、注意事项。

2)康复指导

A.术后病人于术后清醒后就可在护士的协助下进行活动(翻身,肢体的屈伸运动),但过于频繁的翻身和过强的活动会不利于伤口愈合、组织修复。要求1～2小时翻身一次,根据病情在护士指导下完成较简单的活动。

B.病人要根据手术的位置佩戴好颈托、胸托和腰围。其有保护支撑脊柱的作用,使脊柱保持相对的生理状态,避免神经受损,预防呼吸困难的发生,有利于组织的修复和症状的缓解。佩戴支具时间以1～2个月为宜,如果病变节段长需适当延长佩戴时间,时间过长可引起肌肉萎缩及关节强直。要求身体处于平卧位时佩戴,在躺下后再摘取,避免颈部、腰部剧烈活动。

C.高颈段的病人由于呼吸肌麻痹呼,吸力弱,咳嗽无力,引起呼吸道分泌物排不出,必须用机械吸痰来保持呼吸道通畅。

D.自主神经功能受损病人术后会现中枢性高热,不能通过皮肤排汗散热,这种发热症状药物降温效果差,可以通过物理降温方法来降低病人体温(头枕冰袋、酒精擦浴、冰毯机、温水擦浴等)。

E.排尿障碍的病人,术后需保留导尿。每日要消毒尿道口、更换尿袋一次,保证饮水量2000ml/d以上,以减少泌尿系感染机会。保持定时放尿,锻炼膀胱充盈功能。

F.便失禁的病人,要保持皮肤清洁,每次便后用温水清洗。便秘的病人每日饭后2小时顺时针按摩腹部,增加水果、蔬菜的食用,增加肠蠕动减轻便秘,必要时可以应用缓泻剂或大剂量肥皂水灌肠。腹胀病人也是由于肠蠕动缓慢造成,可以用腹部按摩方法减轻,必要时应用胃肠减压或肛管排气。

G.手术后因神经麻痹、瘫痪的病人,对冷热疼痛刺激感觉减退或消失,用热水袋时水温在50℃左右，并用毛巾包裹好，防止烫伤。

H.肢体功能锻炼：预防肢体畸形在生命体征稳定后应开始肢体的功能锻炼，要进行主动和被动运动。主动运动主要以进行关节的屈伸、肌肉的收张运动及增强肌力练习，防止肌肉萎缩和关节僵直。被动运动主要是用于四肢关节，在做被动运动时应给予按摩，每日2～3次，每次15～20分钟。当肌力部分恢复时鼓励患者做主动运动。在进行被动运动时应注意只有在无痛的情况下进行，不可勉强，应在该关节正常活动的范围内进行，训练中应避免体位频繁更换，能在同一体位进行的运动尽量集中进行，可在全部关节反复训练。在进行被动运动过程中，操作要轻柔、缓慢，动作要平均，避免太快或太慢。

4.出院指导

(1)保持伤口清洁干燥，如果伤口有红、肿、热、痛或渗液，说明有感染迹象及时到医院处理。

(2)如果发现肢体活动障碍加重、感觉障碍加重或原有症状加重，必须到医院来检查、治疗，以免延误病情。

(3)严格遵医嘱服药，不可随意减量、漏服、停服。

(4)遵医嘱定期复查(3个月)。复查时带好检查结果及其他客观资料。

(5)加强营养：多食用新鲜水果、蔬菜，增加肉、蛋、奶的食用，做到饮食均衡。

(6)根据手术的位置佩戴好颈托、胸托和腰围。其有保护支撑脊柱的作用，使脊柱保持相对的生理状态，避免神经受损，预防呼吸困难的发生，有利于组织的修复和症状的缓解。佩戴支具时间以1～2个月为宜，如果病变节段长需适当延长佩戴时间，时间过长可引起肌肉萎缩及关节强直。要求身体处于平卧位时佩戴，在躺下后再摘取，避免颈部、腰部剧烈活动。

(7)排尿障碍留置尿管的患者每日用碘伏棉球消毒尿道口一次，试夹尿管2～3天拔除尿管。夹尿管期间每四小时开放尿管一次，一般认为膀胱储尿在300～400ml时有利于膀胱自主收缩功能的恢复，也可以通过记录入量来判断放尿的时间。为避免发生泌尿系感染，应争取早日去除导尿管。若患者仍不能自行排尿时，则仍需留置导尿，留置尿管期间应注意保持导尿管的正常方向和固定方法，导尿管方向应朝向腹部，以防止出现耻骨前弯的压疮和突然的尿道拉伤。每日饮水量必须在2000～2500ml，达到冲洗膀胱的作用，以防膀胱尿液中细菌的繁殖增长。尿袋应注意及时排空，以免造成尿液反流膀胱引起感染，同时应注意导尿管的质地和粗细，最好到医院更换尿管。

(8)肢体功能锻炼：每日主动被动肢体活动各30分钟，主要进行关节的屈伸运动、肌肉的收张运动。病人自己要主动完成力所能及的活动，尽量不依赖别人，争取早日恢复生活自理。

第八节　脊髓栓系综合征

【概述】

脊髓栓系综合征(TSCS)又称脊髓圆锥栓系征、终丝综合征、低位脊髓征，属神经管闭合不全范畴。由各种先天性和后天性原因引起，在脊髓形成后期，脊髓末梢或终丝发育异常，或局部脂肪组织过度增生，致使脊髓或圆锥受牵拉，脊髓圆锥缺血、变形、坏死，产生一系列神经功能障碍和畸形的综合征。本病多见于新生儿和儿童，成年人较少见，其中儿童以腰骶皮肤异常、脂肪瘤和脊膜膨出为主，成年人则以终丝增粗和脂肪瘤多见。一般认为，脊髓栓系使脊髓末端发生血液循环障碍，从而导致的相应的神经症状。

【临床表现】

1.*疼痛*　表现为难以描述的疼痛及不适，可放射。儿童患者的疼痛常常难以定位或定位在腰骶段，可向下肢放射；成年人则分布广泛，可位于肛门直肠深部、臀中部、尾部、会阴部、下肢和腰背部，可单侧或双侧，疼痛可扩散样、放射样和触电样，很少隐痛，疼痛常因久坐和躯体向前屈曲而加重，腰骶部受到打击也可引起剧烈的放电样疼痛，伴短暂下肢无力。

2.*运动障碍*　主要是下肢进行性无力和行走困难，可累及单侧或双侧，以双侧为主但多不对称。下肢出现失用性肌萎缩伴肌张力升高和腱放射亢进。儿童患者表现为下肢长短和粗细不对称，呈外翻畸形，皮肤萎缩性溃疡等。

3.*感觉障碍*　主要为下肢及会阴部鞍区皮肤感觉麻木或感觉减退。

4.*膀胱和直肠功能障碍*　膀胱和直肠功能障碍常同时出现，前者包括遗尿、尿频、尿急、尿失禁和尿潴留，后者包括便秘或大便失禁。儿童以遗尿或尿失禁为主，可出现尿道炎症，表现为尿频、尿急、排尿不畅。根据膀胱功能测定，可分为痉挛性小膀胱和低张性大膀胱，前者常合并痉挛步态、尿频、尿急、压力性尿失禁和便秘，为上运动神经元受损的表现；后者表现为低流性尿失禁、残余尿量增多和大便失禁、肛门反射消失等，为下运动神经元受损的表现。

5.*皮肤异常*　可有下肢远端发绀、足跟部溃疡；腰骶部可见皮肤色素沉着，有毛发，有藏毛窦或皮肤凹陷，并可能伴有分泌物或感染；儿童患者有皮下肿块、皮肤窦道、脊膜膨出、血管瘤和多毛症；患者皮下脂肪瘤偏侧生长，另一侧为脊膜膨出；

患儿骶部可有皮赘，形成尾巴；而这些皮肤改变在成年人很少见。

6.辅助检查

(1)X线脊柱平片：显示椎板缺损、棘突缺如，有时可见多处脊柱裂，或同时合并椎体畸形、脊柱侧弯。

(2)CT检查：能很好地显示脊髓栓系综合征脊髓特征，圆锥低位、终丝增厚、脂肪浸润、脊髓纵裂、神经根走行异常，脊髓位置不对称，脊髓偏背侧等。

(3)MRI检查：诊断脊髓栓系综合征应首选MRI。它可以清晰显示脊髓圆锥的下降，并可在矢状面、冠状面及横截面准确定位圆锥终止点，还可发现栓系束带及椎管外相应结构的病理状态。

(4)B超：对于＜1岁的患儿，因其椎管后部结构尚未完全成熟和骨化，B超可显示脊髓圆锥，并可根据脊髓的搏动情况来判断术后是否有再栓系。

【治疗原则】

治疗首选手术治疗，而且主张尽早的手术治疗，手术目的是解除异常的病灶，解除脊髓、马尾神经的压迫，松解脊髓马尾，使脊髓上升，只有手术解除了脊髓栓系才能取得治疗好转的机会。手术切断终丝、松解粘连，解除脊髓受压，梳理马尾是最重要的，以改善脊髓圆锥的血液循环，恢复其功能。

【护理评估】

了解患者有无夜尿症、膀胱炎、张力性尿失禁等排尿习惯的改变。观察皮肤有无局部凹陷、过多的皮肤附着是腰骶部脂肪瘤、潜毛窦、终丝紧张、脊髓纵裂等伴有隐性脊柱裂的皮肤局部表现，并有瘤样母班、多毛等。观察有无行走异常、下肢的变形和足部畸形。

【护理要点及措施】

1.术前护理

(1)饮食指导：鼓励患者多吃高蛋白、高热量、高维生素的饮食，增强机体的抵抗力。

(2)体位护理：侧卧位，防止局部受压，有脑脊液漏者应俯卧位。

(3)瘫痪护理：密切观察下肢肌力情况；协助患者翻身，必要时在骨隆突处贴防压疮膜或垫海绵垫，防止压疮形成；协助进行肢体功能锻炼，以防止失用性萎缩和畸形。

(4)营养性溃疡护理：创面局部换药每日1～2次，污染时随时更换，促进创面愈合；正确使用热水袋、冰袋，以防止烫伤、冻伤；可遵医嘱使用神经营养性药物。

(5)安全护理：肢体活动障碍者勿单独外出，尽量穿平底软鞋，以免发生摔伤等意外；避免使用热水袋或冰袋等，以防止烫伤或冻伤；对婴幼儿要加好床栏，家长离开床旁时，要由其他人协助看护，防止发生坠床；床旁不能摆放各类利器，防止发生意外。

2.术后护理

(1)卧位护理：俯卧位或侧卧位，在护士协助下每1～2小时翻身1次，翻身时应有两名护士共同进行，伤口用盐袋压迫，防止脑脊液漏；婴幼儿俯卧位时注意头面部要偏向一侧，防止堵塞呼吸道。

(2)监测生命体征及脊髓功能情况：严密观察生命体征，观察下肢肌力和肛周皮肤感觉有无异常，在观察过程中，如发现感觉障碍平面上升或四肢肌力减退，应考虑脊髓出血或水肿，必须立即报告医师采取措施。

(3)伤口护理：保持伤口敷料清洁、干燥，无污染；污染的衣裤及时更换；观察伤口敷料有无渗血、渗液，有异常时及时报告医师处理。

(4)引流的护理：引流袋固定于床边，保持引流通畅，避免引流管扭曲、受压、滑脱，经常挤压引流管，防止管内血液凝固造成堵塞；观察引流液的量、颜色及性状，及时发现出血或脑脊液漏；如引流液颜色鲜红或混有脑脊液且量多，应立即报告医师进行处理。

(5)饮食护理：术后禁食水，防止用力呕吐造成切口出血；哺乳期婴儿术后6h可根据情况适量进行哺乳；术后第1天可进食温水、米汤等流质饮食，避免进食牛奶、豆浆、碳酸饮料等易导致胃肠胀气的食物；第2天可予高营养、高蛋白、易消化食物，以增强机体抵抗力，多食纤维素丰富的蔬菜及新鲜水果，多饮水，以保持大便通畅。

(6)留置尿管的护理：术后留置尿管，鼓励患者多饮水，每日早晚进行尿道口清洗消毒，引流袋每3天更换1次，引流袋低于膀胱位置，防止逆行感染；夹闭尿管每1～2小时开放1次(根据患儿的年龄)，进行膀胱收缩功能训练，以促进膀胱功能恢复和减少感染；留置时间超过3d者，应给予膀胱冲洗。

(7)便秘或失禁的护理：保持大便通畅，便秘者可口服酚酞片、麻仁润肠丸导泻，或使用开塞露纳肛；大便失禁者，应及时更换污染衣物，保持肛周、会阴部皮肤清洁、干燥，可涂用鞣酸软膏保护肛周皮肤。

3.并发症护理

(1)脑脊液漏：观察局部敷料是否有渗血、渗液，观察引流液的颜色、量；指导患儿父母尽量避免让患儿哭闹、用力，以免增加伤口张压加重脑脊液漏；有脑脊液漏者，应及时报告医师处理。

(2)伤口感染：严密观察体温、伤口情况及患者主诉；伤口感染一般在术后3～7d出现，表现为局部搏动样疼痛、皮肤潮红、肿胀、皮肤温度升高、压痛明显，并伴有体温升高，应及时报告医师检查伤口。

(3)失用综合征、下肢静脉血栓：部分患者术前已出现肢体感觉障碍，术后又需卧床2周，易发生肌无力及肌萎缩，应协助患者进行功能锻炼，每日按摩、被动活动肢体3次，每次30～60min，防止关节僵硬、肌肉萎缩；按摩肢体肌肉，保持肢体功能位，可穿戴抗血栓压力带，防止下肢血栓形成。

【健康教育】

1.告知患者多进食高热量、高蛋白(鱼、肉、鸡、蛋、牛奶、豆浆)，富含维生素的饮食(韭菜、芹菜、水果、新鲜蔬菜)。应限制烟酒、浓茶、咖啡、辛辣等刺激性的食物。

2.教会患者及家属康复训练方法。肢体运动、感觉障碍者，加强功能锻炼，每日按摩、被动活动肢体3次，每次30～60min，保持肢体功能位置，用L形夹板固定脚踝部以防止足下垂。

3.运动障碍者应尽量避免单独外出，以免发生摔伤等意外；截瘫患者，教会患者学会使用轮椅，帮其树立生活的信心，尽早参与社会活动。

4.对于长期卧床者，应指导患者翻身，保持床铺清洁、整齐、柔软舒适，必要时睡气垫床，谨防压疮发生。

5.告知患者遵医嘱3～6个月定期门诊复查。若出现原有症状加重、手术部位发红、积液、漏液等，应及时就诊。

第十一章　神经外科功能性疾病的护理

第一节　帕金森病

【概述】

帕金森病(PD)又称震颤性麻痹,是多发于中老年的一种渐进性中枢神经系统变性疾病。帕金森病的病因及发病机制至今不明。目前认为,帕金森病是由多种突变基因间相互作用或基因突变加上环境毒素共同作用所致。包括遗传因素、环境因素、线粒体功能障碍和氧化应激过度、兴奋性氨基酸毒性、免疫异常、细胞凋亡。主要病理改变为黑质致密区中含黑色素神经元的严重进行性消失,致使来自血液的左旋酪氨酸不能转化为多巴胺,使该递质的正常作用减少或消失。

【临床表现】

本病的主要症状是震颤、肌僵直、运动减少及姿势与平衡障碍。PD的临床前期症状可能有5～10年之久,因此,将PD症状分为临床前期和临床期。

1.临床前期症状

(1)感觉异常:表现为患肢关节处无原因的麻木、刺痛、蚁行感和烧灼感,以腕、踝处为主,开始多为间歇性或游走性,后期表现为固定性。

(2)不宁肢与易疲惫:早期可有患肢难以描述的酸、胀、麻木或疼痛等不适感,且在劳累后的休息时发生或加重,部分患者的患肢关节易出现疲劳感。

2.临床期症状

(1)震颤:75% PD患者以此为首发症状。早先出现于一侧肢体的远端,多自上肢的远端(手指)开始,为每秒4～6次的静止性震颤;然后逐渐扩展到同侧下肢以及对侧上、下肢及下颌、唇、舌和颈部。病情早期震颤于静止时出现,运动时减轻或消失,情绪激动时加重,夜间睡眠时消失。晚期强烈的震颤在运动时也不消失。

(2)肌僵直:最早发生在患侧的腕、踝关节,后期患者的四肢、躯干、颈部及面部均可受累。

(3)运动迟缓或运动不能:主要包括运动的启动困难和速度减慢,多样性运动缺陷，如面无表情、运动变换困难、运动不连贯或突然终止。患者上肢不能做精细动作，表现为书写困难，写字弯弯曲曲，越来越小，称“写字过小征”；口、舌、腭及咽部等肌肉运动障碍所引起大量流涎，严重者亦可发生明显的吞咽困难。

(4)姿势反射障碍：表现为行走时易跌倒、慌张步态。早期表现为退步困难，行走时无连带运动，如躯体前倾、双臂弯曲无摆动，下肢拖曳；随病情的进展，步伐逐渐变小变慢，起步困难，不能及时停止或转弯。

(5)其他症状：出现顽固性便秘、皮脂溢出，有些患者可有多汗、唾液多而黏稠，惧热怕冷，小便淋漓、尿频、尿急、排尿不畅，甚至尿潴留等症状。部分患者还伴有高级神经功能紊乱症状，如进行性痴呆、抑郁、睡眠障碍、上腹饱胀、食欲减退、周身乏力疼痛、言语障碍等。

3.辅助检查

(1)颅脑MRI或CT检查：MRI或CT对PD的评估是有用的非创伤性检测手段，但对诊断PD非常困难，主要用于排除颅内病变。

(2)单光子发射计算机体层扫描(SPECT)及正电子发射计算机体层扫描(PET)：功能成像应用放射性核素标记示踪剂，利用其进入体内后的分布特点，特异性反映脏器功能状况，对帕金森病的诊断有重要临床价值。

(3)多巴胺运转蛋白(DAT)：定位于多巴胺能神经末梢细胞膜上的单胺特异转运蛋白，是反映多巴胺系统功能的重要指标，对实现PD的早期诊断有重要价值。

【治疗原则】

1.药物保守治疗　目前治疗帕金森病的药物有以下几类。

(1)左旋多巴。

(2)抗胆碱能药物：如苯海索。

(3)抗组胺药物：如苯海拉明。

(4)金刚烷胺。

(5)多巴胺受体激动药：如培高利特(协良行)、溴隐亭。

(6)B型单胺氧化酶抑制药。

(7)儿茶酚胺氧位甲基转移酶抑制药。

(8)神经营养药。

2.外科手术治疗　目前帕金森病的外科手术主要分为三大类。

(1)第一类是以苍白球切开为代表的神经核团的毁损术。

(2)第二类是脑深部电刺激术，俗称“脑起搏器”。脑起搏器治疗仅把刺激电极置入大脑特定部位，通过慢性电刺激来达到治疗效果，是一种可逆性的神经调节治疗，随时调节刺激强度和频率，找到最佳刺激触点，具有疗效更好，更持久等优点。

(3)第三类手术是多巴胺能神经细胞移植术和基因治疗。

【护理评估】

了解患者家族中有无 PD 患者，询问患者起病时间，发展速度，症状波及范围，首发症状，观察有无静止性震颤、肌僵直、双手轮替运动减慢、运动迟缓等临床表现，有无影响日常生活。

【护理要点及措施】

1.术前护理

(1)按神经外科护理常规。

(2)饮食护理：指导患者进食低盐、低脂、低胆固醇、适量优质蛋白的清淡饮食，多食水果蔬菜和粗纤维食物，尽量避免刺激性食物，戒烟、酒、槟榔等。

(3)症状护理

①对有震颤、肌强直表现的患者，应防止其发生摔伤、坠床、擦伤、烫伤等意外，尽量避免使用约束带以免关节异常扭转而发生骨折。

②对于完全卧床的患者，应适当抬高床头(一般 15°～30°)，进食时尽量采取坐位；满足舒适的基本生活需要，保持衣着干净，无污物、汗渍；每日被动活动肢体数次，防止压疮、坠积性肺炎、关节僵硬等。

③对有语言不清、构音障碍的患者，应仔细耐心倾听患者的主诉，了解患者需求，教会患者用手势、写字等与人交流。

④对平衡失调、步行困难等运动障碍的患者，应注意其活动中的安全保护，注意防湿防滑，去除路面和周围环境障碍，各项活动检查均需有人陪同。

⑤有饮水呛咳，吞咽困难的患者，药物和食物应压碎弄小，以利吞咽：缓慢进水进食，不可催促患者，必要时可给予鼻饲流质食物，并按鼻饲要求做好相应护理。

⑥对排尿困难者应及时了解情况与原因，可热敷、按摩膀胱区或用温水冲洗外阴，听流水声以刺激排尿，必要时行留置导尿：对顽固性便秘者指导患者多进食粗纤维食物、顺时针按摩腹部促进肠蠕动，食用蜂蜜或麻油软化食物残渣，开塞露溶液纳肛以助排便，便后注意保持肛周清洁，做好皮肤护理。

⑦对有幻视、幻听、幻嗅等精神症状者，应及时报告医师处理，并做好安全防护措施，以防止自伤、坠床、坠楼、伤人、走失等意外。

2.术后护理

(1)按神经外科术后护理常规及全麻术后护理常规。

(2)严密观察意识、瞳孔、生命体征变化并做好记录，注意胸部电极置入部位有无皮下血肿，及时发现异常情况并报告医师处理。

(3)体位护理：麻醉清醒后，床头可抬高15°～30°，以利于头部静脉血液回流减轻水肿。

(4)饮食护理：术后当日禁食水，术后第1天可进半流食，之后正常饮食，但以清淡、易消化饮食为主。

(5)皮肤护理：保持床单位清洁和卧位舒适，每1～2小时协助翻身1次，消瘦的患者给予垫海绵垫或在骨隆突处贴防压疮膜，防止压疮。

(6)术后活动：术后48h即可下床活动：先坐起，不感觉头晕时，下地在床边活动，循序渐进。在恢复期间，遵医嘱活动，根据医师的建议，恢复一些日常活动，如散步等。

【健康教育】

1.饮食指导　指导患者保证正常心态和有规律的生活，克服不良生活习惯和嗜好，均衡饮食，积极预防便秘。

2.康复指导　人体在不活动的状态下，肌肉强直将会使肌肉和肌腱缩短，故要告知患者坚持锻炼和日常活动，但要注意劳逸结合，避免过度劳累；保持有益的娱乐爱好，并积极开展康复锻炼，提高生活质量。

3.检查指导　告知患者如需做全身或局部磁共振成像(MRI)检查，需提前与医院或起搏器生产公司联系并将脑起搏器置于关闭状态后方可进行磁共振成像检查。

4.用药指导　嘱患者遵医嘱口服帕金森药物治疗，逐渐减量，注意服药期间有无不良反应，及时发现及时就诊。

5.出院指导　告知患者定期门诊复查，了解血压、肝肾功能、心脏功能等变化，并在医生指导下合理用药；如患者出现发热、骨折、疗效减退或运动障碍时，应及时到医院就诊。

第二节　癫痫

一、概述

癫痫是由于脑的神经元大量的瘤样异常放电所引起的一组综合征，表现为发作性抽搐或伴有相应的运动感觉内脏症状。我国癫痫发病率为4.5‰～4.7‰，始发年龄多在20岁以前，约占70%～74%。10岁前始发者占37%～51.8%。多数癫痫病患儿在青春期前(11～19岁)癫痫发作可停止或缓解。

(一)国际统一分类

1.部分性发作

(1)单纯部分性发作

1)局限性运动性发作。

2)局限性感觉性发作。

(2)复杂部分性发作

1)以意识障碍开始。

2)单纯部分发作继以意识障碍。

(3)部分性发作继发全身强直——阵挛性发作(大发作)

1)单纯部分性发作继发全身强直——阵挛性发作。

2)复杂部分性发作继发全身强直——阵挛性发作。

2.全身性发作

(1)失神发作

1)仅有意识丧失。

2)失神小发作。

3)具有自动症，强直肌肉收缩，一过性肌张力丧失。

4)非典型失神发作。

(2)肌阵挛发作：单个或多个肌阵挛发作。

(3)强直性发作。

(4)阵挛性发作。

(5)强直——阵挛性发作(大发作)。

(6)失张力发作。

3.不能分类的发作。

(二)按病因分类

1.特发性癫痫，也称原发性癫痫。

2.症状性癫痫，也称继发性癫痫。

二、护理评估

(一)健康史

评估病人既往病史、现病史、个人自理能力、血生化、血常规、凝血象、肝功能、乙肝六项检查、心电图、胸片的检查情况。

(二)临床表现评估

1.痉挛性全身性发作的临床表现　发作时突发意识丧失,全身痉挛性抽搐多持续数分钟。可间隔数周或数月1次,也可一周或一天数次。发作过程分四期:

(1)前驱期:发作前1～2日内可表现精神不振、兴奋、易激惹、头痛、头晕、全身不适。

(2)先兆期

1)运动性先兆:手脚或面部出现抽动,头、颈向一侧扭转式痉挛。

2)感觉性先兆:肢体或躯干某部位麻木感,蚁走感或电击样感觉,偶有疼痛先兆。

3)听、视觉先兆:视物模糊,闪光或彩色幻觉,眼前火球飞过感觉,听觉声响、言语、歌曲声等。

4)内脏性先兆:腹部不适,疼痛或恶心。

5)精神性先兆:兴奋、愤怒、恐惧,一般多为数秒到1～2分钟不等。

(3)痉挛期:病人尖叫一声,即刻昏倒。双侧瞳孔散大,光反应消失。全身肌肉呈强直性痉挛性抽搐,双上肢多呈内收位,两下肢伸直位。由于喉肌及呼吸肌痉挛而引起呼吸困难或呼吸暂停,全身缺氧,口唇、面部青紫。经数秒进入阵挛期,表现为全身肌肉呈节律性抽搐。由于膀胱肌痉挛引起尿失禁,每次发作约持续数分钟。

(4)痉挛后期:全身肌肉痉挛停止后,呼吸逐渐恢复。约10分钟后病人由昏迷转清醒,对发作过程无记忆。有时可出现偏瘫或单瘫。

2.失神性全身性发作的临床表现　可有多种类型。发作只几秒钟,即惊颤一点头一迎客式痉挛。

3.局限性发作的临床表现　有三种类型:Jackson(感觉)性发作、旋转性发作、一侧痉挛性发作。肌肉抽搐多在上肢和下肢扩散方向从远端到近端。

4.精神运动性发作　即复杂性部分发作,这种发作又称为朦胧发作。其特征是发作前有预感。表现为幻嗅、胃肠不适、头部胀痛、精神异常、不自主活动等。发作时有意识障碍,发作一般在30秒至2分钟,病人意识逐渐清楚。

(三)辅助检查评估

癫痫的确诊包括三个步骤:第一步要确定是否为癫痫及其发作类型;第二步要判断癫痫为原发的或是继发的;第三步继发性癫痫要查病因并找出病变的部位。

1.神经影像学检查　CT及MRI,对于癫痫灶的确定有很大帮助。

2.脑电图　约有50%的癫痫病人在发作间歇期有脑电图异常。

3.24 小时动态脑电图和视频脑电图监测 可使临床医生看到病人多数发作时的脑电活动，使癫痫诊断的准确率提高。

4.正电子发射断层摄影(PET) 对于癫痫的诊断，PET 在三维空间测定出癫痫病人脑代谢和血流局限异常，对癫痫诊断有一定特异性，诊断率高于 90%。

5.单光子发射计算机断层摄影(SPECT) 可以反映脑局部血流情况。癫痫病灶发作期因局部放电时神经元缺氧导致乳酸增加，发作间歇期局部脑血流降低，SPECT 局部脑血流的显像具有与 PET 相似的效果。

(四)心理状态评估

评估病人的文化程度、对癫痫疾病的认识程度、精神状态。评估病人及社会支持系统，对可能出现的病人安全问题是否有紧张、恐惧，是否影响到病人的工作、日常生活及社会交往。

三、护理问题

1.有受伤的危险。

2.清理呼吸道无效。

3.有误吸的危险。

4.知识缺乏(特定的)。

5.潜在并发症：颅内压增高。

6.有皮肤完整性受损危险。

7.焦虑。

四、护理目标

护理人员观察病人癫痫发作方式、意识状态、癫痫类型(幻觉、精神异常、语言障碍)、持续时间、发作频率，以及伴随症状。及时采取抗癫痫药物治疗，使癫痫得到有效的控制，及时给予病人生活上必要的帮助。保证癫痫病人住院期间的安全，防止意外伤害发生。

五、护理措施

(一)一般护理

1.完善术前各项化验及检查。

2.术前一日剃头，术前 8 小时禁食、水。

3.术后严密观察生命体征变化。

4.专人 24 小时陪伴，外出时有专人陪伴，禁止病人独自外出，防止意外事件发生。

5.注意观察癫痫发作前的先兆，若出现症状，立即采取安全保护措施，让病人平卧，减少声、光刺激，床旁备有开口器、舌钳、压舌板并有专人陪伴，防止意外发生。

6.发作时防止窒息、自伤、舌后坠，取出假牙，清理呼吸道分泌物，放置牙垫，头偏向一侧，持续吸氧。

7.抽搐发作时由于肢体和躯干肌肉剧烈抽动，可产生四肢或脊柱的骨折、脱位，因此，发作时不要用力压迫抽搐肢体，医护人员应保护病人至清醒。

8.发作时按医嘱立即注射抗癫痫药物。

9.观察发作过程、发作时间、持续时间、抽搐开始部位、向哪一侧扩展、抽搐后有无肢体瘫痪、意识改变、瞳孔变化、大小便失禁。

10.癫痫发作后，注意有无兴奋、躁动以及再发作。

11.癫痫发作持续 30 分钟或间歇性癫痫发作持续 30 分钟或更长，发作间歇期意识不恢复者称为癫痫持续状态，此时应禁食、持续吸氧，遵医嘱给予抗癫痫药静脉输入，并适当约束病人，防止意外发生。

12.在应用药物抗癫痫治疗过程中，应注意以下几点：

(1)定期监测血药浓度，以指导临床合理用药。

(2)用药必须在医生的指导下进行，不可自行停药、换药、加量、减量，以免癫痫复发或出现癫痫持续状态。

(3)经长期服药观察，在连续两年服药过程中，无任何癫痫发作征象时，才可将药物缓慢减量，再经 3～6 个月逐渐减量观察，仍无癫痫发作方可停药。

13.胼胝体切开术后出现缄默综合征时，应加强翻身、叩背、吸痰，防止肺炎发生。

14.杏仁核毁损术后病人兴奋灶降低，应密切观察意识的改变。拒食者给予鼻饲饮食。

15.术后出现偏瘫、失语，应加强心理护理。

16.精神运动性癫痫应专人护理，术后约束患者，防止意外事件发生。

（二）心理护理

加强与患者及家属的沟通，及时发现患者心理变化，缓解病人紧张、焦虑的情绪，精神异常者，勿激惹病人，必要时配合药物治疗。

（三）治疗及护理配合

1.术前 告知病人术前的血生化、脑电图检查的必要性及抗癫痫药物治疗的目的、方法。精神异常须药物治疗者，服药到口，24 小时专人陪伴。

2.术后 了解手术方式及术中情况、术后的治疗措施，掌握抗癫痫药物的药理作用，用药后的副作用，遵医嘱按时给药，并观察疗效。告知病人药物治疗为癫痫病人的主要且必须进行的治疗方法。

(1)苯巴比妥：对癫痫大发作效果好，对局限性发作和精神运动性癫痫亦有效，对癫痫小发作作用小。

(2)苯妥英钠(大仑丁)：对癫痫大发作、局限性发作和精神运动性发作效果好、对癫痫小发作无效。

(3)卡马西平：用于精神运动性发作效果最好。对局限性发作、癫痫大发作、儿童中央区良性癫痫都有很好的效果。

(4)扑米酮(去氧苯巴比妥或麦苏林)：对癫痫大发作、局限性发作和精神运动性发作均有疗效。

(5)丙戊酸钠：具有广谱抗癫痫作用。对癫痫大发作、精神运动性发作、失神性发作疗效最好。

(6)密那丁：对癫痫小发作有效。

(7)三甲双酮：对癫痫小发作有效，对其他类型发作无效。

(8)地西泮：主要用于癫痫持续状态时静脉注射。

（四）健康教育

1.护理人员要做好术前检查，及治疗护理的健康宣教，告知其检查及治疗的目的、方法及配合的注意事项。告知病人术后与医护配合的注意事项。

2.指导患者家属术后按时探视，防止术后交叉感染，及病人饮食方面的注意事项。根据病人术后恢复情况，逐渐进行功能锻炼，术后多鼓励患者，促进病人身心的早日康复。

（五）出院指导

1.定期检查肝功能及血药浓度。

2.遵医嘱调整药物用量，遵医嘱给病人口服抗癫痫药物，逐渐停药，不得随意停药或漏服药。

3.合理膳食。

4.3～6 个月复查 MRI 与 CT。

第三节 三叉神经痛

一、概述

三叉神经痛是一种在三叉神经分布区出现的阵发性剧痛，为神经性疼痛疾病中最常见的。本病发生率为182/10万，多于中年后起病，男性多于女性，疼痛大多位于单侧，以右侧多见，双侧者少见。

二、护理评估

（一）健康史

评估病人的既往身体状况，现在身体状况，自理能力，精神状况，各项检查、化验情况。

（二）临床表现

在临床传统上通常将三叉神经痛分为原发性和继发性两种，原发性其病因迄今尚未完全明了，继发性系指三叉神经本身或其周围存在有器质性病变，神经系统检查有阳性发病者，在临床上较常见的有桥小脑角肿瘤、颅底蛛网膜炎等，此外，某些颅中窝的肿瘤、颅底转移癌、三叉神经根炎、延髓空洞症等。疼痛是本病最突出的表现，常具有以下特点：

1.疼痛性质　发病常无先兆，为骤然闪电样发作。性质如刀割、烧灼、针刺或电击样，每次历时几十秒钟至1～2分钟又骤然停止，发作期过后，自然间歇可长达数月或数年，以后愈加频繁，疼痛程度也随之加重。

2.疼痛部位　仅限于面部三叉神经分布区，多为单侧，右侧居多，双侧少见，后者也通常由一侧起病，而后累及对侧。

3.疼痛触发点　半数以上病人在其疼痛区域有一异常敏感区域，稍加轻微触动或面部肌肉收缩牵动便可激发发作，这样的区域称为“触发点”，一个病人可有一至数个触发点，常位于下唇、鼻翼、口角及门大齿等处。

4.伴随症状　疼痛发作时尚可出现面肌痉挛性收缩，口角向病侧歪斜，结膜充血、流泪或流涎等症状。

（三）辅助检查（辅助检查评估）

头颅CT和MRI检查可以明确病因。

有典型病史，同时观察发作时的情况，一般易于确诊，原发性三叉神经痛应注意与其面部疼痛及继发性三叉神经痛做出鉴别。继发性三叉神经痛常由于以下几种病因引起：①桥小脑角肿瘤；②脑蛛网膜炎；③颅底恶性肿瘤.；④多发性硬化；⑤带状疱疹后神经瘤。

（四）心理社会因素

评估病人的文化程度、对疾病性质的认识和理解程度、心理状态及社会家庭支持系统的状态、家庭经济状态、精神状况、应对能力、人格类型，是否有焦虑、紧张情绪。

三、护理问题

1.疼痛。

2.潜在并发症：感染、低颅压。

3.知识缺乏（特定的）。

四、护理目标

1.通过护士严密观察病情，及早发现异常情况。

2.做好基础护理，满足病人的基本生活需要，减少术后并发症的发生。

3.加强心理护理，缓解病人的焦虑紧张状态，做好沟通与宣教工作，取得病人和家属的配合。

4.严格遵医嘱给药，保证治疗效果。

五、护理措施

（一）一般护理

1.主要注意观察神志、瞳孔、生命体征的改变。

2.观察患者疼痛的性质、程度及持续时间，以及诱发的原因，并做好记录。

3.按时服药物。

4.加强与病人交流，减轻焦虑，做好术前、术后的心理护理，帮助病人树立信心。

5.加强营养，增强体质。

（二）心理护理

及时了解病人的心理状态及心理需求，消除病人的紧张情绪。鼓励病人，稳定情绪，顺应医护计划，做好家属的工作，使之与医护人员更好地配合，给予病人心理支持。

（三）治疗配合

目前治疗三叉神经痛的方法大致可归纳为药物治疗、封闭治疗和手术治疗三类。

1.药物治疗 常用药：卡马西平0.1～0.2g，每日2～3次，口服；苯妥英钠0.1g，每日3次，口服。

2.封闭治疗 主要包括三叉神经周围封闭术、半月神经封闭术、半月节后根甘油注射术。

3.手术治疗 常采用三叉神经根显微血管减压术、经颅后窝入路三叉神经后根切除、经颞入路三叉神经后根切断术、三叉神经脊髓束切断术及三叉神经周围支撕脱术等。

（1）手术治疗：护士应协助病人完成术前检查，术前一日剃头、配血、做药物过敏试验，术前8小时禁食水。

（2）全麻术后及时观察有否出血和脑水肿。

（四）用药护理

1.术前 了解病人所用药物治疗目的、方法、剂量。应指导病人按时按量服药，以达到有效血药浓度。

2.术后 了解术中情况，术后治疗用药，掌握药物的药理作用，观察药物作用，疗效及相关药物的不良反应，如皮疹、肝功能损害、血细胞下降等。遵医嘱定期复查相关指标。若为桥小脑角肿瘤而致三叉神经痛应注意观察有无后组脑神经受累症状，针对相应症状实施护理。

（1）做好病人的心理护理，减轻恐惧、紧张情绪，树立战胜疾病的信心。协助病人按时服药，对病人讲明服药的注意事项及药理作用，不能随意加量、减量或停服。

（2）疼痛发作剧烈时遵医嘱给予止痛药。

（3）观察有无耳漏，有问题及时通知医生采取措施。

（4）观察三叉神经痛症状有无减轻或减轻程度。

（5）术后24小时内取头低脚高位，防止低颅压造成的头痛。

六、健康教育

1.护理人员要做好术前检查，及治疗护理的健康宣教，告知其检查及治疗的目的、方法及配合的注意事项。告知病人术后与医护配合的注意事项。

2.指导患者家属术后按时探视，防止术后交叉感染，及病人饮食方面的注意事项。术后多鼓励患者，促进病人身心的早日康复。

3.出院指导：按时服药，不可自行停药，适当休息注意劳逸结合，保持情绪稳定，饮食高营养易消化，伤口愈合 1 个月可以洗头，注意伤口有红、肿、热、痛时应及时就诊，术后 3～6 个月门诊复查。

第十二章 神经外科老年疾病的护理

随着人民生活水平的不断提高，我国人口逐渐呈现老龄化（年龄60岁以上者）趋势。老年患者神经外科疾病发病率逐年上升。由于老年患者各脏器功能均有不同程度的退变，某一脏器功能丧失，可致其他各脏器发生连锁性功能变化。后者可掩盖原发病的症状或体征，构成了相互重叠、错综复杂的特殊临床表现，使其所患疾病在诊断、治疗、护理上难度较大。

一、专科护理

（一）护理要点

密切观察老年患者生命体征、瞳孔、意识、肌力及病情变化，防止肺部感染等并发症的发生，针对心理问题进行相应护理。

（二）主要护理问题

1.有感染的危险与痰液不能及时咳出导致肺部感染有关。

2.有孤独的危险与住院环境陌生有关。

3.有皮肤完整性受损的危险与患者意识障碍或肢体活动障碍长期卧床有关。

4.思维过程改变与神经系统功能减退有关。

5.潜在并发症：深静脉血栓。

6.营养失调：低于机体需要量与不能正常进食，长期恶心、呕吐有关。

（三）护理措施

1.一般护理

（1）口腔护理：对于不能自主完成口腔清洁的老年患者，每日早晚各做一次口腔护理。在擦洗过程中要注意动作轻柔，以免损伤口腔黏膜。活动义齿应先取下，用牙刷刷洗义齿各面，用冷水冲洗干净，待患者漱口后再戴上。暂时不用的义齿，可浸于冷水杯中备用，每日更换1次清水。注意不可将义齿浸泡在热水或乙醇内，以免义齿变色、变形和老化。观察口腔黏膜有无充血、炎症、糜烂、溃疡、肿胀及舌苔颜色的异常变化等，如有异常及时通知医生进行处理。对于有口腔感染的患者，应选择适宜的漱口液。

(2)头发护理:老年患者的头发多干枯、易脱落,需要做好头发的清洁和保养以减少脱落。应定期洗头,干性头发每周清洗1次,油性头发每周清洗两次,根据自身头皮性质选择合适的洗发护发用品。皮脂分泌较多者可用温水及中性肥皂,头皮和头发干燥者清洁次数不宜过多,可用多脂皂清洗,发干后需涂以少许润滑油脂。定期为患者梳头,早晚各1次,动作轻柔。

(3)皮肤护理:老年患者由于生理上的退行性变,皮肤出现衰老现象,且易受到感染。绝大多数老年患者需要卧床静养,特别是长期卧床老年患者易发生压疮,因此,做好老年患者的皮肤护理尤其重要。老年患者皮肤代谢慢,皮肤的含水量逐渐下降,造成皮肤表面粗糙,保湿能力降低。根据老年患者皮肤情况协助其保持皮肤清洁,对于不能下床者做床上擦浴,长期卧床者定时翻身,按摩受压皮肤,勤换床单保持病床清洁,预防压疮的发生,必要时可使用波动式防压疮气垫床。

1)全身营养支持,增加机体抗病能力:老年患者机体代谢功能减退,口腔牙齿松动或脱落而影响咀嚼功能,胃内消化液分泌减少,肠蠕动功能减弱,使肠道吸收功能受影响,加之患有慢性消耗性疾病,全身营养状态较差,需要进行营养支持以增加机体的免疫力。给予高蛋白、高热量、高维生素及低脂肪的清淡饮食,适当增加营养,必要时静脉滴注白蛋白、氨基酸及脂肪乳等。

2)清洁皮肤,防止干裂:老人沐浴时水温不宜过高,以40℃温水入浴为佳。如水温过高,血管过分舒张会引起一过性脑部供血不足而致晕倒、虚脱等。沐浴时要防止滑倒,可在浴池边放置橡胶垫、浴巾,同时还要注意保暖,防止受凉。选择中性浴皂或者含滋润成分的浴液。消瘦者手足皮肤可用蛤蜊油,以防干裂,肥胖者皮肤皱褶、臀缝和肛门周围可涂抹爽身粉,保持局部干燥。

3)注意保护皮肤,防止受伤:老年患者皮肤表面水分及皮下脂肪减少,导致皮肤干燥发痒、缺少光泽、皱纹增多、弹性降低。由于血管收缩、舒张功能的降低,皮肤对冷热的调节性较差,一旦受损,皮肤的修复能力较差,易受细菌、病毒感染。因此,老年患者不宜用力擦浴及过重搔抓皮肤,使用热水袋保暖时应防止烫伤。清洗皮肤时动作要轻柔,忌用碱性强的肥皂,以免降低皮肤的防御功能。协助或督促老年患者定时翻身,按摩受压部位,骨隆突部位可放置海绵垫、软枕或气圈,以防止压疮的发生。

4)做好健康教育:向患者及家属讲解压疮发生的原因及预防的护理知识。如经常改变体位,定时翻身,保持床褥清洁卫生等,使患者及家属掌握预防压疮的知识及技能。

5)提供良好的休养环境:为老年患者创造安静、整洁、温湿度适宜的病房环境,保持床铺平整柔软,清洁干净,无碎屑。衣物及时更换,日常用品有序放置,以方便患者取用。

(4)排泄的护理:神经外科老年患者大多需要绝对卧床休息,对于不能下床排便的患者,要协助其完成。对于便秘者,指导其合理进食,适当饮水,保持大便通畅。便秘者可根据医嘱行灌肠处置。对于尿滴沥、尿失禁的老年患者可选用医用接尿器或留置尿管,每日进行会阴护理,防止泌尿系统感染。

2.对症护理

(1)有感染的危险的护理:老年患者长期卧床,体力减弱,主动排痰能力降低,易引发肺部感染。护士应协助老年患者进行排痰,保持呼吸道通畅,给予翻身拍背,正确咳嗽咳痰;对气管切开的患者注意保持气道湿化;定期采集痰液标本,进行药物敏感实验及细菌培养,对症用药。

(2)有孤独的危险的护理

1)心理活动:由于中枢神经系统不能同时处理感觉器传来的大量信息可使老年患者心理活动速度减慢,因此护士在进行护理操作时应耐心取得老年患者的配合,并根据其心理特点放慢语速并给予安慰,必要时使用非语言交流的形式,如表情、动作等。

2)性格改变:老年患者由于记忆力差,可出现对人冷淡、不信任、多疑,甚至敌视行为。护士要耐心、巧妙地解释病情,鼓励患者建立良好的病友关系。老年患者对家庭有依赖心理,特别是生病住院更希望家人更多的关心、爱护和尊重自己,护士应鼓励家属访视,使老人感到幸福和安慰。

(3)有皮肤完整性受损的危险的护理:老年患者由于所患疾病限制及自身活动耐力下降,长期卧床容易导致压疮的发生,因此护士要为老年患者勤翻身、保持皮肤受力均匀,避免压疮的发生。

(4)思维过程改变的护理

1)护士在护理老年患者时,首先要了解老年患者思维过程改变的相关因素,包括注意力不集中、认知不协调、记忆缺陷以及定向力障碍等。

2)评估患者决策和解决问题的能力,评估其现在和过去都可以利用的应对技巧,评估患者在医院和出院以后可以利用的支持系统。

3)向患者主动介绍病区环境,使其尽快熟悉环境,做好生活护理,及时满足患者个性化需求。患者外出检查时应有专人陪同,减轻其恐惧感。医护人员同患者交流时态度要和蔼、亲切,通过连续性护理与之建立良好的护患关系,提供情感支持。护士在与患者交流时不强迫患者谈自己的感受，但患者表示害怕或担心时应鼓励述说，积极引导，寻找增强应对解决问题的信息，减少周围环境刺激。护士在日常护理过程中还应鼓励患者与家属之间的情感交流，制订切实可行的目标，帮助其接受现实。必要时遵医嘱给镇静药。

(5)深静脉血栓的护理：深静脉血栓系血液在深静脉系统不正常地凝结，好发于下肢，主要表现为患肢肿胀、疼痛，血栓脱落可致肺栓塞，甚至危及生命。神经外科老年患者由于血液黏度高、血流缓慢及血管壁脆性强而易损伤，加之肢体活动受限，形成深静脉血栓的风险很高。因此护士必须采取相应的护理措施，防止深静脉血栓的发生。

1)促进静脉回流：对于昏迷、术后麻醉未醒、瘫痪的老年患者应抬高下肢，给予肢体被动按摩，特别是下肢比目鱼肌和腓肠肌的按摩，防止血液滞留，影响下肢回流。术后清醒老年患者在病情允许的情况下鼓励其尽早下床活动，不能下床者应在床上做膝、踝关节的屈伸运动及内外翻转运动。

2)减少血液凝滞：对于使用脱水剂患者应密切观察皮肤弹性、湿润度，遵医嘱及时给予补液、血液制品等补充血容量，改善血液的黏滞性。同时应密切观察患者是否处于高凝状态，如抽血时有无血液过快凝集现象等，并及时报告医生。

3)减少静脉壁损伤：对于输注刺激性强的药物时应加强巡视，及早发现药液外渗等情况。下肢深静脉血栓是神经外科患者较易发生的并发症之一，因此要求护士熟练掌握下肢深静脉血栓的形成原因及预防措施，有效地防止深静脉血栓形成的发生，从而减少患者的痛苦，提高其生活质量。

(6)营养失调的护理：老年患者患病以后食欲下降，营养素摄入量不足，因此应注意补充营养。指导患者每日进食新鲜蔬果，少食多餐。

二、健康指导

(一)疾病知识指导

1.神经外科老年患者疾病的分类

(1)脑肿瘤：脑肿瘤以脑膜瘤、胶质瘤、转移癌多见。

1)脑膜瘤：颅内良性肿瘤，约占老年脑肿瘤的30%左右。老年脑膜瘤好发部位是幕上肿瘤多于幕下肿瘤。幕上以额叶、颞叶、顶叶占多数，枕叶罕见；幕下以桥小脑角多见。

2)胶质瘤：大多数为胶母细胞瘤和星形细胞瘤，约占老年脑肿瘤的26%左右。

3)转移癌：男性以肺癌脑转移多见，女性以乳腺癌脑转移多见，约占老年脑肿瘤的 20%左右。

4)其他:神经鞘瘤、垂体瘤、颅咽管瘤等。

(2)脑血管疾病:老年患者脑血管疾病中可见颅内动脉瘤、短暂性脑缺血发作(TIA)、烟雾病等,而颅内血管畸形较少见。

(3)外伤:老年患者颅脑损伤后因血管硬化及脑组织软化、退行性变等因素,易发生对冲性硬膜下及脑内血肿,硬膜外血肿较少见。

2.主要的临床症状 老年患者脑组织都有不同程度的退化和萎缩,颅内空间较大,不易产生颅内压增高症状。多数以精神障碍、反应迟钝、语无伦次和肢体活动障碍为疾病首发症状。

(1)颅内压增高症状:头痛、恶心、呕吐。由于老年患者感受性降低,颅内空间较大,上述症状发生频率较低,仅有部分患者有轻度头痛、恶心、呕吐。但上述症状严重,多提示脑瘤体积增大,达到危险程度,需要紧急进行处理。

1)视神经盘水肿:老年患者早期症状不明显,但胶质母细胞瘤多出现此症状。精神症状较为突出,主要表现为性格改变、记忆力减退甚至丧失。精神症状多见于大脑半球肿瘤患者。

2)癫痫发作:有全身性大发作和局限性小发作两种。抽搐由一侧肢体开始,可伴有暂时性意识丧失。一般以大脑半球肿瘤患者多见,也可由于老年患者动脉硬化、脑供血不足而发生缺血性癫痫。

(2)局灶定位症状

1)大脑半球肿瘤的临床表现为精神症状、癫痫发作、视野障碍、失语症等,根据部位可分为额叶肿瘤、颞叶肿瘤、顶部肿瘤及枕部肿瘤。

2)鞍区肿瘤可出现视力减退、视野缺损或偏盲等症状。男性性功能减退、阳痿,女性出现停经,常因老年患者内分泌功能减退被忽视或不明显。

3)后颅凹肿瘤表现为共济失调,后组颅神经损伤及水平性眼震;小脑肿瘤表现为患侧肢体共济失调、肌张力减退或肌无力、腱反射迟钝及水平性眼震;桥小脑角肿瘤可出现后组颅神经损伤,如患侧耳鸣、听力下降、眩晕、面肌抽搐或麻痹、声音嘶哑及吞咽困难等症状。

(3)脑血管疾病症状

1)出血症状:突然出现剧烈头痛、头晕、呕吐、偏瘫或全瘫、大小便失禁、烦躁,继而进入昏迷状态。

2)缺血状态:①颈内动脉系统 TIA 表现为对侧上肢或下肢、颜面部轻瘫、感觉减退、失读、失写、失语等症状;②椎-基底动脉系统 TIA 可出现眩晕、恶心、呕吐、言语不清、视物模糊、复视、声音嘶哑、吞咽困难及一侧共济失调的症状。

(4)老年患者外伤后症状

1)由于老年患者颅骨硬化、钙盐增多、弹性减低,受伤时易发生骨折,且脑血管和脑实质损伤较重。

2)老年患者慢性硬膜下血肿的典型特点为大部分无明显外伤史。因老年患者出现脑萎缩,蛛网膜下腔增宽、桥静脉断裂形成血肿。可在几周前仅有轻微外伤史,如头碰门窗、桌椅等,或者无外伤史。

3)由于脑组织在颅腔内移动、冲撞、扭曲较严重,原发昏迷或意识障碍时间较长,血压、呼吸、脉搏均异常,而且原有的高血压、糖尿病等老年性疾病可加重脑损伤,故老年患者出现颅脑损伤后病情较重,预后较差,死亡率较高。

(二)饮食指导

1.*对生活能够自理的老年患者的饮食护理* 老年患者饮食应少食多餐,进食宜慢,需细嚼慢咽,忌大口吞咽。为了避免呛咳,应酌情给予糊状食品,如鸡蛋糕、藕粉等。结合患者对临床饮食的反应,采取多样化,增进食欲。在进食过程中要让患者注意力集中,不要进行与进食无关的活动,如看报、与他人谈话,或在进食期间进行各种处置等,都会使患者产生不安情绪,影响进食。

2.*对生活不能自理的老年患者的饮食护理* 对生活不能自理的老年患者,护士要亲自喂食。在喂食过程中,护患之间要克服急躁情绪,护士应体贴患者,表现自然、大方,边安抚患者边让其缓慢进食。中枢性舌瘫或面瘫的老年患者,进食时食物易从瘫痪侧流出或留在脸颊部。在喂食时,卧位患者应取健侧体位,坐位患者应将头偏向健侧,进餐后及时清理口腔异物。

3.*鼻饲饮食的护理* 患者开始进食时应少食多餐,清淡为主。在鼻饲过程中,要注意观察患者的不良反应,如恶心、呕吐、呛咳、胃出血、大便异常等。对长期鼻饲的患者,不应单纯给予混合奶粉或各种汤类、果汁等,可制订专门的营养饮食计划,逐步增加营养素的摄入,保证热量及营养的全面供给,更好地给予营养支持。

(三)心理指导

老年患者的心理特点主要表现为焦虑、恐惧、不安、孤独、寂寞感、依赖性增强、情绪易激动、性格固执及多疑。护士应指导老年患者保持愉悦的心情,多与周围的人沟通,乐观积极地面对生活。倡导尊老、爱老,给予理解和宽容,创造尽可能多的家庭成员情感交流的机会,以减少、消除和防止老年患者的孤独感、失落感,使其真正感觉到家庭的温暖与关爱。

（四）日常生活指导

1.给予人性化护理，嘱其适当运动，合理休息。

2.患者活动时动作要缓慢，不宜剧烈活动。

3.倡导健康的生活方式和生活习惯，尽量做到少饮酒、不吸烟，保证健康、科学的生活，维护和提高老年患者的心身健康水平。鼓励老年患者多参加力所能及的文体活动，如气功、交谊舞、太极拳、书法、棋牌、烹饪及各种戏剧的票友联谊活动等。

第十三章　神经外科小儿疾病的护理

一、常见的小儿颅脑外伤

【头皮血肿】

（一）概述

由于小儿头皮各层之间连接疏松，血管丰富，损伤后可引起广泛头皮下血肿。按部位分为：皮下血肿、帽状腱膜下血肿、骨膜下血肿。

（二）护理评估内容

1.健康史　评估患儿的既往病史、现病史、自理能力及精神状况。

2.临床表现　皮下血肿可明显高出皮面，触压时有痛感。帽状腱膜下血肿常造成头部显著变形、质软、波动、无明显边界。

3.辅助检查的评估　通过临床表现即可做出诊断。

4.心理社会因素评估　评估患儿及家长文化程度，受伤后的心理状态及社会家庭支持情况，经济状况。

（三）护理问题

1.疼痛。

2.潜在并发症：血容量减少性休克。

3.知识缺乏（特定的）。

（四）护理目标

减少术后并发症的发生，增加患儿的舒适感，减轻疼痛。

（五）护理措施

1.一般护理　护理人员了解病情。

（1）注意观察血肿的大小、部位及血肿波动情况。

（2）严密观察意识、瞳孔、生命体征。

（3）观察加压包扎后血肿吸收情况。

（4）早期疼痛时给予冷敷。

（5）采用石膏帽治疗时注意观察患儿的视觉情况。

(6)帽状腱膜下血肿的患儿注意观察有无失血性休克的发生。

2.心理护理 缓解患儿及家长因突发事件引发的恐惧和焦虑状态,加强沟通与交流,及时满足患儿的基本需要。

3.治疗及护理配合

(1)出血急发期的24～48小时内可局部冷敷。

(2)血肿1周后尚未吸收者,可在无菌条件下抽除积血,然后加压包扎。

(3)石膏帽压迫固定,但要严密观察,防止血肿向颅底蔓延,经眶上裂侵入眶内,引起静脉回流受阻,导致视力急剧下降。一旦发现患儿双眼肿胀明显,眼球压力增高,要立即拆除石膏帽。

4.健康教育

(1)护理人员做好疾病知识及治疗护理的健康宣教,告知其检查及治疗的目的、方法及配合的注意事项。

(2)讲解用药的目的及注意事项。

(3)指导患儿家长按时探视,防止交叉感染。

(4)告知患儿及家长饮食方面的注意事项。

(5)告知患儿及家长预防并发症的方法,如何促进康复。

5.出院指导

(1)嘱家长带患儿按时来医院门诊复查。

(2)若有头皮血肿增大、头痛、呕吐等异常情况,应及时就诊。

【颅骨骨折】

(一)概述

颅骨骨折是因为暴力作用于头颅所产生的结果,按颅骨骨折部位可分为颅盖骨折及颅底骨折;根据形态不同又可分为线形骨折、凹陷骨折、粉碎骨折、洞形骨折及穿透性骨折。小儿颅骨较薄,富于弹性,伤后易变形,易发生线形骨折或凹陷骨折。由于小儿在6岁以前副鼻窦尚未发育完全,所以在颅骨骨折时并发脑脊液漏者较少见。

(二)护理评估内容

1.健康史 评估患儿的既往病史、现病史、自理能力及精神状况。

2.临床表现

(1)颅盖骨折

1)线形骨折:当骨折线穿过颞肌或枕肌时可使该部位肿胀而隆起,常伴发局部骨膜下血肿。

2)凹陷骨折：多为类似乒乓球样凹陷，若凹陷深度超过0.5cm，易引起癫痫发作或局限性神经废损。

(2)颅底骨折

1)颅前窝骨折：迟发性眼睑肿胀，球结膜下淤血，呈紫蓝色，俗称“熊猫眼”，也可出现脑脊液鼻漏。

2)颅中窝骨折：听力障碍和面神经周围性瘫痪，脑脊液耳漏，耳后迟发性瘀斑，颞叶底部损伤。

3)颅后窝骨折：颈部肌肉肿胀压痛，乳突区皮下迟发性瘀斑及咽后壁黏膜淤血、水肿等征象，可并发延髓损伤。

3.辅助检查的评估

(1)X线可明确诊断受伤的部位。

(2)根据临床症状及体征。

(3)CT扫描可利用窗宽距的调节显示骨折的部位。

4.心理社会因素评估　评估患儿及家长文化程度，受伤后的心理状态及社会家庭支持情况，经济状况。

(三)护理问题

1.潜在并发症：癫痫、颅内压增高、感染。

2.有受伤的危险。

3.知识缺乏(特定的)。

(四)护理目标

护理人员严密观察病情，早期发现异常及时报告医生，积极配合医生抢救。减少术后并发症的发生，预防颅内感染。保证患儿在住院期间的安全。

(五)护理措施

1.一般护理　护理人员了解病情。

(1)严密观察意识、瞳孔及生命体征的变化。

(2)观察癫痫发作的先兆，如有癫痫发作给予及时处理。

(3)加强安全保护，防止患儿受伤。

(4)有脑脊液漏的患儿要绝对卧床休息。

(5)有脑脊液漏者按无菌伤口处理，头部要垫无菌小巾和无菌棉垫，并随时更换。

(6)指导患儿正确卧位，以利于脑脊液的引流。

(7)观察脑脊液漏的量、颜色、性质。

(8)有脑脊液鼻漏者禁止鼻饲、鼻内滴药和鼻腔吸痰等操作,以免引起颅内感染。

(9)遵医嘱按时给予抗生素。

2.心理护理 缓解患儿及家长因突发事件引发的恐惧和焦虑状态,加强沟通与交流,及时满足患儿的基本需要,稳定患儿和家长的情绪。

3.治疗及护理配合

(1)预防感染,治疗并发症及后遗症。

(2)凹陷骨折深度超过0.5cm时均需手术复位。

(3)术前:了解患儿的血常规,凝血象及血生化情况,做好配血、皮试及备皮等准备,并遵医嘱给患儿禁食水。

(4)术后:了解手术中情况,术后的治疗措施,掌握药理作用,用药后的副作用,遵医嘱按时给药,并观察疗效。

4.健康教育

(1)护理人员做好术后检查及治疗护理的健康宣教,告知其检查及治疗的目的、方法及配合的注意事项。

(2)讲解用药的目的及注意事项。

(3)指导患儿家长按时探视,防止交叉感染。

(4)告知患儿及家长饮食方面的注意事项。

(5)告知患儿及家长禁止手掏、堵塞有脑脊液漏的鼻腔和耳道,并尽量减少用力打喷嚏、咳嗽等动作,防止发生颅内感染和积气。

(6)保持患儿排便通畅,避免用力排便,以免引起颅内压增高。

5.出院指导

(1)观察伤口,术后1个月内不能洗头,如出现伤口红肿、渗液时等及时就诊。

(2)遵医嘱服药,抗癫痫药不可随意停药、漏服等。定时查血药浓度及肝功能及血常规,遵医嘱逐渐减量。

(3)适当休息,注意劳逸结合。玩电脑游戏、看电视要适度,以免加重病情或诱发癫痫。

(4)保持情绪稳定,避免不良刺激。

(5)注意饮食合理搭配,适当增加营养,多食高蛋白及维生素丰富的食物,如肉类、蛋类、鱼、水果及各种新鲜蔬菜等,多饮白开水。

(6)嘱家长带患儿按时复诊。

【脑挫裂伤】

（一）概述

脑挫裂伤是脑挫伤和脑裂伤的统称。由于脑组织在颅腔内的滑动及碰撞所引起的。脑实质内的挫裂伤，常因脑组织的变形和剪性应力引起挫伤，往往见于不同的介质结构之间，并以挫伤及点状出血为主。小儿脑损伤与成人有所不同，外力和损伤的程度往往不成正比，有时很轻的外伤可造成严重的脑损伤，故无论小儿受伤轻重都需要严密观察。

（二）护理评估内容

1.健康史　评估患儿的既往病史、现病史、自理能力及精神状况。

2.临床表现　脑挫裂伤的临床表现因致伤因素和损伤部位的不同而差异甚大，轻度可没有原发性意识障碍，而重者可致昏迷，严重者甚至死亡。

（1）意识障碍是脑挫裂伤最突出的临床表现之一，伤后多立即昏迷，由于伤情不同，昏迷时间由数分钟至数小时、数日、数月乃至迁延性昏迷不等。

（2）伤灶症状：脑皮质功能受损时可出现相应的偏瘫、失语、视野缺损、感觉障碍以及局灶性癫痫等征象。

（3）头痛、呕吐。

（4）生命体征：多无明显改变。一般早期多有血压下降，脉搏细弱及呼吸浅快。

（5）脑膜激惹征：表现为闭目畏光、蜷曲而卧，早期的低热、呕吐亦与之有关。

3.辅助检查的评估

（1）CT 扫描：表现为片状低密度血肿，其中有散在高密度的出血灶，局部以脑沟回结构消失，病侧脑室受压变小水肿，严重时可有中线移位。

（2）MRI：T_1 加权图像上为低信号密度，T_2 加权图像上为高信号密度。

（3）腰椎穿刺：如有颅压高，此操作应禁止。如可能行腰穿测压其压力高于正常，脑脊液呈血性，细胞总数明显高于正常。

4.心理社会因素评估　评估患儿及家长的文化程度，受伤后的心理状态及社会家庭支持情况，经济状况。

（三）护理问题

1.潜在并发症：脑疝、昏迷、癫痫。

2.清理呼吸道无效。

3.有外伤的危险。

4.进食、沐浴、如厕自理缺陷。

5.疼痛。

6.有皮肤完整性受损的危险。

7.语言沟通障碍。

8.知识缺乏(特定的)。

(四)护理目标

护理人员严密观察病情，早期发现异常及时报告医生，积极配合医生抢救。减少术后并发症的发生，保持呼吸道通畅。保证患儿在住院期间的安全。保持患儿皮肤完整，不发生压疮。患儿因语言沟通障碍带来的不便得到解决，生活需要得到满足。

(五)护理措施

1.*一般护理* 护理人员了解病情。

(1)严密监测意识，瞳孔及生命体征的变化。

(2)患儿宜取侧卧位，保持呼吸道通畅，可间断给氧。

(3)若患儿呈现昏迷状态且呼吸道分泌物较多，宜早行气管切开，及时吸痰，减少气道阻力及死腔。

(4)抬高床头15°～30°，以利于颅内静脉回流，降低颅压。

(5)瘫痪患儿每两小时翻身更换体位一次，按摩受压部位，以改善血液循环。

(6)不能进食者给予鼻饲饮食，满足机体的营养需要。

(7)观察癫痫发作的先兆，癫痫发作时保护患儿不受伤，并按癫痫护理常规护理。

(8)有失语的患儿应与患儿有效沟通，并帮助患儿语言功能锻炼。

(9)视野缺损的患儿加强生活护理，外出时应有专人陪伴，防止摔伤。

(10)注意观察患儿的头痛性质及程度，如头疼一度好转后又复加重，提示颅内有血肿发生，及时报告医生给予对症处理。

(11)严重脑挫伤患儿常因躁动、四肢强直、高热、抽搐而病情加重，应查明原因给予及时有效的对症处理。

(12)出现脑膜刺激症的患儿，应将其安置在避光的病室，避免外界刺激，使患儿情绪稳定。

(13)严重脑挫裂伤的患儿可采用冬眠疗法。

2.*心理护理* 缓解患儿及家长因突发事件引发的恐惧和焦虑状态，加强沟通与交流，及时满足患儿的基本需要。

3.*治疗及护理配合* 脑挫裂伤的治疗，以非手术治疗为主，应尽量减少脑挫裂伤后的一系列病理生理反应。

(1)非手术治疗:主要是给予患儿脱水对症治疗,防止脑水肿,并给予抗癫痫药物预防外伤性癫痫发作,在使用药物时避免苯巴比妥与地西泮同时使用,因二者同时应用易引起呼吸抑制。

(2)手术治疗:原发性脑挫裂伤,一般不需要手术,但当有继发性损害引起颅内高压甚至脑疝形成时则需手术治疗。

(3)术前:了解术前患儿的血常规、凝血象及血生化情况,做好配血、皮试及备皮等准备,并遵医嘱给患儿禁食水。

(4)术后:了解手术中情况,术后的治疗措施,掌握药理作用,用药后的副作用,遵医嘱按时给药,并观察疗效。

(5)密切观察血生化结果:血钠过低可导致颅内出血,加重脑水肿,诱发患儿出现癫痫。

4.健康教育

(1)护理人员做好术后检查及治疗护理的健康宣教,告知其检查及治疗的目的,方法及配合的注意事项。

(2)讲解用药的目的及注意事项。

(3)指导患儿家长按时探视,防止交叉感染。

(4)告知患儿及家长饮食方面的注意事项。

(5)讲解焦虑、紧张对疾病的影响

1)容易掩盖真实病情,贻误治疗时机。

2)不容易配合治疗。

3)脑挫裂伤的病情发展与精神因素密切相关,如紧张、烦躁可诱发出血加重,紧张焦虑可影响同病室患儿的情绪。

(6)根据患儿术后恢复情况,进行功能锻炼,术后多鼓励患儿,促进患儿身心的早日康复。

(7)保持患儿排便通畅,避免用力排便,以免引起颅内压增高。

(8)告知患儿及家长如何预防并发症的发生。

5.出院指导

(1)观察伤口,术后 1 个月内不能洗头,如出现伤口红肿、渗液及时就诊。

(2)遵医嘱服药,尤其是抗癫痫药物,不可随意停药、漏服等,定时复查血药浓度肝功能及血常规,遵医嘱逐渐减量。

(3)适当休息,注意劳逸结合,看电视、玩电脑要适度,以免诱发癫痫或使病情加重。

(4)保持情绪稳定,避免不良刺激。

(5)注意饮食合理搭配,适当增加营养,多食高蛋白及维生素丰富的食物,如肉类、蛋类、鱼、水果及各种新鲜蔬菜,多饮水。

(6)嘱患儿家长按时给患儿进行康复训练,以尽快恢复功能,提高生活质量。

(7)嘱患儿家长按时带患儿到门诊复查,若出现头痛、呕吐等症状应及时就诊。

【颅内血肿】

(一)概述

颅内血肿是颅脑损伤中最危险的继发病变。按伤后血肿症状出现的迟早分为急性血肿(3 天内),亚急性血肿(4～21 天),慢性血肿(22 天以上)。迟发性血肿是外伤后首次 CT 检查阴性,而后复查 CT 时又发现血肿者,按血肿部位又分为硬膜外血肿、硬膜下血肿、脑内血肿及特殊部位血肿。颅内血肿主要危险:引起进行性颅内压增高,压迫推移脑组织形成脑疝,危及病人生命。小儿颅内血肿发生率较低,血肿类型与年龄有一定关系,婴幼儿往往发生硬膜下血肿,随年龄增长,其他类型血肿逐渐增高。

(二)护理评估内容

1.健康史　评估患儿的既往病史、现病史、自理能力及精神状况。

2.临床表现　剧烈头痛、呕吐、急性血肿患儿往往有不同程度的昏迷。硬膜外血肿有中间清醒期(即昏迷-清醒-昏迷)。硬膜下血肿为持续昏迷。后颅凹血肿患儿除剧烈头痛、呕吐外往往有颈部强直或一侧颈肌肿胀。

3.辅助检查的评估

(1)CT 扫描:可呈现圆形或不规则形均一密度肿块,周围可有低密度水肿区,并伴有占位效应。

(2)MRI:与 CT 相仿,血肿呈梭形,边界锐利。

(3)腰穿:腰穿压力升高,脑脊液为血性。

4.心理社会因素评估　评估患儿及家长的文化程度,受伤后的心理状态及社会家庭支持情况,经济状况。

(三)护理问题

1.潜在并发症:脑疝、感染、昏迷。

2.卫生/进食/如厕自理缺陷。

3.有外伤的危险。

4.语言沟通障碍。

5.有皮肤完整性受损的危险。

6.知识缺乏(特定的)。

(四)护理目标

护理人员严密观察病情,早期发现异常及时报告医生,积极配合医生抢救。减少术后并发症的发生,保持引流管通畅,观察引流液的量、颜色及性质,及时发现异常,及时报告医生。保证患儿在住院期间的安全。保持患儿皮肤完整,不发生压疮,患儿因语言沟通障碍带来的不便得到解决,生活需要得到满足。

(五)护理措施

1.一般护理

(1)监测意识,瞳孔及生命体征的变化。

(2)头痛、呕吐时应及时给予处理。

(3)当患儿出现典型症状"中间清醒期"时应立刻通知医生遵医嘱迅速输入20%甘露醇,同时做好手术前准备工作。

(4)对于躁动不安、去大脑强直患儿注意安全保护,防止意外发生。

(5)禁止轻易使用止痛剂,以免掩盖病情变化。

(6)急诊入院患儿诊断明确且有手术指征,立即做好术前准备工作,如禁食、剃头、配血及皮试等。

(7)观察伤口敷料有无渗血、渗液情况,保持伤口敷料干燥。

(8)绝对卧床休息,保持病房安静,减少外界刺激。

(9)穿刺引流者注意引流袋的位置,观察引流管是否通畅及引流液的量、色、性质。约束好患儿上肢,防止抓脱引流管。

(10)枕上垫无菌治疗巾,有污染时及时更换。

(11)遵医嘱按时给予抗生素。

(12)保持病室整洁,定时开窗通风,并注意保暖。

(13)昏迷患儿加强口腔护理,皮肤护理,翻身扣背,预防肺炎和压疮的发生。

(14)保持患儿的入食量,必要时遵医嘱给予静脉高营养。

2.心理护理　缓解患儿及家长因突发事件引发的恐惧和焦虑状态,加强沟通与交流,及时满足患儿的基本需要,保持患儿情绪稳定。

3.治疗及护理配合

(1)小儿颅内血肿治疗与成人一致,但婴幼儿硬膜下血肿的处理有其特殊性,常采用经前囟或冠状缝硬膜下穿刺放液治疗,其中少数病儿治疗无效,形成慢性硬膜下血肿或积液时,由于血肿包膜厚,妨碍脑组织发育应行开颅手术,将血肿或积液同包膜一并切除。另外,儿童血肿清除时去骨片要慎重,对于颅骨缺损儿童行颅骨修补术一般为11～12岁后进行比较适合。

(2)术前：了解术前患儿的血常规、凝血象及血生化情况，做好配血、皮试、备皮等术前准备，遵医嘱给患儿禁食水，备好急救物品和抢救药物。

(3)术后：了解手术中情况、术后的治疗措施，掌握药理作用、用药后的副作用，遵医嘱按时给药，并观察疗效。

4.健康教育

(1)护理人员做好术后检查及治疗护理的健康宣教，告知其检查及治疗的目的、方法及配合的注意事项。

(2)讲解用药的目的及注意事项。

(3)指导患儿家长按时探视，防止交叉感染，

(4)告知患儿及家长饮食方面的注意事项。

(5)保持患儿排便通畅，避免用力排便，以免引起颅内压增高。

(6)告知患儿及家长如何预防并发症的发生。

5.出院指导

(1)观察伤口，术后1个月内不能洗头，如出现伤口红肿、渗液时应及时就诊。

(2)遵医嘱服药，尤其是抗癫痫药物，不可随意停药、漏服，定时复查血药浓度、血常规及肝功能，遵医嘱逐渐减量。

(3)适当休息，注意劳逸结合，看电视、玩电脑游戏要适度，以免诱发癫痫或使病情加重。

(4)保持情绪稳定，避免不良刺激。

(5)注意饮食合理搭配，适当增加营养，多食高蛋白及维生素丰富的食物，如肉类、蛋类、鱼、水果及各种新鲜蔬菜，多饮白开水。

(6)嘱患儿家长按时给患儿进行语言及肢体康复训练，以尽快恢复功能，提高生活质量。

(7)嘱家长带患儿按时来医院门诊复查，如有不适及时就诊。

二、儿童脑积水

(一)概述

脑积水是由于脑脊液的产生和吸收之间失去平衡所致的脑室系统和蛛网膜下腔扩大而积聚大量脑脊液，主要为脑脊液通路受阻。儿童脑脊液产生过程和形成量与成人相同，平均每小时20ml，但其脑积水临床特点有所不同。儿童脑积水多

为先天性和炎症性病变所致。

(二)护理评估内容

1.健康史 护理人员要了解患儿的既往病史、现病史、年龄、自理能力、营养状况、个人发育状况、精神状况等。

2.临床表现 儿童脑积水临床表现是根据病人的发病年龄而变化。

(1)婴幼儿期

1)头围以不正常速度增长,颅缝裂开、前囟饱满、头皮变薄、头皮静脉怒张。

2)叩诊头顶呈实性鼓音即“破罐音”(Macewea征)。

3)病儿易激惹、表情淡漠、饮食差,出现持续高调、短促的哭泣。头颅与面不相称,头大而面小。

4)双眼球呈下视状态,亦称“落日征”,2周岁以内儿童出现弱视。

(2)儿童期

1)由于骨缝闭合,脑积水与婴幼儿不同,主要表现为颅压高症状,双侧颈部疼痛,恶心、呕吐。

2)暂时或持久性视力降低。

3)智力发育障碍。

4)精神运动发育迟缓。

(3)辅助检查评估

1)体征:婴幼儿头颅异常增大,并伴有头大脸小、眼球下落、斜视等。

2)头颅CT:表现为不规则的低密度。

3)MRI:表现为T_1加权图像上呈低或等信号,T_2加权图像上呈高信号。

(4)心理社会因素:评估患儿或家长的文化程度,对疾病的认识程度,心理状态及社会家庭支持系统的状况,经济状况。

(三)护理问题

主要护理诊断/护理问题:

1.潜在并发症:颅内压增高、感染。

2.知识缺乏(特定的)。

3.有皮肤完整性受损的危险。

4.有体液不足的危险。

5.腹胀。

(四)护理目标

密切观察病情变化,及时发现颅压高的症状、体征。分流术后及时发现分流管梗阻、预防头部和腹部伤口感染、控制分流管刺激引起的消化道症状。

(五)一般护理

护理人员了解病情及手术情况。

1.遵医嘱密切观察意识、瞳孔、生命体征变化。

2.密切观察头痛、呕吐等颅压高的症状,及早发现脑疝的发生,并积极配合抢救。

3.呕吐严重时补充各种营养,保证患儿每日人量,防止发生脱水、电解质失衡,必要时遵医嘱给予适量的镇吐剂。

4.视力下降的孩子,护士应协助做好各项生活护理,保持病房地面清洁、干燥,防止发生外伤。

5.患儿出现癫痫发作时按癫痫护理常规护理。

6.向患儿家长介绍脑积水的相关知识。

7.分流术后密切观察意识、瞳孔、生命体征变化,评估头痛、呕吐程度,及时发现分流管梗阻,及时采取相应治疗措施。

8.密切观察头部、腹部、伤口情况,观察伤口敷料有无渗血、渗液,保持伤口敷料清洁、干燥。年幼患儿进行适当约束,防止抓脱敷料,抓伤伤口,造成感染。

9.观察患儿术后低颅压症状。头痛、恶心、呕吐的程度和特点,区分是分流管堵塞引起的高颅压还是引流过度引起的低颅压。一般认为分流过度引起的低颅压头痛多位于额部和枕部且症状较轻,头痛、恶心、呕吐等症状和体位有明显关系,坐位或站位时症状加重,平卧时症状很快消失或减退。

10.患儿术后应绝对卧床休息,逐渐给予半卧位,避免过早下床活动。

11.告之患儿和家长不可自行按压分流泵,防止反复按压造成或加重低颅压。

12.腹腔分流术后可会出现腹胀、腹痛、恶心、呕吐或食欲下降等消化道症状。患儿少食甜食、少喝牛奶、豆浆类食物;根据患儿的饮食习惯,给予清淡、易消化、少刺激、高维生素饮食,呕吐严重患儿给予少食多餐。

(六)心理护理

缓解患儿家长因患儿头颅增大、视力、智力障碍等原因引发的焦虑状态,加强沟通与交流,及时满足患儿的基本需求。

(七)治疗及护理配合

1.配合医生对并发症的观察和护理。

2.脑积水的治疗以手术治疗为主,主要手术方式:

(1)脑室-腹腔分流:是目前首选方法。

(2)脑室-心房分流:因有引起心脏骤停的危险,一般只用于不能行腹腔分流的病人。

(3)脊髓蛛网膜下腔-脑室分流:只适用于交通性脑积水。但临床较少应用。

(4)非分流手术:切除侧脑室脉络丛和第三脑室造瘘。因效果不好,现很少应用。

(5)药物治疗:只适用于轻度脑积水,一般用于分流术前暂时控制脑积水的发展。

3.术前:了解患儿的血常规、凝血象及血生化情况,做好配血、皮试及备皮等准备,并遵医嘱给患儿禁食水。

4.术后:了解手术中情况,术后的治疗措施,掌握药理作用,用药后的副作用,遵医嘱按时给药,并观察疗效。

5.健康教育

(1)护理人员做好术前检查及治疗护理的健康宣教,告知其检查及治疗的目的、方法及配合的注意事项。

(2)讲解用药的目的及注意事项。

(3)指导患儿家长按时探视,减少陪住人员,防止交叉感染。

(4)告知患儿家长饮食方面的注意事项。

(5)告知患儿家长做好患儿的安全防护。

(6)告知患儿家长手术方法及术前、术后注意事项。

(7)分流术后可引起的并发症和患儿可能出现的后遗症。

6.出院指导

(1)观察伤口,术后1个月内不能洗伤口处,如出现不适症状如伤口红肿、渗液等应及时就诊。

(2)遵医嘱服药,不可随意停药、漏服药。定时查血药浓度及肝功能,遵医嘱逐渐减量。

(3)适当休息,注意劳逸结合,玩电脑、看电视要适度。保持情绪稳定,避免不良刺激。

(4)注意饮食合理搭配,适当增加营养,多食高蛋白及维生素丰富的食物,如肉类、蛋类、鱼、水果及各种新鲜蔬菜,多饮水。

(5)遵医嘱按时来医院门诊复查。如出现头痛、恶心、呕吐等症状到医院急诊就医。

(6)可进行适当的身体锻炼,不要做剧烈运动,防止分流管断裂。

三、颅脑和脊髓的先天畸形

发生于颅脑和脊髓的先天畸形很多，如小头畸形、无脑畸形、前脑无裂畸形、无脑回畸形等，是导致婴幼儿死亡或残疾的重要原因之一。其病因可能与中枢神经系统在胚胎发育过程中，遭受到某些致病因素有关。目前还无较好的治疗方法，这里只介绍临床上常见的小儿颅脑和脊髓的先天畸形：狭颅症和脊柱裂。

【狭颅症】

（一）概述

一条或多条颅缝的早期闭合，从而影响脑和颅骨的正常发育，出现各种头颅畸形和颅压高的症状为狭颅症。狭颅症又叫颅狭窄症、颅缝早闭或颅缝骨化症。病因不明，男孩多见。

（二）护理评估内容

1.健康史　护理人员要了解患儿的既往史、现病史，评估患儿自理能力、个人发育状况、精神状况。

2.临床表现

（1）头颅畸形：有舟状头畸形、短头畸形、尖头畸形、斜头畸形、三角头畸形。

（2）颅内压增高：颅缝早期骨化闭合；颅腔的容积变小，不能适应脑组织生长发育的需要而产生颅压高，颅腔越小颅压高越明显。

（3）眼部症状：眼球突出、视力下降和视神经萎缩，常见于冠状缝早闭的病人，这主要是因为颅压高和眼眶发育异常所致；另有合并面部畸形的病人可有眼距的改变及斜眼等。

（4）精神障碍：脑组织发育受阻、受压和慢性颅内压增高均可产生精神障碍，特别是额叶发育受限者更易出现。

3.辅助检查　X线片可显示骨缝的闭合和邻近骨边缘的硬化，同时可出现颅内压增高的征象，如指压痕等。

4.心理社会因素评估　评估患儿及家长文化程度，患儿得病后的心理状态及社会家庭支持情况、经济状况。

（三）护理问题

1.潜在并发症：颅内压增高、感染。

2.有外伤的危险。

3.自我形象紊乱。

4.知识缺乏。

（四）护理目标

注意患儿安全防护，防止发生外伤，保证患儿住院期间的安全。建立良好的护患关系，讲解疾病的相关知识，减轻家属的焦虑情绪。

（五）护理措施

1.一般护理　护理人员了解病情及手术情况

（1）密切观察患儿意识、瞳孔、生命体征的变化并记录。

（2）密切观察患儿是否有头痛、恶心、呕吐及颈强直的情况。

（3）遵医嘱给予脱水药物。

（4）定时巡视病人。

（5）抬高床头15°～30°。

（6）每日监测体温四次并记录。

（7）限制家属探视，减少外源性感染因素。

（8）加强巡视，定时观察患儿。

（9）注意患儿安全防护，外出时有专人陪同。

（10）保护和尊重病人的隐私。

2.心理护理　保护和尊重病人的隐私，加强与患儿家属的沟通与交流，减轻家属的焦虑情绪。

3.治疗及护理配合

（1）采取手术治疗：狭颅症主要靠外科手术治疗，其目的一是给脑组织正常生长发育的空间；另一是改善头颅畸形，为整容性的，减少头颅形状异常，给病人心理上带来的痛苦。

（2）预防感染：治疗并发症及后遗症。

（3）术前：了解术前患儿的血常规，凝血象及血生化情况，做好配血、皮试及备皮等准备，并遵医嘱给患儿禁食水。

（4）术后：了解手术中情况，术后的治疗措施，掌握药理作用，用药后的副作用，遵医嘱按时给药，并观察疗效。

4.健康教育

（1）护理人员做好术前检查及治疗护理的健康宣教，告知其检查及治疗的目的、方法及配合的注意事项。

（2）讲解用药的目的及注意事项。

（3）指导家属按时探视，防止交叉感染。

（4）告知家属饮食方面的注意事项。

(5)告知家属手术方法及术前、术后注意事项。

5.出院指导

(1)观察伤口,术后1个月内不能洗头,如出现不适症状如伤口红肿、渗液等情况应及时就诊。

(2)遵医嘱服药,不可随意停药,漏服药。定时查血药浓度及肝功能,遵医嘱逐渐适当活动,注意劳逸结合。

(3)保持情绪稳定,避免不良刺激。玩电脑、看电视要适度,以免加重病情或诱发癫痫。

(4)注意饮食合理搭配,适当增加营养,多食高蛋白及维生素丰富的食物,如肉类、蛋类、鱼、水果及各种新鲜蔬菜,多饮水。

(5)遵医嘱按时来医院门诊复查。

(6)如出现头痛、恶心、呕吐等症状到医院急诊就医。

【脊柱裂】

(一)概述

脊柱裂是一种脊柱椎弓闭合不全的脊柱畸形,是中枢神经系统中最常发生的缺损,可发生于任何部位,但腰骶最常见,一般为单发,有时与先天性脑积水并存。病因尚不十分明确,可能与下列因素有关:胚胎发育的第4~6周,椎弓的形成发生停止;化学、遗传和环境因素互相影响的结果;病毒的感染。按病理学形态以及合并的畸形组织分为四类:脊膜膨出、脊髓脊膜膨出、脊髓外露或脊髓膨出。

(二)护理评估内容

1.健康史　护理人员要了解患儿的既往史、现病史、评估患儿自理能力、个人发育状况、精神状况。

2.临床表现

(1)局部包块:婴儿出生时背部中线可见一囊性肿物,大小不等,哭闹时包块肿大,压迫包块前囟门膨隆。

(2)神经损害症状:有不同程度的大小便失禁,重者下肢活动障碍。

(3)其他症状:少数脊膜膨出向胸腔、腹腔、盆腔内伸长,出现包块及压迫内脏的症状。一部分患者合并脑积水和其他畸形,出现相应症状。

3.辅助检查

(1)根据临床表现及特点一般均能做出诊断,透光实验可做参考。

(2)脊柱X线平片显示脊柱异常。

(3)CT、MRI扫描显示脊柱裂及脊髓.神经畸形以及局部粘连等病变情况。

4.心理社会因素评估　评估患儿及家长文化程度、患儿得病后的心理状态及社会家庭支持情况、经济状况。

(三)护理问题

1.有感染的危险。

2.尿失禁。

3.大便失禁。

4.便秘。

5.知识缺乏(特定的)。

(四)护理目标

减少术后并发症的发生,增加患儿的舒适感。

(五)护理措施

1.一般护理　护理人员了解病情及手术情况。

(1)测量体温每日4次。

(2)每日用0.5%的碘伏液消毒尿道口。

(3)每日更换无菌引流袋。

(4)定时开放和夹闭尿管观察尿液的颜色及性质。

(5)向患儿及家属讲解尿失禁的原因和控制排尿的方法。

(6)保持床单位干净清洁,及时更换尿垫。

(7)向患儿及家属讲解大便失禁的缓解措施和预防措施。

(8)及时清理污染的病服、被褥。

(9)提供便器和辅助用具,帮助病人如厕。

(10)交会病人及家属大便失禁的自理方法。

(11)给予患儿腹部按摩,从脐周顺时针按摩,以增加肠蠕动。

(12)必要时遵医嘱给予缓泻剂。

2.心理护理　缓解患儿及家长的焦虑状态,加强沟通与交流,及时满足患儿的基本需要。

3.治疗及护理配合

(1)手术治疗,主张早期手术,但要考虑其周身情况和对手术的承受力。

(2)预防感染治疗并发症及后遗症。

(3)术前:了解术前患儿的血常规、凝血象及血生化情况,做好配血、皮试及备皮等准备,并遵医嘱给患儿禁食水。

(4)术后:了解手术中情况,术后的治疗措施,掌握药理作用,用药后的副作用,遵医嘱按时给药，并观察疗效。

4.健康教育

(1)护理人员做好疾病知识及治疗护理的健康宣教，告知其检查及治疗的目的、方法及配合的注意事项。

(2)讲解用药的目的及注意事项。

(3)指导患儿家长按时探视，防止交叉感染。

(4)告知患儿及家长饮食方面的注意事项。

(5)告知患儿家长预防并发症的方法，如何促进康复。

5.出院指导

(1)嘱家长带患儿按时来医院门诊复查。

(2)适当休息，注意劳逸结合，保持情绪稳定。

(3)如出现肢体肌力下降及时来医院就诊。

(4)观察伤口，1 个月免洗澡，如有红、肿、热、痛及脓性分泌物应及时就诊。

(5)注意饮食卫生，应给予高营养、易消化、含粗纤维较多的饮食，多饮水，每日饮水 2000ml 以上。

四、儿童颅内肿瘤

儿童颅内肿瘤是小儿时期最常见的肿瘤之一，其发生率仅次于白血病。由于小儿处于生长发育阶段，生理代谢，代偿功能比成人强，因此，某些神经功能的损害多可得到不同程度的恢复，儿童幕下肿瘤发生率高于幕上肿瘤，约占 50%～65%，且以中线和后颅凹为肿瘤好发区，按部位主要分后颅凹(小脑、第四脑室)和鞍区肿瘤(颅咽管瘤、下丘脑错构瘤)其病理以神经上皮性肿瘤(髓母细胞瘤、星形细胞瘤、室管膜瘤)及先天性肿瘤(颅咽管瘤)占绝大多数。儿童颅内肿瘤的病因并不十分清楚，可能与下列因素有关:胚胎残余组织，遗传因素、化学物质影响，病毒、发射线的致病作用。

【颅咽管瘤】

(一)概述

颅咽管瘤是一种从胚胎期颅咽管的残余组织发生的良性先天肿瘤，又称鞍上囊肿，垂体管瘤和釉质细胞瘤。颅咽管瘤大部分位于鞍上。其中大多数突人第三脑室，极少数可局限于鞍内，其发病有明显的区域发病特点，以亚洲为高发区。在儿童期其占鞍区肿瘤的 60%左右，发病高峰年龄为 7～12 岁。颅咽管瘤病因尚不十分明确，一般认为，此瘤起源于胚胎期原始口腔形成的颅咽管残留上皮细胞。

（二）护理评估内容

1.健康史　护理人员要了解患儿的既往病史、现病史、自理能力、营养状况、个人发育状况、视力视野情况、精神状况等。

2.临床表现

(1)颅压高症状：头痛、呕吐、视盘水肿或前囟张力增高，还可表现为头颅增大。

(2)内分泌功能紊乱：是儿童颅咽管瘤的特点之一。

(3)下丘脑损害的临床表现

1)尿崩症：肿瘤侵犯视上核、视旁核、下丘脑——垂体柄或神经垂体，导致抗利尿激素生成减少所致。表现为多饮多尿，每小时出入量可达数百毫升，每 24 小时出入量可达 10000ml。

2)脂肪代谢障碍：肿瘤侵犯灰结节及漏斗部所致，多数表现为向心性肥胖，少数患儿可极度消瘦。此外，当肿瘤同时侵犯下丘脑结节核时有性腺功能紊乱，临床表现有肥胖和性器官不发育。

3)嗜睡：为下丘脑受累所致，轻者可唤醒，重者可终日沉睡。

4)体温调节障碍：体温常低于正常，此为下丘脑后部受累所致。体温过高者为下丘脑前部受累所致，又称为“中枢性高热”。

(4)垂体功能损害的临床表现：主要因为肿瘤压迫、侵犯垂体和(或)垂体柄导致多种垂体激素分泌不足。表现为生长发育迟滞、身材矮小、骨骼发育迟缓、骨骺不融合等。

(5)视力视野障碍：视力视野障碍是由于肿瘤压迫视神经、引起视神经萎缩所致，表现为视力减退或失明，同时视野缺损。应当指出，儿童对视力障碍耐受力很强，有时视力障碍严重，但仍上学或看电视而无主诉，只有在误撞目标，歪头费力去视物、阅读时，才怀疑视力障碍。使家长与老师难以在早期发现，来就诊时视力下降非常严重.有的近乎失明。

(6)其他：肿瘤向邻近结构扩展；可深入额叶、颞叶、大脑脚部，可表现为复视、偏瘫、癫痫发作、眼外肌麻痹、共济失调、精神症状等。

颅咽管瘤症状、体征在成人与儿童有很多不同点，归纳起来儿童以发育障碍及颅内压增高多见，而成人则以视野缺损及垂体功能低下多见。

3.辅助检查评估

(1)颅骨 X 线平片

1)颅内压增高征：表现为颅缝分离，脑回压迹增加及头颅增大。

2)蝶鞍改变：表现为蝶鞍扩大、变形或破坏等。

3)肿瘤钙化斑:钙化斑可在鞍内、鞍上或两者兼而有之,呈斑点状或团块状,有时沿肿瘤囊壁钙化而呈弹壳状。

(2)CT:平扫多数为囊性病变,低密度,囊壁为等密度或稍高密度,实体颅咽管瘤呈均一高或等密度。92%～95%病灶有钙化。

(3)MRI:表现为鞍区实质或囊性肿物,垂体正常或仅受压并无异常信号者应更多考虑颅咽管瘤。

(4)化验:内分泌异常。

(5)视力视野检查:以便明确视神经、视交叉的功能。

4.心理社会因素 评估患儿或家长的文化程度,对疾病的认识程度,心理状态及社会家庭社会支持系统的状况,经济状况。

(三)护理问题

1.潜在并发症:尿崩症、低钠血症/高钠血症、电解质紊乱、昏迷。

2.有外伤的危险。

3.知识缺乏(特定的)。

(四)护理目标

视力下降的患儿做好安全防护,尿崩症的患儿密切观察尿量、尿色、电解质的变化,纠正低钠血症/高钠血症,向患儿及家长做好健康教育。

(五)护理措施

1.一般护理 护理人员了解病情及手术情况。

(1)遵医嘱严密观察患儿的意识、瞳孔、生命体征的变化,并及时记录。

(2)密切观察患儿头痛、呕吐的程度。

(3)遵医嘱给予脱水、利尿药物等治疗,并观察用药后的反应。

(4)保持病室安静,避免一切刺激,因任何噪音、刺激都可加重颅内高压。避免过多搬动或扰动患儿,治疗与护理操作宜尽可能集中进行。

(5)认真记录24小时出入量,严密观察尿量及尿液的颜色,当尿量每小时大于200ml,颜色浅白时立即报告医生,因此时有可能发生尿崩症。

(6)对于视力下降、视野缺损的患儿加强保护措施,活动外出时有专人陪伴。

(7)向陪住家属讲解疾病的知识及有外伤的危险性和预防措施。

(8)严密观察患儿的意识变化,因电解质平衡失调首先表现在意识的改变。如躁动不安、哭闹,严重时可转为昏迷状态。

(9)癫痫发作的患儿,要确定无低钠血症后才可使用抗癫痫药。

(10)及时送检患儿的血生化、尿液标本并及时取回化验结果,以便早期发现水、电解质平衡失调的情况。

(11)根据血生化的化验指标，及时纠正低钠血症/高钠血症，高钠可诱发昏迷，遵医嘱给予患儿口服或鼻饲白水。低钠可诱发癫痫，遵医嘱按时静脉补钠。

(12)患儿高热时机体新陈代谢率增快，消耗增多，需卧床休息，衣被不可过厚，以免影响机体散热，并给予清淡、富于营养易消化的流质或半流质饮食，且多饮水。

(13)降温处理后30分钟复测体温，观察患儿有无体温骤降、大汗淋漓、软弱无力等情况，如有上述虚脱表现应立即给患儿保暖，饮温淡盐水，必要时静脉补液。

(14)中枢性高热患儿宜采用物理降温，方法如下：

1)冰袋：放置前额、腋窝、腹股沟、颈部两侧。

2)冷湿敷：将毛巾以冷水或冰水浸湿后拧至半干，敷于头部、四肢。

3)酒精擦浴：用小毛巾浸于30%乙醇内，然后拧至半干，按顺序擦颈部双侧、上肢、腋窝、腹股沟、下肢、腘窝等，忌擦前胸、腹部、足底部。

4)温水擦浴：用32～34℃温水擦浴，顺序如酒精擦浴。

5)冰毯机降温：将冰毯置于患儿体下，将探头置于腋下或肛门，设定好温度，启动冰毯机。冰毯机可24小时监测体温，当体温高于设定温度，冰毯机会持续降温。

2.心理护理　缓解患儿及家长因病程长、发育障碍、视力障碍等原因引起的焦虑状态，加强沟通与交流，及时满足患儿的基本需要，保持患儿情绪稳定。

3.治疗及护理配合　手术治疗是目前颅咽管瘤的主要手段，放疗和化疗起辅助作用，需注意的是，儿童颅咽管瘤术前、术后常有明显的内分泌紊乱。因而手术前对内分泌的紊乱的纠正对治疗成功与否有不容忽视的作用。

(1)术前：了解患儿的血常规、凝血象及血生化情况，做好配血、皮试、备皮等术前准备，遵医嘱给患儿禁食水。

(2)术后：了解手术中情况，术后的治疗措施，掌握药理作用，用药后的副作用，遵医嘱按时给药，特别注意激素药物的应用，并观察疗效。

4.健康教育

(1)护理人员做好术前检查及治疗护理的健康宣教，告知其检查及治疗的目的、方法及配合的注意事项。

(2)讲解用药的目的及注意事项。

(3)指导患儿家长按时探视，防止交叉感染。

(4)告知患儿及家长饮食方面的注意事项。

(5)根据患儿术后恢复情况，进行功能锻炼。

(6)告知家长如何预防并发症的发生。

5.出院指导

(1)指导家长遵医嘱按时复查血电解质,患儿意识淡漠或癫痫时应及时就诊。

(2)观察伤口,术后1个月内不能洗头,如出现伤口红肿、渗液应及时就诊。

(3)遵医嘱服药,尤其是激素类药物,不可随意停药、漏服药,遵医嘱逐渐减药。

(4)适当休息,注意劳逸结合,看电视、玩电脑要适度。

(5)保持情绪稳定,避免不良刺激。

(6)注意饮食合理搭配,适当增加营养,多食高蛋白及维生素丰富的食物,如肉类、蛋类、鱼、水果及各种新鲜蔬菜,多饮水。

(7)嘱患儿家长按时给患儿进行康复训练,以尽快恢复功能,提高生活质量。

(8)嘱患儿家长遵医嘱带患儿来门诊复查。

【髓母细胞瘤】

(一)概述

髓母细胞瘤是中枢神经系统最为恶性的一种儿童后颅凹恶性肿瘤,其发生是由于原始髓样上皮分化的结果。其高度恶性表现在三个方面:

1.生长极其迅速。

2.手术不易全切除。

3.肿瘤细胞有脑脊液产生播散性种植的倾向。髓母细胞瘤多发生在男性儿童,男女比例为4∶3或2∶1,年龄高峰为10岁以前。

(二)护理评估内容

1.健康史　护理人员要了解患儿的既往病史、现病史、自理能力、营养状况、颅内高压症状、小脑损害症状、精神状况等。

2.临床表现

(1)颅内高压症状:表现为头痛、呕吐、视盘水肿,头痛多位于枕部和额部。

(2)小脑损害症状:表现为躯干性共济失调,走路步态蹒跚,重者不能站立和坐稳。位于下蚓部向后倾倒,肿瘤原发于小脑半球的,可出现持物不稳,指鼻试验和跟膝胫试验阳性。

(3)其他表现:复视、面瘫、强迫头位、头颅增大、破壶音阳性、椎体束征、进食呛咳、小脑危象及蛛网膜下腔出血。

3.辅助检查评估

(1)腰穿:在肿瘤早期无颅内压增高,可见蛋白增高,可找到脱落细胞。

(2)CT:平扫可见后颅凹中线有高或稍高密度的肿物,注药后有明显均匀强化。瘤体圆形,可有较轻的水肿带。

(3)MRI：T_1 加权像上肿瘤显示为等或稍低信号，T_2 加权像则为高信号，注药后可有均匀或不均匀强化。

4.心理社会因素　评估患儿或家长的文化程度，对疾病的认识程度，心理状态及社会家庭社会支持系统的状况、经济状况。

(三)护理问题

1.潜在并发症：脑疝、颅内压增高、感染、角膜溃疡。

2.有外伤的危险。

3.有误吸的危险。

4.清理呼吸道无效。

5.有皮肤完整性受损的危险。

6.知识缺乏(特定的)。

7.自理能力缺陷：如厕、进食、沐浴卫生。

(四)护理目标

严密监测意识，瞳孔，生命体征变化，及时发现颅内压增高的症状，采取相应措施防止脑疝的发生。共济失调的患儿做好安全防护，吞咽障碍的患儿防止发生误吸，眼睑闭合不全的患儿防止角膜溃疡坏死。向患儿及家长做好健康教育。

(五)护理措施

1.一般护理　护理人员了解病情及手术情况。

(1)密切观察病人头痛、恶心、呕吐、颈抵抗等症状和体征。询问患儿症状时要考虑儿童的理解程度及语言表达能力和方式。

(2)遵医嘱给予脱水、利尿药物治疗。

(3)遵医嘱按时监测生命体征并记录。

(4)保持病室内安静，避免噪音，集中治疗和护理时间，创造安静、舒适的休养环境。

(5)护士进行操作时动作轻柔，避免头部过度活动以减轻疼痛症状。必要时遵医嘱给予止痛剂。

(6)有小脑体征的患儿避免摔伤，活动时有专人陪同。

(7)病区内布局合理，物品摆放整齐，无障碍物。

(8)保持病房地面干燥、无水迹、防止滑倒。

(9)观察高渗利尿剂使用后的反应，小便过多时加强补充水分。

(10)密切观察患儿有无脱水体征，如眼窝下陷、口舌干燥、皮肤弹性差，若出现脱水体症，遵医嘱给予静脉补液。

(11)咳嗽反射障碍的患儿翻身时用力叩背,协助其排痰。口腔内有分泌物时应及时吸出,保持呼吸道通畅。

(12)气管切开患儿按气管切开护理常规进行操作:及时吸出痰液,吸痰后用听诊器听肺部是否为清音;定时消毒内套管;及时更换污染的气切套纱;覆盖气管切开处的纱布保持清洁湿润。

(13)及时给予高热病人降温,物理降温有头枕冰袋、酒精擦浴、温水擦浴、冰毯等,还可遵医嘱给予药物降温。给予降温处理 30～60 分钟后监测体温,并做好记录。高热患儿应注意及时给予补充水分。

(14)密切观察伤口情况,若渗液较多及时报告医生更换敷料。

(15)患儿进食后观察口腔内是否有残留食物,进食完毕后为患儿漱口,清理残留食物,保持口腔内清洁。

(16)保持排便通畅,必要时使用开塞露。

(17)眼睑闭合不全者,给予眼药水滴眼和纱布覆盖,保持眼部清洁。

(18)鼻饲患儿遵医嘱按时给予鼻饲饮食。

(19)及时满足患儿的生理需要:进食、床上擦浴、及时给予大小便器、及时清理排泄物。

(20)脑室外引流患儿:保持引流管通畅,避免扭曲、受压、折叠,搬动时先夹闭引流管,安置完病人后再放开,防止引流液逆流流回颅内,引起感染。枕头上铺无菌小巾,保持清洁干燥。密切观察引流液的性质、颜色、量,并做好记录。适当约束患儿,防止误拔引流管。

2.*心理护理* 缓解患儿及家长因病程长、吞咽障碍、共济失调等原因引起的焦虑状态,加强沟通与交流,及时满足患儿的基本需要,保持患儿情绪稳定。

3.*治疗及护理配合* 主要是手术切除及术后放疗;部分病例可辅以化疗或采用中药治疗。术后放射治疗是该肿瘤综合治疗必不可少的手段,要强调术后早期放射治疗,一般在术后 1～2 周内进行。

(1)术前:了解术前病人的血常规,凝血象及血生化情况,做好配血、皮试及备皮等准备,并遵医嘱给患儿禁食水。

(2)术后:了解手术中情况,术后的治疗措施,掌握药理作用,用药后的副作用,遵医嘱按时给药,并观察疗效。

(3)健康教育:护理人员做好术前检查及治疗护理的健康宣教,告知其检查及治疗的目的、方法及配合的注意事项。

(4)预防颅内压增高

1)舒适的体位：当患儿出现头痛时，应避免剧烈活动和变换体位；当患儿呕吐频繁时应取右侧卧位，保持呼吸道通畅，防止误吸。

2)加强营养：提供良好的就餐环境，鼓励患儿尽量进食高蛋白、高维生素、高热量饮食，少吃零食，增加抵抗力。

3)预防感冒：冬季注意保暖，随时增减衣服，夏季多饮开水，保证患儿机体需要。

4)保持排便通畅：避免患儿过度用力，致颅内压增高。

(5)讲解用药的目的及注意事项。

(6)指导患儿家长按时探视，减少陪住人员，防止交叉感染。

(7)告知患儿家长饮食方面的注意事项。

1)食物的种类：最好选用食糜类，易于形成食团，但不易过稠、过硬。禁食固体食物，香蕉、包子或饺子的馅儿等不易吞咽，尽量避免食用。

2)食物的温度：因患儿面部感觉减退，故食物的温度要适宜，不可过冷或过热，进食汤汁类避免用吸管吸吮，以防烫伤。

3)进食的方法：患儿应取侧卧位或半坐卧位，从健侧进食，以利吞咽，同时鼓励患儿要细嚼慢咽，少量多餐。

4)注意口腔卫生：经常漱口及饭后刷牙，防止口中存留食物，预防口腔溃疡及蛀牙的发生。

(8)告知患儿家长做好患儿的安全防护。

1)选择合适的鞋：患儿的鞋应大小合适，最好穿轮胎底的防滑鞋，以防走路不稳滑倒摔伤。

2)保持环境清洁：家长和孩子不要乱放东西，不要乱扔果皮。保证地面整洁，刚擦过的地面潮湿勿下床活动，避免患儿摔伤。

3)物品摆放整齐：暖瓶和热水杯放置远离患儿处，如窗台，防止患儿烫伤。

4)保护患儿：因患儿一侧肢体活动差，当您离开时一定要加好床档，以防坠床。

(9)告知患儿家长手术方法及术前、术后注意事项。

(10)手术后可引起的并发症和患儿可能出现的后遗症。

4.出院指导

(1)出现头痛、恶心、呕吐等症状到医院急诊就医。

(2)观察伤口，术后1个月内不能洗头，如出现不适症状如伤口红肿、渗液等及时就诊。

(3)遵医嘱服药,特别是抗癫痫药不可随意停药,漏服药。定时查血药浓度及肝功能,遵医嘱逐渐减量。

(4)适当休息,注意劳逸结合,玩电脑、看电视要适度。

(5)保持情绪稳定,避免不良刺激。

(6)注意饮食合理搭配,适当增加营养,吞咽障碍的患儿注意食物的种类、食物的温度、进食的方法等,患儿多食高蛋白及维生素丰富的食物,如肉类、蛋类、鱼、水果及各种新鲜蔬菜,多饮水。

(7)进一步加强语言功能的训练。

(8)遵医嘱按时来门诊复查。

【小脑星形细胞瘤】

(一)概述

小脑星形细胞瘤是儿童常见的预后较好的后颅凹肿瘤之一,发病率较高,占儿童颅内肿瘤的10%～28%,多数位于小脑半球,其次为小脑蚓部及第四脑室,少数位于桥脑小脑角。

(二)护理评估内容

1.健康史　护理人员要了解患儿的既往病史、现病史、年龄、自理能力、营养状况、精神状况等。

2.临床表现

(1)颅内压增高:小脑星形细胞瘤很易引起梗死性脑积水。头痛、呕吐常为首发症状;头痛初期为间歇性,随疾病进展变为持续性,并伴有喷射性呕吐,头痛常发生在清晨或夜间,病人常可痛醒,小儿头痛不能用言语表达时,可表现为阵发性哭闹或用手击头。

(2)小脑损害征:因病变多在小脑半球,故多表现为单侧肢体共济失调,上肢较下肢明显。

(3)其他

1)颈部损伤或强迫头位。

2)脑神经损害,双侧眼球内斜视。

3)锥体束征,可能肿瘤部分侵入脑干。

4)抽搐发作,常为小脑危象,表现为阵发性大脑强直、角弓反张、呼吸及心率改变等。

5)枕骨局部隆起,考虑为肿瘤长年生长,局部颅骨长期受压而变薄。

3.辅助检查评估

(1)CT:一般囊性为低密度,而实性部分为稍高、等密度或低密度,注药可有强化,肿瘤钙化率在10%左右。

(2)MRI:可明确小脑星形细胞瘤的具体解剖定位,判断肿瘤的起源、与第四脑室和脑干的关系。在 T_1 相上呈等信号和低信号。

4.心理社会因素　评估患儿或家长的文化程度,对疾病的认识程度,心理状态及社会家庭支持系统的状况,经济状况。

(三)护理问题

1.潜在并发症:脑疝、颅内压增高、感染、癫痫。

2.有误吸的危险。

3.有受伤的危险。

4.沐浴/卫生/进食/如厕自理缺陷。

(四)护理目标

严密监测意识、瞳孔、生命体征变化,及时发现颅内压增高的症状,采取相应措施防止脑疝的发生。共济失调的患儿做好安全防护,吞咽障碍的患儿防止发生误吸,向患儿及家长做好健康教育。

(五)护理措施

1.一般护理　护理人员了解病情及手术情况。

(1)监测意识,瞳孔,生命体征。

(2)及时发现颅内压增高的症状,当出现头痛、呕吐、颈强直时应立即通知医生,并做好抢救准备工作,如脑室穿刺用物、20%甘露醇,必要时做术前准备。

(3)当患儿频繁呕吐时应保持呼吸道通畅,防止误吸。

(4)头痛剧烈时应遵医嘱给予对症处理。

(5)有脑室引流者应预防感染,适当约束患儿,防止引流管脱出,并严格记录引流液量、性质。保持引流管通畅,发现异常及时报告医生处理。

(6)当患儿出现上肢共济失调时,应给予其生活护理,如饮食、如厕、沐浴,若合并下肢共济失调时,应注意患儿防止摔伤。

(7)当患儿出现癫痫发作时,应注意保护患儿,防止外伤发生,并做好抢救准备工作。

(8)气切患儿按气切护理常规,年幼患儿气管切开并发症发生率高于成人,护士严密观察气管切开并发症的发生,做好气管切开并发症的护理。

2.心理护理 缓解患儿及家长因病程长、吞咽障碍、共济失调等原因引起的焦虑状态，加强沟通与交流，及时满足患儿的基本需要，保持患儿情绪稳定。

3.治疗及护理配合

(1)配合医生对并发症的观察和护理。

(2)由于肿瘤对放射治疗和化学药物治疗不敏感，故手术治疗是唯一有效的方法。对头痛剧烈、呕吐频繁或有脑干受压征，首先行右额钻孔脑室穿刺，此时脑脊液往往喷出，注意放液速度不可过快；可引流1～3天，择期手术，如穿刺后脑干受压不缓解，应立即急诊手术。

(3)术前：了解患儿的血常规，凝血象及血生化情况，做好配血、皮试及备皮等准备，并遵医嘱给患儿禁食水。

(4)术后：了解手术中情况、术后的治疗措施，掌握药理作用、用药后的副作用，遵医嘱按时给药，并观察疗效。

(5)健康教育

1)护理人员做好术前检查及治疗护理的健康宣教，告知其检查及治疗的目的、方法及配合的注意事项。

2)讲解用药的目的及注意事项。

3)指导患儿家长按时探视，减少陪住人员，防止交叉感染。

4)告知患儿家长饮食方面的注意事项。

5)告知患儿家长做好患儿的安全防护。

6)告知患儿家长手术方法及术前、术后注意事项。

7)手术后可引起的并发症和患儿可能出现的后遗症。

4.出院指导

(1)观察伤口，术后1个月内不能洗头，如出现不适症状如伤口红肿、渗液等及时就诊。

(2)遵医嘱服药，特别是抗癫痫药不可随意停药、漏服药。定时查血药浓度及肝功能，遵医嘱逐渐减量。

(3)适当休息，注意劳逸结合，玩电脑、看电视要适度。

(4)保持情绪稳定，避免不良刺激。

(5)注意饮食合理搭配，适当增加营养，多食高蛋白及维生素丰富的食物，如肉类、蛋类、鱼、水果及各种新鲜蔬菜，多饮水。

(6)遵医嘱按时来医院门诊复查。

(7)如出现头痛、恶心、呕吐等症状到医院急诊就医。

【后颅凹室管膜瘤】

（一）概述

室管膜瘤和室管膜母细胞瘤是儿童常见肿瘤之一，其发生率仅次于髓母细胞瘤和小脑星形细胞瘤而居第三位。占儿童颅内肿瘤的6.1%～12.7%。诊断时的平均年龄为5～6岁。肿瘤来源于原始室管膜上皮，故多发生在脑室系统，少数肿瘤的主体位于脑组织内。室管膜瘤3/4位于幕下，1/4位于幕上，在儿童幕下占绝大多数，第四脑室是最常见的部位。

（二）护理评估内容

1.健康史　护理人员要了解患儿的既往病史、现病史、年龄、自理能力、营养状况、精神状况等。

2.临床表现

(1)颅内压增高：常为早期表现，头痛呈间歇性，重时伴呕吐，有时因体位或头位改变可诱发加重。

(2)频繁呕吐：部分患儿肿瘤自第四脑室底部长出或刺激第四脑室底的呕吐中枢，患儿颅压不高而出现频繁呕吐。

(3)脑干症状：脑干症状较少，当肿瘤压迫或向第四脑室底部浸润生长时可出现桥脑和延髓诸神经核受累症状。

(4)脑神经损害症状

1)复视：表现为双眼球内斜视，眼球外展受限。

2)面瘫：表现为口角歪斜。

3)进食呛咳：表现为呕吐、吞咽发呛、声音嘶哑等。

4)小脑征：走路不稳，肌张力减退，眼球震颤。

5)强迫头位及颈部抵抗。

3.辅助检查评估

(1)颅骨X线平片：可出现钙化阴影。

(2)CT：肿瘤常表现为等密度或略高密度影像，病变同侧脑室可因为肿瘤的占据和室间孔堵塞后造成脑室扩大、变形，后颅凹室管膜瘤表现为中线的占位，经常充满第四脑室，并和并脑积水。钙化大约占所有病历的44%。

(3)MRI：室管膜瘤在T_1加权像上呈低或等信号，在T_2加权像上呈明显高信号，儿童由于瘤体内有较大的囊变区而形成T_1加权像的更低信号，T_2加权像上更高信号。儿童大约有50%的室管膜瘤表现有典型的钙化。

(4)心理社会因素：评估患儿或家长的文化程度，对疾病的认识程度，心理状态及社会家庭社会支持系统的状况，经济状况。

（三）护理问题

1.潜在并发症：脑疝、颅内压增高。

2.有外伤的危险。

3.有误吸的危险。

4.体温过高。

5.知识缺乏（特定的）。

6.有感染的危险。

7.语言沟通障碍。

（四）护理目标

严密监测意识、瞳孔、生命体征变化，及时发现颅内压增高的症状，采取相应措施防止脑疝的发生。共济失调的患儿做好安全防护，吞咽障碍的患儿防止发生误吸，眼睑闭合不全的患儿防止角膜溃疡坏死。向患儿及家长做好健康教育。

（五）护理措施

1.一般护理　护理人员了解病情及手术情况。

（1）严密监测意识、瞳孔、生命体征变化，及时发现颅内压增高的症状，采取相应措施防止脑疝的发生。

（2）给予患儿舒适的体位，减少活动，以防加重头痛，呕吐症状。

（3）当出现后组脑神经损害时，注意保持呼吸道通畅，防止误吸。

（4）当患儿出现走路不稳、头晕时，应注意安全保护，防止外伤发生。

（5）若体温高热时给予物理及药物降温。

（6）注意观察患儿性格的改变，给予母亲般的关怀。

（7）眼睑闭合不全的患儿防止角膜溃疡坏死。

（8）昏迷患儿按时翻身、拍背，预防肺部并发症的发生。

（9）术后脑室引流患儿做好引流管的护理，预防感染。

（10）留置导尿患儿预防尿路感染。

（11）术后"缄默症"的患儿应加强沟通交流，加强语言训练，要从简单的字开始练习，以后逐渐练习短语。在训练期间要多鼓励少纠正，让患儿增强学习的自信心和积极性。

2.心理护理　缓解患儿及家长因病程长、吞咽障碍、面瘫、进食呛咳等原因引起的焦虑状态，加强沟通与交流，及时满足患儿的基本需要，保持患儿情绪稳定。

3.治疗及护理配合

(1)配合医生对并发症的观察和护理。

(2)主要治疗方法

1)手术治疗:是本病的首选治疗手段,由于患儿多有不同程度脑积水,一般在术前一周左右先行脑室-腹腔分流术以降低颅内压,缓解症状,提高病人的手术耐受力。

2)放射治疗:此治疗用于对放射治疗敏感的肿瘤,多数人认为术后放射治疗对改善病人的预后有一定帮助。

3)化学药物治疗:目前所选用的化疗药是亚硝基脲类,如CCNU和BCNU等。

4)术前:了解患儿的血常规、凝血象及血生化情况,做好配血、皮试及备皮等准备,并遵医嘱给患儿禁食水。

5)术后:了解手术中情况,术后的治疗措施,掌握药理作用,用药后的副作用,遵医嘱按时给药,并观察疗效。

4.健康教育

(1)护理人员做好术前检查及治疗护理的健康宣教,告知其检查及治疗的目的、方法及配合的注意事项。

(2)预防颅内压增高

1)舒适的体位:当患儿出现头痛时,应避免剧烈活动和变换体位;当患儿呕吐频繁时应取侧卧位,保持呼吸道通畅,防止误吸。

2)加强营养:提供良好的就餐环境,鼓励患儿尽量进食高蛋白、高维生素、高热量饮食,少吃零食,增加抵抗力。

3)预防感冒:冬季注意保暖,随时增减衣服,夏季多饮开水,保证患儿机体需要。

4)保持排便通畅:避免患儿过度用力,致颅内压增高。

(3)讲解用药的目的及注意事项。

(4)指导患儿家长按时探视,减少陪住人员,防止交叉感染。

(5)告知患儿家长饮食方面的注意事项。

1)食物的种类:最好选用食糜类,易于形成食团,但不易过稠、过硬。禁食固体食物,香蕉、包子或饺子的馅儿等不易吞咽,尽量避免食用。

2)食物的温度:因患儿面部感觉减退,故食物的温度要适宜,不可过冷或过热,进食汤汁类避免用吸管吸允,以防烫伤。

3)进食的方法:患儿应取侧卧位或半坐卧位,从健侧进食,以利吞咽。同时鼓励患儿要细嚼慢咽,少量多餐。

4)注意口腔卫生:经常漱口及饭后刷牙,防止口中存留食物,预防口腔溃疡及蛀牙的发生。

(6)告知患儿家长做好患儿的安全防护。

1)选择合适的鞋:患儿的鞋应大小合适、防滑,以防走路不稳滑倒摔伤。

2)保持环境清洁:家长和孩子不要乱放东西,不要乱扔果皮。保证地面整洁,刚擦过的地面潮湿勿下床活动,避免患儿摔伤。

3)物品摆放整齐:暖瓶和热水杯放置远离患儿处,如窗台,防止患儿烫伤。

4)保护患儿:因患儿一侧肢体活动差,一定要加好床档,以防坠床。

(7)告知患儿家长手术方法及术前、术后注意事项。

(8)手术后可引起的并发症和患儿可能出现的后遗症。

5.出院指导

(1)出现头痛、恶心、呕吐等症状到医院急诊就医。

(2)观察伤口,术后1个月内不能洗头,如出现不适症状如伤口红肿、渗液等及时就诊。

(3)遵医嘱服药,特别是抗癫痫药不可随意停药、漏服药。定时查血药浓度及肝功能,遵医嘱逐渐减量。

(4)适当休息,注意劳逸结合,玩电脑、看电视要适度。

(5)保持情绪稳定,避免不良刺激。

(6)注意饮食合理搭配,适当增加营养,吞咽障碍的患儿注意食物的种类、食物的温度、进食的方法等,患儿多食高蛋白及维生素丰富的食物,如肉类、蛋类、鱼、水果及各种新鲜蔬菜,多饮水。

(7)进一步加强语言功能的训练。

(8)遵医嘱按时来医院门诊复查。

【鞍上生殖细胞瘤】

(一)概述

传统上认为生殖细胞瘤第一位发生在松果体区,第二位发生在鞍上,Huh(1996)报告发生率后者超过松果体区而居首位,因病理学特点与松果体区生殖细胞瘤相同,故称为鞍上生殖细胞瘤。典型鞍上生殖细胞瘤起源于第三脑室底部和垂体柄,局部生长可压迫视丘下部,视交叉和邻近结构。肿瘤分化较差,呈浸润性生长,有高度恶性,不仅在邻近部位浸润,肿瘤还可向全脑脊髓甚至全身其他部位转移。

（二）护理评估内容

1.健康史　护理人员要了解患儿的既往史、现病史，评估患儿自理能力、个人发育状况、精神状况。

2.临床表现

（1）尿崩症：少数患儿24小儿尿量达4000～6000ml，最多者可达8000ml，尿比重明显低于正常。

（2）视力视野障碍。

（3）视丘下部-垂体功能紊乱：主要是生长发育停滞，体格矮小伴消瘦，也有少数呈向心性肥胖，外生殖器幼稚。

3.辅助检查评估

（1）脑脊液细胞学检查：因生殖细胞易脱落到脑脊液中，故疑有此病的脑脊液送检，瘤细胞检查是诊断本病的可靠手段。

（2）CT：可见肿瘤侵占整个鞍上池或其前方大部分，呈类圆形或多边形，边缘清楚，轮廓稍不规则，少有钙化。

（3）MRI：T_1 加权图像上多数肿瘤表现为均匀的等信号或稍低信号，T_2 加权图像上肿瘤为高信号。

4.心理社会因素评估　评估患儿及家长文化程度，患儿得病后的心理状态及社会家庭支持情况、经济状况。

（三）护理问题

1.潜在并发症：脑疝、尿崩症、颅内压增高、昏迷。

2.有外伤的危险。

3.清理呼吸道无效。

4.沐浴/卫生/进食/如厕自理缺陷。

5.知识缺乏（特定的）。

（四）护理目标

减少术后并发症的发生，及时观察尿量、尿色，缓解患儿及家长的焦虑状态，保证患儿在住院期间的安全。

（五）护理措施

1.一般护理　护理人员了解病情及手术情况。

1）严密监测意识、瞳孔、生命体征并记录。

2）及时发现颅内压增高症状，当出现头痛、呕吐时应立即通知医生，并做好抢救准备工作，如脑室穿刺物、20%甘露醇，必要时做好术前准备。

3)严格记录24小时出入量,每小时尿量、性质、色泽,连续每小时尿量超过200ml,应立即通知医生给予处理。

4)必要时遵医嘱给予去氨加压素口服,并观察用药后的效果。

5)当患者呕吐频繁时,确定引起呕吐的原因,观察呕吐物的性质。保持呼吸道通畅,防止误吸。

6)有脑室引流者应预防感染,适当约束病人,防止引流管脱出,并严格记录引流液量、性质。

7)加强巡视,定时观察病人。

8)穿刺引流者注意引流袋的位置,观察引流管是否通畅及引流液的量、色、性质。约束好患儿上肢,防止抓脱引流管。

9)枕上铺无菌治疗巾有污染及时更换。

10)遵医嘱按时给予抗生素。

11)保持病室整洁,定时开窗通风,并注意保暖。

12)遵医嘱按时抽取血生化,并注意血生化回报,如有异常及时报告医生。

13)遵医嘱按时补充电解质及液体。

14)观察病人用药后的反应。

15)出现视力、视野障碍,应注意患儿安全保护,防止发生外伤。

2.*心理护理* 缓解病人因视力障碍及听力下降等原因引发的焦虑状态,加强沟通与交流,及时满足病人的基本需求。

3.*治疗及护理配合*

(1)配合医生对并发症的观察和护理。

(2)原则上应对疑生殖细胞瘤者先采用化疗,它对生殖细胞瘤非常敏感,用一个疗程肿瘤能缩小80%~90%,为巩固疗效,应完成两个疗程;肿瘤消失后,在肿瘤原发部位采用减量放疗(或称低剂量放疗),它不仅降低了放疗的后遗症,同时又避免用全脑和脊髓轴照射来预防肿瘤细胞播散和种植。

(3)手术治疗

1)确定肿瘤的病理性质,为放射治疗提供科学的依据。

2)对视神经和视交叉的部位减压,改善和维持视力状况。

3)如有颅压增高者可解除室间孔梗阻。

(4)放射治疗:与第三脑室后部的生殖细胞瘤一样,对放射治疗敏感,术后因常规放射治疗,部位包括脑和脊髓。

(5)化学药物治疗:婴幼儿化疗优于放疗,因放疗对婴幼儿的生长发育有明显抑制作用。

4.健康教育

(1)护理人员做好术前检查及治疗护理的健康宣教,告知其检查及治疗的目的、方法及配合的注意事项。

(2)讲解用药的目的及注意事项。

(3)指导病人家属按时探视,防止交叉感染。

(4)告知病人及家属饮食方面的注意事项。

(5)告知病人及家属手术方法及术前、术后注意事项。

(6)告知病人术后可引起的并发症和后遗症。

(7)告知病人术后康复知识。

(8)告知病人及家长有关放化疗的知识和注意事项。

5.出院指导

(1)观察伤口,术后1个月内不能洗头,如出现不适症状如伤口红肿、渗液等应及时就诊。

(2)遵医嘱服药,不可随意停药、漏服药。定时查血药浓度及肝功能,遵医嘱逐渐减量。

(3)适当休息,注意劳逸结合。

(4)保持情绪稳定,避免不良刺激。玩电脑、看电视要适度,以免加重病情或诱发癫痫。

(5)注意饮食合理搭配,适当增加营养,多食高蛋白及维生素丰富的食物,如肉类、蛋类、鱼、水果及各种新鲜蔬菜,多饮水。

(6)遵医嘱按时来医院门诊复查。

(7)如出现头疼、恶心、呕吐等症状到医院急诊就医。

【下丘脑错构瘤】

(一)概述

下丘脑错构瘤又称灰结节错构瘤,临床上极为罕见,是发生于妊娠第5～6周的一种神经管闭合不全的综合征,是正常脑组织形成的异位肿块。组成此种畸形的神经细胞类似于灰结节中的神经组织,发病多在儿童早期,平均年龄为29个月,女性稍多于男性。下视丘错构瘤有较独特的临床表现,可以手术治疗,也可药物治疗,药物治疗时对性早熟有效,而对痴笑性癫痫无效。

(二)护理评估内容

1.健康史　护理人员要了解患儿的既往病史、现病史、年龄、自理能力、营养状况、精神状况等。

2.临床表现　下丘脑错构瘤有独特的临床表现，多数在儿童期发病，可表现为性早熟、痴笑性癫痫及其他类型的癫痫和行为异常。Valdueza 等认为有蒂的错构瘤主要表现为性早熟，而无蒂的则多以痴笑性癫痫为主。

(1)痴笑性癫痫：此症状强烈提示有本病的可能。它的发病机制尚不明确，目前认为可能是肿瘤压迫乳头体或下丘脑错构瘤神经元与下丘脑及边缘系统的病理性连接，导致痫样放电。患儿表现为发作性傻笑，持续数秒或数十秒而突然停止，发作时无神志丧失，每日可发作数十次，无任何诱因，随病情发展，可逐渐出现其他类型癫痫。

(2)性早熟：多数早熟是脑源性的，它的发病机制尚不明确，目前认为可能与错构瘤内神经元的促性腺激素释放因子分泌颗粒持续分泌该因子等多种因素所致。患儿表现为婴幼儿女孩出现乳房发育、月经来潮等；男孩出现阴茎增大、颜面及背部出现痤疮且皮肤粗糙，出现喉结、声音低粗如成人，同时伴有明显的骨骼和肌肉发育，青春期行为，相对于年龄而言的高身材及生长加速。

(3)行为异常：它的发病原因首先是生理、心理发育不同步，其次是长期癫痫导致进行性智力障碍，患儿表现为脾气暴躁、攻击性行为(伤人、自伤、毁物)、易激惹、过分活跃、孤独症。

3.辅助检查评估　主要依据临床表现，影像学。

(1)幼儿或儿童出现性早熟，痴笑性癫痫。

(2)CT 在下丘脑错构瘤诊断中有一定作用，但有时可漏诊。CT 表现主要为鞍背、垂体柄后方、角间池、中脑前池及鞍上池的等密度占位性病变。

(3)MRI：被认为是诊断下丘脑错构瘤的首选检查。MRI 示脚间池占位注射后无强化，则首先考虑错构瘤的可能性。

(4)内分泌检查：表现为性早熟的患儿，在诊断时都应进行常规的内分泌检查，如黄体生成素、卵泡刺激素、雌二醇、睾酮等。

4.心理社会因素　评估患儿或家长的文化程度，对疾病的认识程度，心理状态及社会家庭支持系统的状况，经济状况。

(三)护理问题

1.有自伤的危险。

2.有他伤的危险。

3.行为紊乱。

4.自理能力缺陷。

5.知识缺乏(特定的)。

6.潜在并发症:尿崩症、电解质紊乱。

(四)护理措施

1.*一般护理*　护理人员了解病情及手术情况。

(1)有自伤或他伤倾向的患儿要加强防范措施,必须有专人陪护,将能伤人的物品放置在患儿触及不到的地方。

(2)对行为异常的患儿言谈举止应和蔼亲切,避免语言刺激,既要用儿童理解的语言,又要考虑到他的青春期心理特点,尽量保持其情绪稳定。进行护理操作时,如抽血、打针时一定要好言商量,得到患儿的允许后再进行。

(3)由于患儿性早熟的特点,所以特别注意充分尊重患儿,操作时应注意遮挡。

(4)与患儿交谈时言语要温和,面带微笑,取得患儿的信任,与其建立友好关系。

(5)加强年幼患儿基础护理,每日用温水清洁其会阴部,清除尿道口周围的分泌物,保持会阴部清洁,特别是女性患儿月经期的护理,避免由于会阴部不清洁引起局部不适,导致患儿抓挠,造成皮肤受损。

(6)向家长详细介绍讲解疾病的相关知识,及应对措施,以取得患儿及家长配合。

(7)术后护理同鞍区肿瘤。另外,继续做好患儿心理护理和安全防护,观察患儿癫痫发作有无改善,观察患儿行为异常及智力障碍是否改善。

2.*心理护理*　缓解患儿及家长因患儿性早熟、行为异常、智力障碍等原因引起的焦虑状态,加强沟通与交流,及时满足患儿的基本需要,保持患儿情绪稳定。

3.*治疗及护理配合*

(1)配合医生对并发症的观察和护理。

(2)主要治疗方法

1)手术:①右额颞开颅经翼点入路肿瘤切除;②右额开颅胼胝体-透明隔-穹隆间入路肿瘤切除。

2)药物治疗:单纯性早熟者可注射"达必佳",疗效肯定,但需一直用药到青春期,费用昂贵,绝大多数家庭难以承受,而对于痴笑样癫痫任何药物均无效。

3)立体放射外科治疗:普通放疗无效,γ-刀治疗病例较少,对有痴笑或癫痫大发作的病人效果较好,但起效时间长。对性早熟尚缺乏临床资料。

(3)术前:了解术前病人的血常规,凝血象及血生化情况,做好配血、皮试及备皮等准备，并遵医嘱给患儿禁食水。

(4)术后：了解手术中情况，术后的治疗措施，掌握药理作用，用药后的副作用，遵医嘱按时给药，并观察疗效。

4.健康教育

1)护理人员做好术前检查及治疗护理的健康宣教，告知其检查及治疗的目的、方法及配合的注意事项。

2)讲解用药的目的及注意事项。

3)行为异常和癫痫大发作的患儿，家长必须陪住，防止自伤或他伤。

4)指导患儿家长按时探视，防止交叉感染。

5)告知患儿及家长饮食方面的注意事项。

6)根据患儿术后恢复情况，进行功能锻炼。

7)告知家长如何预防并发症的发生。

5.出院指导

(1)指导家长遵医嘱按时复查血电解质，患儿意识淡漠或癫痫时及时就诊。

(2)观察伤口，术后1个月内不能洗头，如出现伤口红肿、渗液及时就诊。

(3)遵医嘱服药，尤其是激素类药物，不可随意停药、漏服药，遵医嘱逐渐减药。

(4)做好患儿心理护理避免不良刺激。

(5)行为异常和癫痫大发作的患儿专人陪伴，做好安全防护。

(6)注意饮食合理搭配，适当增加营养，多食高蛋白及维生素丰富的食物，如肉类、蛋类、鱼、水果及各种新鲜蔬菜，多饮水。

(7)嘱患儿家长按时给患儿进行康复训练，以尽快恢复功能，提高生活质量。

(8)嘱患儿家长遵医嘱带患儿来门诊复查。

第十四章　神经外科常见疾病的康复护理

第一节　周围神经损伤

一、康复护理目标

1.早期目标　止痛、消肿、减少并发症、预防伤肢肌肉和关节的挛缩。

2.恢复期目标　促进神经再生，恢复肌力，增加关节活动度，促进感觉功能的恢复，对于不能完全恢复的肢体，使用支具，促进代偿，最大限度恢复其生活能力。

二、康复护理

1.早期康复护理　保持功能位：应用矫形器，石膏托等，将受损肢体的关节保持在功能位。如垂腕时，将腕关节固定于背伸 20°～30°，垂足时，将踝关节固定于 90°。

2.指导 ADL 训练　在进行肌力训练时，结合日常生活活动训练，如上肢练习洗脸、梳头、穿衣等训练；下肢练习踏自行车、踢球动作等。训练应逐渐增加强度和时间，以增强身体的灵活性和耐力。

3.心理康复护理　周围神经病损患者，往往伴有急躁、焦虑、抑郁、躁狂等心理问题，担心病损后不能恢复、就诊的经济负担、病损产生的家庭和工作等方面的问题。可采用医学教育、心理咨询、集体治疗、其他患者示范等方式来消除或减轻患者的心理障碍，使其发挥主观能动性，积极地进行康复治疗。

4.康复健康教育　对周围神经损伤的患者应做如下的康复健康教育：

(1)使患者和家属了解疾病的概况、病因、主要临床表现，以及各种功能障碍的状态和预后情况等。

(2)向患者及家属介绍康复治疗措施：包括正确的肢体功能位置、如何保持关节活动度、主要的物理治疗以及感觉功能是如何促进和恢复的。

(3)感觉障碍的患者教育：对于感觉障碍的患者要关注夹板内皮肤的完整情况

观察以及关节活动度的范围等。

(4)注意保护,防止伤害:教会患者在日常生活活动中,注意保护肢体,防治再损伤。如患手接触热水壶、热锅时,应带厚手套,避免烫伤;外出或日常生活活动时,应避免他人碰撞患肢,必要时佩戴支具使患肢保持功能位。

(5)尽快适应生活:指导患者学会日常生活活动自理,患者肢体功能障碍较重者,应指导患者如何进行生活方式的改变,指导患者如何单手穿衣、进食等。

(6)向患者及家属讲解健康饮食的重要性:要多吃含高蛋白、高热量、高维生素食物。同时注意原发性疾病如高血压、糖尿病的控制情况。

(7)改善心理状态:指导患者减轻或解除因损伤带来的焦虑、忧虑、躁狂等。

第二节　帕金森病

一、康复护理

结合帕金森病的特点,对患者进行语言、进食、走路动作以及各种日常生活功能的训练和指导十分重要。

1.饮食护理　根据患者的年龄和活动量予以足够的热量并评估患者的营养状况,口味需要,提供营养丰富的食物,原则上以高维生素、低脂、适量优质蛋白、易消化饮食为宜。多吃谷类和蔬菜瓜果,以促进肠蠕动,防止便秘。

(1)钙是骨骼构成的重要元素,因此对于容易发生骨质疏松和骨折的老年帕金森病患者来讲,每天晚上睡前喝一杯牛奶或酸奶是补充身体钙质的极好方法。

(2)蚕豆(尤其是蚕豆荚)中含天然的左旋多巴,在帕金森病患者的饮食中加入蚕豆,能使患者体内左旋多巴和甲基多巴肼复合(如卡比多巴)的释放时间延长。

(3)限制蛋白质的摄入,每天摄入大约50g的肉类,选择精瘦的畜肉、禽肉或鱼肉。一只鸡蛋所含的蛋白质相当于25g精瘦肉类。为了使半天的药效更佳,也可尝试一天中只在晚餐安排蛋白质丰富食物。

(4)不吃肥肉、荤油和动物内脏,有助于防止由于饱和脂肪和胆固醇摄入过多给身体带来的不良影响。饮食中过高的脂肪也会延迟左旋多巴药物的吸收,影响药效。

(5)对偶有呛咳者可在护士指导下正常进食。频繁发生呛咳者指导患者进食时取坐位或半坐卧位,头稍向前倾;对于卧床患者,进食时应抬高床头≥45°,以利于下咽,减少误吸。指导患者家属正确协助患者进食:当患者发生呛咳时应暂停进食，待呼吸完全平稳再喂食物；对频繁呛咳严重者应暂停进食，必要时予以鼻饲。

2.用药护理　对老年人给予明确用药指导是预防药物不良反应最有效的方法之一。遵医嘱及时调整药物剂量和用药时间，空腹用药效果比较好。如多巴丝肼应在餐前30分钟或餐后45分钟服用。告知患者的服药配伍禁忌：如单用左旋多巴时禁止与维生素B6同时服用。苯海索使老年患者易产生幻听、幻视等精神症状，以及便秘、尿潴留等，应及时发现药物不良反应。抗抑郁剂，尤其是5-羟色胺(5-HT)再摄取抑制剂，由于起效作用慢应督促患者坚持按时、按量服用。

3.ADL训练康复护理　室内光线要充足，地面要平坦。病房内尽可能减少障碍物，病床加用防护栏，以防坠床。嘱患者穿防滑拖鞋，卫生间要有扶手，以防跌倒。指导患者衣物尽可能选用按扣、拉链、自粘胶式以代替纽扣，以便于穿脱。裤子与鞋要合身，不能过于肥大，以免自己踩踏导致摔伤。起床或躺下时应扶床沿，动作缓慢进行，避免直立性低血压的发生。患者在外出活动或做检查时应有专人陪护。

4.语言功能训练　因肌肉协调能力异常，导致语言交流能力障碍。护士要多从营造良好语言氛围入手，让患者多说话、多交流、多阅读，沟通时给患者足够时间表达，训练中注意患者的发音力度、音量、语速频率，鼓励患者坚持连续不间断的训练，减缓病情发展。

5.大小便护理　因老年人特点及治疗用药可能产生的不良反应，多数患者伴有不同程度的便秘。对便秘患者，应多摄取粗纤维食物、蔬菜、水果等，可多饮蜂蜜、麻油，以软化食物残渣。可配以效果好，不良反应小的内服及外用药物，如冲饮适量番泻叶，口服芪蓉润肠口服液及排便前外用开塞露等，促进排便。小便困难者可按摩膀胱、听流水声刺激排尿，必要时可导尿，总之以效果最好、不良反应最小的能持久使用的方法，减少患者痛苦，维护正常排二便功能。

二、运动功能训练康复护理

帕金森病患者在用药物治疗的同时配合正规、系统且有针对性的康复训练是一种既安全可靠又有明显疗效的方法。运动功能训练根据患者的震颤、肌强直、肢体运动减少、体位不稳的程度，尽量鼓励患者自行进食穿衣、锻炼和提高平衡协调能力的技巧，做力所能及的事情，减少依赖性，增强主动运动。随着病情发展，针对每个患者情况注意以下几个方面训练：

1.步态练习　肌肉持续的紧张度致患者肢体乏力，行走不自如，重心丧失，步态障碍。加强患者行走步伐的协调训练。

(1)原地反复起立。

(2)原地站立高抬腿踏步,下蹲练习。

(3)双眼平视合拍节地行走。患者如有碎步时,可穿摩擦力大的胶底鞋防滑倒。有前冲步时,避免穿坡跟鞋,尽量持手杖协助控制前冲,维持平衡等。

2.面部训练 鼓腮、撅嘴、龇牙、伸舌、吹气等训练,以改善面部表情和吞咽困难现象,协调发音,保持呼吸平稳顺畅。

3.基本动作及运动功能训练

(1)上、下肢的前屈、后伸、内旋、外展,起立下蹲。

(2)肩部内收、外展及扩胸运动,腰部的前屈,后仰,左、右侧弯及轻度旋转等。

(3)在有保护的前提下适当运动,进行一些简单的器械运动项目,有助于维持全身运动的协调。

4.功能锻炼注意事项 功能锻炼越早越好,要按照康复治疗方案执行;运动时间及运动量应因人而异,渐渐地增加运动强度;不宜采取剧烈活动,做到劳逸结合,从一项训练过渡到另一项训练应缓慢进行,避免"跳跃式"运动;运动时动作要轻柔、缓慢,注意安全,避免碰伤、摔伤等事故发生。后期患者没有自主运动能力时,可依靠家属帮助进行被动运动,以尽早恢复一定的自主运动。康复锻炼应循序渐进,及时表扬、鼓励;康复效果不要急于求成,以免产生失望、抑郁心理。

三、预防并发症

帕金森病是一种慢性进展性变性疾病,疾病晚期由于严重肌强直、全身僵硬终致卧床不起。本病本身并不危及生命,肺炎、骨折等各种并发症是常见死因。因此,做好基础护理工作,积极预防并发症不容忽视。①本病老年患者居多,免疫功能低下,对环境适应能力差。护理工作者应注意保持病室的整洁、通风,注意病室空调温度调节适度。天气变化时,嘱患者增减衣服,以免受凉、感冒,加重病情。②对于晚期的卧床患者,要按时翻身,做好皮肤护理,防止尿便浸渍和压疮的发生。③被动活动肢体,加强肌肉、关节按摩,对防止和延缓骨关节的并发症有意义。④皮肤护理,翻身时,应注意有无皮肤压伤,并防止皮肤擦伤。⑤坠积性肺炎、泌尿系感染是最常见的并发症,因此要给患者定时翻身、叩背,鼓励咳痰,预防肺部感染;鼓励患者多饮水,以稀释尿液,预防尿路感染。

四、心理康复护理

患者虽然有运动功能障碍,但意识清楚,更需要他人的尊重、友爱,害怕受到歧视。抑郁在帕金森病患者中常见，约有近1/2的患者受此困扰，部分患者以抑郁为首发症。患者对疾病会产生较大的心理压力，为自己躯体的康复、功能的恢复、病后给家庭造成的负担和社会生活能力等问题而担忧。在康复锻炼的同时，更应强化心理护理，解决患者的心理问题，只有身心结合的护理才能体现整体护理。早期心理护理配合康复训练，能提高患者的日常生活能力，减少患者对家庭和社会的依赖，减轻患者的心理负担，因而能使患者有足够的信心和勇气面对疾病带来的急性应激。

1.对收入院的患者从入院时起即给予心理护理，向患者介绍医院环境，科室主要负责人、主管医生和护士，通过与患者交谈，收集患者的资料，了解患者的需要，对患者的心理状况做出评估，并使患者从陌生的环境中解脱出来，以良好的心境接受治疗。

2.根据患者的心理状况，向患者及家属介绍发病的原因、治疗过程、治疗前景、服药注意事项。

3.建立良好的护患关系，良好的护患关系是实施心理护理的基础，并能充分调动患者自身的积极性，提高自我认知能力，参与到自我护理中来，消除对疾病的过度注意和恐惧感。

耐心倾听患者的叙述，诚恳、礼貌对待患者。此时要充分理解患者的心理感受，允许患者情感的发泄和表现，给予适度的劝说和安慰。

4.为患者营造一个温馨的治疗和心理环境，主动与患者交谈，谈话中注意非语言沟通的技巧，如抚摸、握手、点头，使患者感到亲切安全，心情放松。

5.组织患者参加集体活动，安排病情稳定、康复成功的患者，介绍成功经验，增强进一步治疗的信心；选择适合患者的读物，以改善在治疗之余的心理状态。

6.生活自理能力训练，肌强直好转、肌张力正常时逐步训练穿衣、如厕、进食等自理能力，鼓励患者完成力所能及的事情。满足患者自尊的心理需要，提高自信心。

五、康复健康教育

1.让患者对自己的病情有正确的认识，减缓病情进展，让患者充分认识到康复的作用。向患者和家属介绍主要的治疗措施及方法并取得配合。指导患者注意锻炼的强度从小到大，循序渐进，持之以恒，并根据患者的体力进行调整。

2.用药指导以及饮食指导指导患者按时按量正确服药，不可随意增量、减量、停药，戒烟、忌酒，满足患者糖、蛋白质需要，少食动物脂肪，适量海鲜类食物，多食蔬菜、水果,多饮水保持大便通畅。

3.避免精神紧张和过度劳累,树立正确的生活态度,以积极乐观的情绪对待生活。当患者出现对事物不感兴趣、自我评价过低、绝望感时,给予积极的关注和关爱,一起与患者分析出现的不适,指导患者重视自己的优点和成就,对所取得的点滴成绩给予肯定和鼓励,向亲人、医护人员倾诉内心想法。应协同家属一起做好患者的工作,讲解病情的发展、预后并使患者保持稳定的情绪,对疾病康复具有重要意义。

4.睡眠指导:由于帕金森病患者常有自主神经功能性紊乱,并伴有不同程度的睡眠障碍。所以护士要协助患者及家属创造良好的睡眠环境及条件。首先建立比较规律的活动和休息时间表,避免睡前兴奋性运动,吸烟,进食油腻食物以及含有酒精、咖啡因的饮品和药物。建议采用促进睡眠的措施,如睡前排尽大小便,睡前洗热水澡或泡脚,睡前喝适量热牛奶等。

第三节 脊髓损伤

一、急性期康复护理

此期第一目标是使受伤部位安静固定,同时还要防止压疮、尿路感染、呼吸系统疾病及关节挛缩等并发症;在此基础上在床边进行过渡到下一步离床期的功能训练。

1.抗痉挛体位的摆放 各种原因所致的肢体瘫痪性疾病的急性期,因生命体征不平稳、瘫痪肢体不能活动或肢体制动等原因,患者被迫卧床。此时,为了防止压疮,预防肢体挛缩,维持良好血液循环,应注意正确的肢体摆放位置,并每隔1～2小时翻身一次。

四肢瘫的患者,肩关节应处于外展位,肘关节伸直,前臂外旋,腕背伸,拇指外展、背伸,手指微屈。如病情允许应定期俯卧位,伸展髋关节。踝关节保持垂直。

2.关节被动活动 指导对瘫痪肢体的关节每天应进行1～2次的被动运动,每次每个关节应至少活动20次,防止关节挛缩、畸形。

3.体位变换 脊髓损伤患者应根据病情变换体位,一般每2小时变换一次,变换前向患者或家属说明目的和要求,取得患者的理解和配合。体位变换时,仔细检查全身皮肤状态:有无局部压红、破溃,皮温情况,肢体血液循环情况,并按摩受压部位。对颈髓损伤患者应注意轴向翻身以维持脊柱的稳定性。

4.呼吸及排痰　颈脊髓损伤波及呼吸肌的患者,应协助并指导训练腹式呼吸运动及咳嗽、咳痰能力,预防肺感染,促进呼吸功能。

5.大、小便的处理　脊髓损伤后1～2周内多采用留置导尿的方法,指导并教会定期开放尿管,一般每3～4小时开放一次,嘱患者做排尿动作,主动增加腹压或用手按压下腹部使尿液排出。应保证每天水摄入量在2500～3000ml,预防泌尿系感染,以后可根据病情采用间歇导尿法。便秘可用润滑剂、缓泻剂、灌肠等方法。

二、恢复期康复护理

在恢复期康复护士应配合PT师、OT师监督、保护、辅导患者去实践已学习到的日常生活动作,不脱离整体训练计划,指导患者独立完成功能训练。

1.增强肌力促进运动功能恢复指导　脊髓损伤患者为了应用轮椅、拐杖或自助器,在卧床或坐位时均要重视并协助患者进行肩带肌的训练、上肢支撑力训练及握力训练。肌力Ⅰ级时,给予辅助运动;肌力Ⅱ～Ⅲ级时,可进行较大范围的辅助运动、主动运动及器械性运动,肌力逐渐恢复,可逐步减小辅助力量,肌力达Ⅲ～Ⅳ级时,可进行抗阻力运动。

2.坐位训练的康复护理　病情重的患者可分为长坐位和端坐位训练,可在床上进行。应在康复治疗师的指导下协助患者完成坐位训练,包括坐位静态平衡训练、躯干向前、后、左、右及旋转活动时的动态平衡训练。在坐位平衡训练中,应逐步从睁眼状态过渡到闭眼状态下的平衡训练。

3.转移训练的康复护理　转移训练是日常生活及康复锻炼过程中,有目标、有质量、有意义的体位转换及身体移动。转移训练可增强患者回归社会的信心。主动转移可以提高独立生活的能力,减少患者对他人的依赖,但前提是要有足够的上肢肌力。脊髓损伤患者,尤以T_{12}～L_1节段水平损伤的患者需强化训练,争取达到非常熟练的程度,获得完全独立转移的能力,包括帮助转移和独立转移训练,是脊髓损伤患者必须掌握的技能。在协助患者进行转移训练前,康复护士应先演示、讲解,并协助患者完成训练。

(1)床-轮椅转移:由床上移动到轮椅或由轮椅移动到床。

(2)坐-站转移:从坐位转移到站立位。患者应该首先具备1或2级站立平衡能力才可以进行坐-站转移训练。要训练使用矫形器坐起站立,先用双手支撑椅子站起,膝关节向后伸,锁定膝关节,保持站立稳定。用膝踝足支具者,锁定膝关节后,可以开始步行。

(3)辅助转移:需要器械帮助,部分或全部需要他人帮助,才能够完成转移动作。

1)滑板:四肢瘫患者在上肢肌力不足以支撑躯体并挪动转移时,可以采用滑板(牢固的塑料板或木板)垫在臀下,从滑板上将躯体滑动到轮椅,或滑动到床上。

2)助力:患者如果上肢肘关节屈肌力3或4级,但手腕无力时不能通过滑板完成转移,则可以用于搂住辅助者的头颈或背部,身体前倾;辅助者头置于患者一侧腋下,两手托患者臀部,同时用双膝关节固定患者的两膝,使用腰部后倾的力量将患者臀部拉向自己的躯干,使患者的膝关节伸直并稳定,然后侧身将患者转移到床上,或从床转移到轮椅上。

3)转移训练的康复护理要点:①做好解释工作,取得配合。②训练时仅给予最小的辅助,并依次减少辅助量,最终使患者独立翻身。③据患者的实际肌力和关节控制能力,选择适宜的转移方式。④有脊柱内固定或骨折愈合不充分时,注意不要产生显著的脊柱扭转剪力。⑤转移动作后注意身体下面的床垫和裤子等必须平整,避免造成局部压力过大而导致压疮。⑥辅助转移操作者尽量采用缩短运动阻力臂、分解动作、鼓励患者参与等方式,减少对自己腰部的应力,减少发生肌肉、韧带和关节损伤。

4.站立训练的康复护理　病情较轻的患者经过早期坐位训练后,无直立性低血压等不良反应即可在康复治疗师指导下进行站立训练。训练时应注意协助患者保持脊柱的稳定性,协助佩戴腰围训练站立活动。患者站起立床,从倾斜20°开始,逐渐增加角度,约8周后达90°。

5.步行训练的康复护理　伤后3～5个月,已完成上述训练,或佩戴矫形器后进行。先在平行杠内站立,要协助患者训练,并注意保护患者安全;后在平行杠内行走训练。可采用迈至步、迈越步、四点步、二点步方法训练,平稳后移至杠外训练,用双拐来代替平行杠,方法相同,训练结束,可获得独立的站力和行走功能。

6.ADL能力训练的康复护理　指导和协助患者床上活动、就餐、洗漱、更衣、排泄、移动、使用家庭用具等,训练前应协助患者排空大小便,如患者携带尿管、便器等,应在训练前协助患者妥善固定好。训练后,对患者整体情况进行观察,如有不适感及时与康复医师联系,调整训练内容。

(1)对于手不能抓握的患者,需要配合必要的助具,或进行食具改良来协助进食,如在餐饮具下面安装吸盘,以防止滑动,佩戴橡皮食具持物器等。

(2)对于手功能受限的患者在刷牙、梳头时可用环套套在手上,将牙刷或梳子套在套内使用。

(3)拧毛巾时,可指导患者将毛巾中部套在水龙头上,然后将毛巾双端合拢,再将毛巾向一个方向转动，将水挤出。

(4)沐浴时应辅助患者借助长柄的海绵刷擦洗背部和远端肢体。

7.假肢、矫形器、辅助器具使用的康复护理 康复护士在PT师、OT师指导下，熟悉并掌握其性能、使用方法和注意事项，监督、保护患者完成特定动作，发现问题及时纠正。

8.离床期康复护理训练指导 瘫痪者日常动作的基础是坐位，白天的所有活动都以这种姿势进行。轮椅是其新的腿和脚，同时也是保持这种坐位姿势的装置。已渡过急性期的患者应尽早重新获得坐位功能，争取身边动作的自立，并做好下一步回归社会的准备。

功能训练的要点：为了达到上述目标，在训练室进行集中训练回病房要进一步训练、练习。训练的主要目的是通过积极的残存肌肉的增强和关节活动范围的训练，以促进残存部位的活动。同时，使瘫痪部位的躯干和下肢获得适当的柔软性也很重要。在基本条件齐备之后，即可在轮椅或垫上开始各种动作的训练。

开始指导动作时，即使从安全管理方面着想，康复护士不应离开患者。

(1)起身动作训练指导：健康人能用腹肌和髋关节屈肌的力量立起上身。这些肌肉瘫痪的脊髓损伤者则利用上肢剩余肌肉的作用做些动作。最重要的肌肉是肩关节伸展、内旋及肘关节伸展与颈部屈曲的肌肉。躯干柔软性受损害时，此动作困难。

(2)坐位平衡训练指导：不仅在躯干肌瘫痪的高位胸髓损伤，就连低位胸髓、腰髓损伤，其保持坐位也不能说容易。这是因有髋关节周围肌肉麻痹的缘故。若上身的重心离开髋关节轴，则向前后方向倒下，故上肢的支持很必要。因此，坐位时为使上肢自由，必须练好将重心的位置正好保持在支持面上。

(3)用支撑动作移动身体训练指导：在保持坐位成功之后，下一个目标是移动身体。胸腰髓损伤者移动动作的基本点是两手按在床上而抬起臀部的支撑动作。为了充分地做此动作，需加强肩胛骨下牵肌及肩关节屈曲肌等的力量。

9.回归社区家庭准备期康复指导 此时期能从床上自由地移坐到轮椅，身边动作可以自主，患者在医院内的动作随之增多。从这一期开始应积极地鼓励其外出和外宿。由于接触了社会环境，能使患者本人真正地感觉到今后需要做什么。在这个基础上，针对其回归社会的准备，应规定一些具体的目标。如患者年轻，或无重大阻碍因素，应能达到下列一些指标。

(1)应用性的轮椅操作训练指导：①每段约10～15cm的升降；②8～10m左右的登坡能力；③抬高前轮达到平衡。

(2)应用性的转移动作训练指导:①轮椅与平常坐位处之间;②轮椅与汽车之间;③轮椅与床之间;④轮椅与轮椅之间。

(3)在轮椅上能持续做各种活动的耐久性训练指导:功能训练的要点:应用性的转移动作及轮椅操作训练须在离床期后紧接着做面对面的指导。除此以外,在此时期以集体形式作活动性高的运动训练及室外步行训练。多种运动能使平衡能力和轮椅操作能力得到增强。此外,通过以回归社会为目标的室外步行训练,取得上肢肌力及持久力的提高。

(4)步行能力训练指导:颈髓损伤上肢残留部分功能者,只要无并发症,以轮椅为主的日常生活是能自立的。脊髓损伤者站立、步行有以下好处,即经常使用轮椅者易出现下肢挛缩、骨质疏松、下肢血液循环低下、挛缩致痉挛加重等。如能站立、步行、上下阶梯等则其受益甚大,能有稳定的站立,在社交场面上,对树立自己形象很有作用,其精神效果将是巨大的。对此应加强站立及步行的康复训练。

通过上述集体活动,使其从过去的被动训练转变为由患者自身积极参加的训练。正是这种积极性才是回归社会的第一步。可以认为其心理上的巨大效果,更能超过功能上的训练效果。此外,在出院后继续进行运动活动的也有很多,这不但在保持体力上,而且在脊髓损伤者的生存质量(QOL)方面的意义也是很大的。

10.患者及家属的康复健康教育　教育患者和家属/陪护并取得他们的合作应作为一套完整的康复计划的一部分。康复过程的每一步都应同他们进行讨论并对每一项选择的原因作出解释,这能够让患者更深刻地理解损伤及其结局,从而在康复治疗中更好地配合,还有助于他们以积极的态度解决伤后必须面对的一系列问题。

(1)对家属康复教育:家属是患者的陪护者、监护者和重返社会的支持者,在患者的康复过程中起重要作用。对家属或陪护进行康复技能的健康教育,主要包括疾病的相关知识.康复训练项目、心理护理、日常活动的护理技巧等内容。

家属也会在这场巨变中受创(活动和参与),因此在康复程序中家属扮演着至关重要的角色。康复护理应该教会家属/陪护:

1)如何进行关节活动度练习。

2)如何进行安全转移或辅助转移。

3)如何预防压疮及肺部疾患。

4)如何管理膀胱功能及预防尿路感染。

5)如何在日常生活动作训练中寻求辅助患者及训练患者之间的平衡。

家属最初对患者的过度护理及保护是可以理解的。应该让家属/陪护知道患者现有的及能够重获的功能，应该让他们认识到：患者自己做的及尝试的动作越多，他的独立性就越强。积极的、现实的功能预测对患者日后的生活很重要。

(2)自我观察的教育：患者截瘫部位感觉障碍，出现问题不易发现，因此，应教会患者自我观察，以便及早发现，如压迫部位皮肤的颜色、尿道口是否清洁干燥、大小便外观是否正常、肌肉挛缩的程度是否加重等。

(3)皮肤护理教育：脊髓损伤由于卧床时间长，皮肤抵抗力有所减退，要教育患者及家属定时翻身，更换体位，按摩骨突处，保持床单清洁平整，预防压疮形成。做到勤翻身、勤观察、勤按摩、勤换洗。

(4)预防肺部并发症教育：为防止呼吸道分泌物淤积，引发肺部感染，教育患者要经常变换体位，翻身拍背，指导患者正确的胸腹式呼吸入有效的咳嗽排痰，痰液排出困难时，采用体位排痰法或进行雾化吸入。

(5)预防泌尿系感染教育：留置尿管期间，指导家属每日清洗尿道口 2 次，每周换尿袋 2 次，导尿管定时开放，尿管拔除后，训练排尿功能，教会患者自己做膀胱按摩，轻轻按压下腹部，协助排尿，同时鼓励病人多饮水，每天 2000～2500ml。为提高患者的自我管理能力，减少尿路感染，提高患者的生活质量，对神经源性膀胱患者进行系统健康教育，教会间隙导尿方法。

(6)肠道的护理教育：指导家属给病人以高纤维素饮食，多食蔬菜、水果，在床上适当增加活动量，促进肠蠕动，指导患者进行顺结肠方向腹部按摩，定时排便，必要时使用缓泻剂，以防便秘或灌肠等确保肠道畅通。

(7)预防失用综合征教育：指导患者保持良好的体位，保持关节的功能位置，预防足下垂，教会患者及家属经常对肢体进行主动和被动活动，以保持关节活动度，防止关节变形、强直、肌肉萎缩；对没有瘫痪的上肢，可利用举哑铃、拉弹簧等方法，增强肌力训练。

(8)功能重建的教育：主要围绕功能锻炼和恢复自理能力两方面，下肢截瘫的患者指导在床上练习自己搬动下肢翻身，练习起坐及坐稳；坐位练习穿脱衣服、鞋子，双上肢撑起躯干；站立练习扶床站立，带支具站立站稳、行走，不带支具站立站稳，从轮椅与床上之间的活动，在轮椅上完成生活需要的动作，如洗漱、进食；截瘫者的练习主要锻炼捏与握的功能，练习捏住汤匙进食，增加力量握住更重的物品。

通过康复健康教育，教会一些生存、生活技能，尽量使其达到最大限度的自理，恢复患者的自尊、自信、自我价值感，为其以后的生存、生活奠定基础，尽快回归家庭、社会。

11.*脊髓损伤患者心理康复护理*　几乎所有的脊髓损伤的患者因伤残所造成

的生活、工作和活动能力的障碍和丧失，产生悲观、焦虑、急躁或绝望情绪，疾病康复受到严重影响。对于脊髓损伤患者产生的各种心理问题，通常运用支持、认知和行为等心理学方法帮助患者尽早渡过心理的危险期，树立康复的信心，使他们顺利回归家庭和社会。同时，在心理康复护理和治疗过程中，还要针对脊髓损伤患者的病情和心理特点，注重心理康复策略。

(1)明确康复训练的价值和意义：帮助脊髓损伤患者正确认识康复训练的重要性，引导他们将注意力集中于康复训练，是患者康复的关键，同时也有利于患者心理能量的正确释放，缓解心理压力。一般情况下，对康复训练意义的评价要切合实际，既不能夸大康复训练的功效，给患者造成“只要积极训练就可以完全康复”的概念；也不能贬低康复训练的作用，认为康复训练无足轻重，有则练之，无则不练，这样会影响患者的康复进程和康复效果。

(2)重建患者的价值取向：残疾并不等于失去自由及一切，也不等于没有作为和价值。但是，患者由于受不合理认知观念的困扰，认为残疾等于失去了一切和做人的尊严，无法享受生活，不能参加工作，不能进行社会交往，家人、社会和朋友不会再接纳自己等。产生这些想法的原因是这部分患者的价值观存在偏差，对残疾本身带有偏见所致。所以，对这部分患者进行心理康复护理的一个主要任务就是重新建立患者的价值取向，正确认识残疾和残疾后的人生价值，树立正确的价值观，重新找回人生的幸福感，坦然面对残疾和未来。

(3)心理康复护理

1)震惊阶段的心理康复护理：由于患者情感麻木，思维反应迟钝，所以周围人的关心和安慰，可以给患者积极的支持。合理运用心理防御机制，运用体贴性的语言，向患者正面解释脊髓损伤的知识。收集对患者恢复有利的信息，让他们相信脊髓损伤的恢复仍有希望，缓解患者对残疾的恐惧感，减轻其心理压力。同时，指导家属或朋友给患者更多的关心和照顾。

2)否认阶段的心理康复护理：对处于否认期的患者，一切要顺其自然，不要操之过急，允许患者有一个适应、领悟的过程，逐渐接受残疾的现实。要认真倾听他们的想法，注意建立良好的医患关系。对有较强自制力又愿意接受帮助的患者，可在患者情绪较平静后，有计划、有策略地逐步向患者透露病情，使其在不知不觉中逐步接受自己的病情。有些不太愿意接受帮助的患者，则鼓励他们多接触病友，逐渐从周围病友、医护人员处了解病情。对于只相信药物治疗、手术治疗，甚至偏方、秘方，对康复治疗不了解、不接受的患者，可举一些错失康复治疗时机的典型病例，实事求是地宣传脊髓损伤的康复知识，使他们明白康复治疗的重要性，早日接受康复治疗。

3)抑郁或焦虑反应阶段的心理康复护理：有研究认为截瘫患者有自杀意念。由于截瘫患者有自杀意念者大部分发生在抑郁期，所以预防自杀是抑郁期健康教育的重点，一些患者表面装得若无其事，其实可能对自杀已有准备，所以要求医护人员、家属、陪护密切注意患者的情绪变化，防止意外事件的发生。抑郁期患者一般都有自卑心理，无法正确评价自己的价值，对残疾生活过分悲观，所以要引导患者积极面对残疾的现实，让患者逐步明白，残疾并不等于残废，脊髓损伤只要坚持康复，可以重新回归家庭和社会，还可以用角色转换的方式，让患者自己思考，让他放弃轻生的念头。

4)对抗独立阶段心理康复护理：该期患者的情况比较复杂，心理障碍的关键是与所处社会环境之间协调不当，在行为上表现为不适应，对治疗易产生抵触情绪。要对患者的行为表示同情和理解，不要一味指责。可以和患者将心比心进行交谈，劝患者认真思考一下，假如为了有依靠，自己什么也不动，也不参加康复训练，吃亏的最终是自己。利用社会支持系统共同做好心理康复。

5)适应阶段心理康复护理：适应期最突出的心理障碍是患者面对新生活感到选择职业困难。多数患者已无法从事原来的工作，需要重新选择。因此求职咨询和职前培训已成为主要问题，治疗者应在这方面给患者提供信息，同时帮助他看到自己的潜能，扬长避短，努力适应环境。其次，患者残疾后多数在医院或家中长期治疗休息，很少接触社会，对重返社会心理压力较大，害怕旁人讽刺和嘲笑，所以在出院之前要帮助他们学习一些人际交往技巧，学会处理残疾生活可能遇到的一些特殊情况，指导他们处理好和家人的关系。

在实际康复过程中以上 5 个阶段的划分也不是绝对的，不是所有的患者都经过全部 5 个阶段，有的患者跨过某一阶段，直接进入另一个阶段，有些患者具有相连两个阶段的心理行为特点。心理康复护理，一定要注意辨别患者的情绪变化，准确判断他们的心理特点，有的放矢，灵活掌握心理康复护理策略，只有这样才能给患者行之有效的帮助。

三、并发症的预防及康复护理

因脊髓损伤而致瘫时，有几种常见而特殊的病理状态，称其为脊髓损伤并发症。对脊髓损伤并发症的早期预防及康复护理，在其日后的社会生活中具有重要意义。脊髓损伤患者可出现多种并发症，其并发症具有易发性、难治性，并易严重化，甚至变为致命性。

脊髓损伤的并发症很多，主要包括运动系统、呼吸系统、心血管系统、压疮和泌尿系统五个方面的问题。

（一）运动系统并发症的预防及康复护理

运动系统并发症最常见的是关节挛缩。关节挛缩是关节周围的皮肤、肌肉、肌腱、神经、血管等病变所致的运动障碍，表现为关节活动范围受限。脊髓损伤病例的挛缩，不仅出现于麻痹区域，也可出现于正常部位的关节。挛缩好发关节有肩、肘、足趾各关节。挛缩影响康复计划、进度及最终目的的日常生活自立度。由于脊髓损伤后要卧床相当长的时间，如果不注意关节活动的训练，则可能出现严重关节挛缩，影响之后的自理能力。

1.早期预防

(1)时机：伤后当日即开始四肢关节的全部活动范围的慎重的被动活动的训练。

(2)正确肢体位置摆放：保持好与卧床姿势相应的安静时抗痉挛体位。关节活动度的被动运动，受伤当日开始，慎重地每日数次，第2周开始每日二次以上。急性期关节活动度被动运动时，要注意保持损伤脊柱的稳定。髋关节在仰卧位时要保持伸展位，侧卧位时髋关节要保持20°的屈曲位，上肢、肘关节保持伸展位，肩关节仰卧时保持外展、外旋位，侧卧位时保持屈曲90°位，安静肢体位应为内收、外展均在0°位。

(3)床上变换体位：上肢可利用身体本身重量完成肩关节内收、内旋、肘关节屈曲、前臂旋前等，当变换体位之后，又可获得相反的位置。诸如：仰卧位时的肩关节外展，肘关节屈曲，双手置于头下，或者让肩关节外展、肘关节伸直、前臂旋后而上肢与躯干相垂直等姿势。为防止髋、膝关节伸展挛缩，侧卧位时将上面的下肢置于屈曲位。

(4)早期关节被动活动：对所有的关节都要进行关节活动度范围内的活动，每天全部关节活动一遍，每一关节活动5次。运动时尽量不要过快，避免诱发伸张反射，耐心而轻柔地进行。对于残存肌力的部位要让患者自己运动，按功能运动训练的方法进行锻炼。要循序渐进地增大关节的活动度。保存重要关节的活动范围：肩关节屈、伸、外旋与水平外展；肘关节屈、伸，腕关节掌屈、背伸；手指的屈曲及拇指的外展；髋关节的屈、伸，膝关节的屈、伸及踝与足趾关节的屈伸等。

2.夹板的使用和肢体功能的保持　脊髓损伤后，早期就应注意将关节置于功能位。当关节处于活动范围的中间位置，可以使肌肉萎缩和关节囊的挛缩粘连克服到最低限度。康复常用的夹板是以保持肢体功能位为目标，采用聚乙烯树脂泡沫制品或足板，以防止足下垂。

3.康复护理注意事项

(1)脊髓损伤患者定时变换体位，使四肢保持良好的肢体体位，避免训练动作粗暴。

(2)关节挛缩时肢体体位不当可发生压疮，要仔细观察。每日检查身体皮肤情况，做好早期预防压疮。

(3)在病房内的日常生活活动中，瘫痪的肢体因骨萎缩(骨质疏松脱钙)而易出现骨折，康复护理人员在进行辅助动作时要特别小心。

(4)不能过分牵拉受伤肢体，患肢不输液。

(二)呼吸系统并发症的预防及康复护理

1.脊髓损伤水平对呼吸功能的影响　根据脊髓解剖，颈段脊髓损伤，肋间肌、腹肌完全瘫痪，颈 4 以上水平脊髓损伤者所有呼吸肌功能均丧失，需人工通气。由于交感神经对呼吸系统支配的被破坏使迷走神经的功能占据优势，气道明显收缩变窄，大量分泌物潴留，造成阻塞性通气障碍。在此基础上常可发生肺不张和(或)上呼吸道感染。

临床表现：主要有呼吸急促、脉率增快、明显焦虑、体温升高、呼吸频率改变、分泌物的量和黏稠度增加、肺活量下降等。

2.预防及康复护理

(1)定期翻身、拍背、辅助排痰：肺部并发症预防重于治疗。在患者卧床期间，鼓励患者进行主动呼吸功能训练；定期翻身、拍背、辅助排痰，方法为双手置于肋弓下缘，在咳嗽时向后向上推举胸廓(合并肋骨骨折应注意)，当合并呼吸道梗阻时可联合应用体位引流。肺不张的早期采用辅助排痰的方法，定期翻身拍背(康复护理技术见咳嗽及体位引流)。

(2)按医嘱早期合理应用抗生素，控制肺部感染。

(3)对颈段脊髓损伤、痰液黏稠、合并严重肺部并发症气管切开的患者，做好气管切开护理。

(三)心血管系统并发症的预防及康复护理

脊髓损伤有关的心血管系统并发症主要包括：心动过缓、直立性低血压、自主神经的过反射。其发生与脊髓损伤后交感神经和副交感神经功能失调有关。

1.心动过缓的产生机制、预防及康复护理

(1)心动过缓的产生机制：支配心脏的交感神经起自 T_1～T_4 脊髓节段。T_6 以上脊髓损伤影响支配心脏的交感神经，但迷走神经功能正常，因此在脊髓损伤后易出现心动过缓。心率低于50次/分可应用阿托品;若仍低于40次/分,考虑临时起搏器。任何对迷走神经的刺激都会引起心血管系统的变化,严重的可出现心搏骤停。一般来说,这种情况会在脊髓损伤后2～3周自行缓解。

(2)预防及康复护理

1)密切观察心率、脉搏变化,护理操作时尽量减少刺激患者。

2)气管内刺激(吸痰)有可能引起心搏骤停,必要时按医嘱预防性应用阿托品。吸痰操作动作轻柔,预防刺激迷走神经引起心血管系统的变化。

2.直立性低血压的产生机制、预防及康复护理

(1)直立性低血压的产生机制:脊髓损伤后交感神经功能失衡,外周及静脉血管扩张,回心血量减少引起。平卧位变直立位后收缩压下降大于20mmHg和(或)舒张压下降大于10mmHg,即可判断直立性低血压。患者可出现头晕、恶心、出汗等症状。一般来说,伤后2～6周可自行缓解。

(2)预防及康复护理

1)预防直立性低血压,卧位.坐位变换体位时要逐步过渡,先抬高床头30°适应半小时,没有不适再逐步抬高床头过渡到50°、70°、90°进行体位锻炼。

2)训练直立性低血压患者的坐和站:直立训练,尽早利用斜床进行渐进性站立练习,不但可以提高躯体的整体功能,更对呼吸及心理状态有益,还有助于维持骨密度。T6以上损伤的患者在坐或站斜床前需应用腹带,可以维持胸腔内的压力,通过减少腹部活动以减轻血液聚集。

3)应用弹力绷带、围腰增加回心血量。

4)必要时按医嘱应用升压药物。

(四)自主神经反射紊乱的预防及康复护理

1.自主神经过反射的产生机制　损伤平面下内脏充盈刺激交感神经引起神经递质释放导致血压增高;副交感神经(迷走神经)反射性兴奋,但其引起的冲动难以通过损伤的脊髓传导到损伤平面以下,无法对抗血压升高,反而引起心动过缓、损伤平面以上血管扩张(头痛、皮肤发红)和大量出汗。

2.自主神经过反射常见引起的原因　有膀胱扩张、泌尿系感染、膀胱镜检和尿动力学检查、逼尿肌括约肌协同失调、附睾炎或阴囊受压、直肠扩张、结石、外科急腹症、痔疮、DVT和肺栓塞(PE)、压疮、皮肤破损或骨折、昆虫叮咬、衣物卡压、异位骨化、疼痛等。

3.自主神经过反射常见表现　突然出现的血压升高、面部潮红、头痛、心动过缓和过度出汗,有膀胱或直肠胀满、膀胱感染和大便填塞,同时常伴有焦虑。

4.预防及康复护理

(1)对第6胸椎以上的高位脊髓损伤者,不要长期留置尿管形成挛缩膀胱。从急性期开始就要充分管理排尿、排便。在导尿等短时间操作或掏大便时,使用利多卡因胶冻。

(2)嘱患者迅速坐起,取直坐位,使静脉血集中于下肢,降低心排血量。松解一切可能引起卡压的衣物或仪器设备,检查矫形器有无压迫或不适,并立即予以解决。每2～3分钟监测血压、脉搏一次。

(3)尽快找出和消除诱因,首先检查膀胱是否充盈,导尿管是否通畅,直肠内有无过量粪便充填,有无嵌甲、压疮、痉挛,局部有无感染并及时消除诱因。

(4)遵医嘱快速降血压,静脉注射或肌内注射等。

(五)深静脉血栓形成的预防及康复护理

由于自主神经功能紊乱,加之长期卧床,易发生下肢深静脉血栓形成(DVT)。DVT的发病率在脊髓损伤的患者中很高。若不采取预防措施,40%脊髓损伤患者会出现DVT;即使采取措施,临床上仍有15%的急性脊髓损伤患者出现DVT,5%的急性脊髓损伤患者出现肺栓塞。DVT高峰期为脊髓损伤后7～10天。

1.DVT的临床表现及诊断　出现DVT的患者表现为单侧下肢肿胀、红斑,下肢疼痛、压痛、沉重感,突发呼吸困难、胸痛、低氧血症、心动过速,不明原因发热。

DVT的诊断最主要的方法为彩超和(或)肺灌注扫描检查。对临床症状明显但上述检查结果阴性者行静脉造影、肺螺旋CT和(或)肺血管造影检查。其中,静脉造影被称为诊断DVT的金标准。

2.DVT的处理强调预防重于治疗

(1)机械预防:伤后尽早开始;常用方法为弹力袜和体外气压装置;受伤72小时内发生DVT可能性小,可选择单独应用机械方法,受伤72小时后建议联合应用机械和药物方法抗凝。

(2)药物方法:使用前应排除活动性出血;伤后72小时开始;常用低分子量肝素皮下注射;持续8～12周;对于需手术治疗者手术当日停用低分子量肝素即可,而机械抗凝法可持续应用。

3.DVT和PE的治疗　诊断明确即联合应用肝素类药物和维生素K拮抗剂(华法林)抗凝治疗;根据INR调整华法林的用量,待INR>2.0且持续24小时后停用肝素类药物;维生素K拮抗剂服用时间至少3个月,服药期间维持INR在2～3之间;对于抗凝有禁忌者可考虑行下腔静脉滤网置入。

4.康复护理措施

(1)讲解发生下肢深静脉血栓形成的病因、危险因素、后果及常见的症状,告知患者如有不适,及时报告医生、护士。

(2)劝其戒烟,避免高胆固醇饮食,给予富含纤维素饮食,多饮水,保持大便畅通,避免因排便困难造成腹内压增加,影响下肢静脉血液回流。

(3)注意观察双下肢皮肤颜色、温度、触觉,肢端动脉搏动情况,双下肢的腿围有无增大,尽早进行下肢被动运动并按摩,促进肢体静脉血液回流和血管、神经功能恢复。

(4)加强静脉通路的管理,尽量避免不必要的穿刺,同时保证患者的液体入量是防止血液浓缩的关键。

(5)遵医嘱准确执行溶栓、抗凝、祛聚治疗方案。

(6)指导患者每天进行下肢被动运动,如以踝关节为中心,做足的上下运动,上下不能超过30°发挥腓肠肌泵的作用;开始起床活动时需用弹力绑绷带或穿弹力袜,适度压迫浅静脉,增加静脉回流,减轻水肿;患肢避免静脉输液;密切观察病情并详细记录。

(六)压疮的预防及康复护理

压疮是指局部皮肤因血运障碍而发生或正在发生坏死。护理不当时,80%脊髓损伤患者出现不同程度的压疮;30%脊髓损伤患者出现一个部位以上的压疮。

(七)泌尿系统并发症的预防及康复护理

尿路感染(UTI)是脊髓损伤(SCI)患者最常见的并发症。脊髓损伤患者不同程度地均有排尿障碍,其中尤以泌尿系感染并发症最为严重,处理不当,可直接威胁患者生命。与普通人群相比脊髓损伤患者死于泌尿系统疾病的几率要高10.9倍。脊髓损伤后肾脏、输尿管功能保持正常;逼尿肌和括约肌因失去神经支配而出现功能失调;脊髓损伤患者无法感觉到尿意,无法自主排尿。脊髓损伤后的泌尿系统改变表现为:逼尿肌反射亢进(发生于骶髓以上损伤,表现为不自主排尿、残余尿量多、逼尿肌外括约肌协同失调),逼尿肌无反射(发生于脊髓圆锥或骶神经根损伤,表现为膀胱无收缩能力、充盈性尿失禁)。

1.脊髓损伤后膀胱功能康复护理　脊髓损伤后膀胱功能处理方法有四:留置尿管、间歇导尿、外用集尿器、耻骨上膀胱造瘘。目的是为了低压储尿、低压排尿、避免泌尿系感染、保护上尿路功能。

(1)留置尿管应用指征急性期患者输液量多;意识障碍;逼尿肌压力过高;输尿管反流的临时处理;患者双手功能障碍,无法进行间歇导尿;其他不具备间歇导尿条件的情况。

(2)耻骨上造瘘应用指征尿道结构异常；尿管反复梗阻；尿管插入困难；会阴部皮肤破损；男性患者前列腺炎、尿道炎、睾丸/附睾炎；其他心理问题。

(3)间歇导尿指征只要患者手功能正常或护理人员具备导尿条件者均应尽早行间歇导尿。

下列情况应避免间歇导尿：尿道结构异常，膀胱颈梗阻，膀胱容量<200ml，意识不清，或因心理因素无法遵守导尿时间，液体输入量较多，膀胱充盈后可引起较严重的自主神经过反射。

2.泌尿系统感染的康复护理　脊髓损伤后处理不当也会引起泌尿系统的感染，早期症状包括：尿中出现较多沉渣且尿色变混，尿液出现明显异味，血尿。

(1)多喝水，增加导尿次数，禁止喝咖啡等刺激性强的饮料。

(2)出现发热、寒战、恶心、头痛、痉挛加重、不正常的疼痛或烧灼感、自主神经过反射等症状，尿常规白细胞增高，泌尿系统感染，应使用抗生素治疗。应根据药敏实验结果选用敏感抗生素并调整用量。

(3)保持排尿通畅，必要时留置尿管，在排尿通畅的基础上嘱患者尽量多饮水。

(八)排便功能障碍的预防及康复护理

肠道功能障碍是常见并发症，主要表现为顽固性便秘、大便失禁、腹胀，给患者生活带来很大影响。正常排便是一种舒适的生理活动，脊髓损伤后，其重要性如同与朋友约会，没有时间性和事前的约定会令人毫无准备，而在等待的时间未出现会令人焦急，来后接待不当令人感到丧失尊严，因此排便训练就成了一项重要的课程。

1.引起肠道功能碍的原因

(1)脊髓损伤后，由于交感神经系统的下行抑制性功能丧失，使结肠失去动力，表现为结肠传输时间延长，顺应性下降，可出现不同程度的便秘、腹胀和不适。

(2)高位的脊髓损伤，由于结肠平滑肌和骨盆横纹肌的正常功能丧失，而使排便困难，若直肠容积较小，肛门括约肌松弛，可导致大便失禁。

(3)长期卧床，缺少活动，全身代谢降低，肠蠕动减慢。不习惯床上大小便。要利用排便反射而排便。对无便意者，要在急性期养成时间上的习惯间隔，在床上左侧卧位或坐在便座上排便。无肛门反射及球海绵体反射的，或防止尿失禁而服用抗胆碱药时则不产生排便反射，此时双臂抱紧腹部并勒紧施加腹压，如无效则可使用橡胶手套或指套涂橄榄油，轻轻地在不损伤直肠黏膜的情况下掏便。

2.排便功能障碍的预防及康复护理

(1)保证充足的水分摄入:每日晨起、饭前先喝一杯淡盐水,每日饮水量不少于1000ml,水可作为润滑剂使食物纤维在肠道内充分吸收水分而膨胀,软化粪便,增加粪便体积和重量,刺激肠蠕动,从而达到顺利排便的目的。

(2)饮食护理:饮食宜定时、定量,予以高热量、高蛋白质、高纤维素、易消化的食物。

3.药物治疗 常用缓泻剂、粪便软化剂,如番泻叶、麻仁丸等。

参 考 文 献

1.张建宁.神经外科学高级教程.北京:人民军医出版社,2015

2.周建新.神经外科重症监测与治疗.北京:人民卫生出版社,2013

3.王萌,张继新.外科护理.北京:科学出版社,2016

4.冯志仙.外科护理常规.浙江:浙江大学出版社,2013

5.王金爱.神经精神科护理指导手册.长沙:湖南科学技术出版社,2008

6.席淑华.急危重症护理.上海:复旦大学出版社,2015

7.倪洪波,罗文俊.外科护理.湖北:湖北科学技术出版社,2010

8.谢庆环.外科常见病护理与风险防范.北京:科学技术文献出版社,2010

9.姚美英.常见病护理指要.北京:人民军医出版社,2015

10.毛红云,李红波.临床常见疾病的护理常规与健康教育.湖北:华中科技大学出版社,2017

11.梁英梅,王慰,张德瑞.临床常见病诊疗与护理.北京:军事医学科学出版社,2011

12.马梅.神经外科护理中存在的问题及对策分析.内蒙古中医药,2014,33(02):169-170

13.刘冰楠,赵丹丹.品管圈在神经外科护理质量持续改进中的应用效果评价.中国实用神经疾病杂志,2014,17(10):125-126

14.冯李平.对神经外科护理中危险因素的预防措施.当代医药论丛,2014,12(02):266-267

15.张娜,郭敏,王永勤.神经外科护理风险的分析及防范对策.中国医药指南,2014,12(30):310-311

16.陈静,马静,赵欣,杨惠清.神经外科患者压疮预防的护理体会.医学研究生学报,2012,25(03):289-291

17.刘春艳.细节护理在神经外科护理中的应用体会.中外医学研究,2012,10(33):108-109

18.林金珠.神经外科护理中危险因素的分析与预防措施.海峡科学,2012(11):

40-41

19.郭春梅,赵旭,李红月.神经外科患者压疮的危险因素分析及护理干预.护士进修杂志,2015,30(02):180-181

20.侯晓敏,苏青,郑莉丽,姜妤.集束化护理干预预防神经外科手术患者术中压疮.护理学杂志,2015,30(16):52-55